MÂLE BAISÉES

ISBN : 978-2-8132-2537-5

Illustrations : Morgane Carlier.

www.editions-tredaniel.com
info@guytredaniel.fr
www.facebook.com/editions.tredaniel
@editions_guy_tredaniel

Par l'autrice de **@TasJoui**

DORA MOUTOT

MÂLE BAISÉES

Le livre qui dénonce le patriarcat sous les draps

L'analyse qui va vous **ré-jouir** !

Guy **Trédaniel** éditeur
19, rue Saint-Séverin
75005 Paris

« Les SCUM sont des filles à l'aise, plutôt cérébrales et tout près d'être asexuées. Débarrassées des convenances, de la gentillesse, de la discrétion, de l'opinion publique, de la "morale", du "respect" des trous-du-cul, toujours surchauffées, pétant le feu, sales et abjectes, les SCUM déferlent... Elles ont tout vu – tout le machin, baise et compagnie, suce-bite et suce-con –, elles ont été à voile et à vapeur, elles ont fait tous les ports et se sont fait tous les porcs... Il faut avoir pas mal baisé pour devenir anti-baise, et les SCUM sont passées par tout ça, maintenant elles veulent du nouveau ; elles veulent sortir de la fange, bouger, décoller, sombrer dans les hauteurs. »

Valerie Solanas, *SCUM Manifesto* *

« La sexualité est au cœur de nos problèmes, et si nous n'éliminons pas le plus pernicieux de nos systèmes d'oppression, si nous ne creusons pas jusqu'au centre de la politique sexuelle et de son délire malsain de pouvoir et de violence, tous les efforts que nous pourrons faire pour nous libérer nous rejetteront dans le même bouillon de sorcière. »

Kate Millett, *Sexual politics* **

« Nous avons éduqué une génération de filles qui ont une voix, qui demandent un traitement égalitaire à la maison, à l'école et dans le monde professionnel. Maintenant, il est temps que nous demandions la même chose dans l'intime et dans nos vies personnelles. »

Peggy Orenstein, *Girls & sex* ***

« Rappelle-toi : le sexe est toujours un rang derrière dans le progrès social comparé à d'autres domaines à cause de son intimité. »

Lili Loofbourow, *« The female price of male pleasure »* ****

---

* Solanas Valerie, *SCUM Manifesto*, Colportage, 1967.

** Millett Kate, *La Politique du mâle*, Stock, 1971.

*** Orenstein Peggy, *Girls & sex: navigating the complicated new landscape*, Harper, 2016.

**** Loofbourow Lili, « The female price of male pleasure », *The Week*, 2018. Disponible sur : https://theweek.com/articles/749978/female-price-male-pleasure.

SOMMAIRE

INTRODUCTION

SEXTION 1

SEXTION 2

SEXTION 3

SEXTION 4

SEXTION 5

SEXTION 6

SEXTION 7

INTRODUCTION

~~PROLOGUE~~
~~PRÉAMBULE~~
VESTIBULE
(entrée du vagin)

« C'est une féministe de merde, une mâle-baisée ».

Combien de fois ai-je entendu cette phrase depuis que je suis devenue médiatiquement visible sur les sujets de la sexualité des femmes et du féminisme ? Tellement de fois que je n'arrive plus à compter.

« Mâle-baisée, va ! »

Combien de fois ai-je entendu cette variante ?

Des milliers de fois !

Mâle-baisée : comme si c'était censé me vexer ! Comme si c'était censé m'humilier ! Ça ne me vexe pas du tout. Au contraire. J'apprécie cette « insulte », car elle est riche en significations et je vais vous expliquer pourquoi.

Cette « injure » me donne un petit sourire en coin de bouche, car elle reflète l'immense bêtise et le manque d'intelligence flagrant de certains hommes qui répètent cette expression misogyne, tels de bons petits soldats du patriarcat, sans en comprendre le véritable sens.

S'il y a tant de mâle-baisées, à ton avis, c'est la faute à qui ?

Aux mâles-baisants, pardi !

Et les mâle-baisants, les mâle-baiseurs, c'est qui ?

Ah, Jean-Bite, j'ai comme l'intuition qu'on parle bien de toi et tes congénères !

Les hommes s'insultent eux-mêmes en pensant insulter les femmes.

Pas besoin de les injurier, ils s'en occupent tout seuls.

Ils s'autotraitent de mâle-baiseurs.

Que demande le peuple ? C'est merveilleux !

À travers cette « insulte », ils admettent que les attitudes et les performances sexuelles de la gent masculine laissent grandement à désirer. Pour une fois qu'ils sont lucides… on ne va surtout pas les contredire !

Bien sûr, ils l'admettent de façon détournée, on n'allait quand même pas s'attendre à un truc clair. Mais cette fourberie est assez simple à déchiffrer, les lois du patriarcat ne sont vraiment pas si compliquées. L'une des règles principales au sein du patriarcat est que la victime est toujours coupable ! On trouve le moyen d'humilier la victime et de la faire taire.

Dans ce cas, les hommes baisent mal les femmes. Mais c'est les femmes qu'on humilie et qu'on traite de « mâle-baisées ». C'est nous les victimes, c'est nous les responsables !

Voici la logique patriarcale. Les hommes baisent mal les femmes et parfois ça va jusqu'au viol. Les hommes violent les femmes et là encore, la société estime que c'est parfois la faute des femmes, la faute de la victime.

Comme le dit l'autrice Maïa Mazaurette : « C'est la faute du trou, toujours. C'est sa nature. Le trou attire, dangereusement[1]. »

Sauf que depuis #MeToo, nous ne sommes plus dupes.

On a craqué *Da Patriarcat Code* !

On a craqué la matrice.

Enfin non, que dis-je, le patrice !

Il y a une autrice féministe que j'aime beaucoup, Sheila Jeffreys, qui dit dans un de ses livres : « le patriarcat est la religion prédominante de la planète entière[2] ».

Nous vivons actuellement dans *Patrix*, et non pas dans *Matrix*.

Bien sûr que je suis mâle-baisée ! Et c'est tout mon propos !

Je le crie sur les toits à qui veut bien l'entendre depuis trois ans sur mon compte Instagram @Tasjoui (T'as joui ?).

Par conséquent, quand un homme me traite de mâle-baisée, je lui réponds : « Mais quel scoop ! C'est même mon fonds de commerce, figure-toi ! »

Je dirais même que mon nouveau métier est d'être mâle-baisée en chef.

J'ai une armée d'un demi-million de personnes qui me suit sur Internet à ce sujet.

Des milliers de femmes mâle-baisées, ainsi que d'hommes mâle-baisants, qui, s'ils me suivent, doivent sans doute avoir l'intention de devenir bons-baiseurs.

Mâle-baisée ; à travers cette « insulte », ces hommes admettent qu'il existe bel et bien une misère sexuelle féminine provoquée par l'incompétence masculine. Je suis sincèrement impressionnée. Qui l'aurait cru ! Quand je vous disais que cette insulte me remplit de joie. Attendez, faut se satisfaire des petits plaisirs, faut savoir apprécier quand ils mettent leurs lunettes et qu'ils décentrent le propos de leurs nombrils. Enfin le nombril, c'est plutôt un peu plus en dessous que se situe la fixette...

Parce qu'en temps normal, c'est avec leur « misère sexuelle masculine » qu'ils nous bassinent, avec leurs « pulsions sexuelles », nous demandant encore et toujours de sortir notre empathie, nous « les femmes qui savons réfléchir avec le cœur », de sortir nos mouchoirs (pour essuyer leurs larmes, mais surtout leurs zguègues pleins de gougouttes de sperme).

Faut les comprendre ces pauvres petits messieurs qui ont sans cesse besoin de se branler la nouille sur du porno gonzo, porno qui filme des femmes qui s'étranglent sur des teubs, gorge profonde oblige. Faut les comprendre les hommes qui ont besoin de se vider les couilles en allant voir des femmes qui se prostituent, des femmes qui ne les désirent pas, et dont ils ne savent rien de la situation.

Faut accepter que certains hommes violent. Il y a toujours une forme de « mais bon », surtout quand le violeur n'a rien à voir avec un mec cagoulé en rut qui opère en pleine nuit sur une inconnue. Il y en a toujours un qui se met à parler des vêtements de la femme qui a été violée comme si c'était le sujet, et qui finit par dire : « Mais c'est la testostérone, c'est la nature masculine, regarde un documentaire animalier sur Arte, tu vas comprendre, on n'est que des animaux après tout... »

De toute façon, les hommes ne connaissent jamais aucun agresseur, aucun violeur, lorsqu'on a toutes, sans exception, déjà eu à gérer une situation avec un homme au comportement sexuellement agressif.

« Mâle-baisée. Mâle-baisée ! »

Ce qui est aussi fort intéressant dans cette « insulte », mâle-baisée, c'est qu'apparemment, c'est forcément l'homme qui baise la femme. Donc le sexe, selon cette logique, c'est quelque chose que les hommes font aux femmes. Un truc que les hommes prennent aux femmes.

Ce qu'on apprend aussi à travers « mâle-baisée », c'est qu'une femme dont le comportement ne plaît pas à un homme — une femme « aigrie, méchante, désagréable, frustrée, féministe », disent-ils —, n'aurait finalement besoin que d'une bite pour aller mieux !

Un coup de bite, une « bonne bite » comme ils aiment dire, et tous les problèmes s'envolent ! Si seulement c'était si simple, on en redemanderait ! Encore ! Encore ! Encore ! Une bibite !

À quoi bon aller chez le psy, lorsqu'une bite se comporte apparemment comme une baguette magique et a un pouvoir réparateur sur les femmes. C'est beau les illusions, c'est beau cet amour qu'ils ont de leurs saucisses.

Saucisses, mais que dis-je ? Leur organe passe 98 % de la journée à ressembler plutôt à une limace, mais on a tant été bombardés d'images et de dessins de bites représentées en érection, bites en mode canon de guerre, jamais montrées dans leur état de grande mollesse, que moi-même, quand j'en imagine une, malgré moi, je la vois dure. C'est ça la colonisation patriarcale des esprits ma petite dame, on ne s'en débarrasse guère en une minute (et pourtant, déesse sait que j'essaye) !

« Le phallus, représentation du pénis, détaché du corps et en érection imaginaire perpétuelle est un fantasme narcissique », écrivait la militante

Antoinette Fouque. « L'homme adulte ne peut qu'admettre la flaccidité, post-érective, de son pénis réel[3]. »

On verserait presque une petite larme pour ce culte qu'ils vouent à leur membre, on serait presque attendries par le mensonge sur la présumée dureté de leur membre qu'ils mettent un point d'honneur à cultiver depuis des siècles.

On pourrait se dire que c'est presque touchant tant de fragilité masculine, mais manque de bol, la bite ne soigne généralement pas les femmes. Pas sous le régime patriarcal. À l'inverse, dans certaines situations, la bite pollue, elle lâche des toxines dans tous les sens, et peut rendre les femmes grandement malades et créer tout un tas de traumatismes.

Il y a un autre terme qui est insultant pour les femmes et que j'aime bien, car il permet lui aussi de réfléchir à la situation. Il s'agit de l'expression **« vieille fille ».** Là encore, comme pour « mâle-baisée », l'homme s'imagine que sa bite peut changer la vie d'une femme.

Une fille reste une fille tant qu'elle ne s'est pas pris une bite. Elle ne devient femme que lorsqu'elle s'est fait pénétrer. Donc selon les hommes, ce qu'il faut faire dans la vie pour acquérir le statut de femme, pour passer de fille à femme, c'est de vite partir à la recherche d'une bite ! Pas trop tôt, bien entendu, mais pas trop tard non plus, sinon de nouveaux termes blessants feront leur apparition, ils parleront de « grosse salope » ou encore de « femme frigide ».

« Suis-je dans les temps du patriarcat ? » devraient alors se demander les femmes.

Nous voilà donc, femmes, en train de choper nos jumelles pour nous lancer dans un grand repérage. « Ô toi bite qui me feras femme, où es-tu ? »

Sans ce pénis magique, la fille ne devient jamais une femme, elle reste une vieille fille. Les hommes pensent donc vraiment que leur pénis a le pouvoir de changer la vie des femmes, leurs émotions et leurs statuts.

Il y a aussi le fameux **« elle est imbaisable »**. « Un cul gras imbaisable », c'est la charmante façon dont Silvio Berlusconi, ex-président de la République italien, a qualifié la chancelière allemande Angela Merkel…

Il faut encore et toujours tenter de nous ramener à notre désirabilité, comme si être baisables était notre fonction première. La romancière Virginie Despentes parle justement de ce statut de femme imbaisable dans son manifeste *King Kong Théorie*. « J'écris de chez les moches, pour les moches, les frigides, les mal-baisées, les imbaisables, toutes les exclues du grand marché à la bonne meuf[4] », écrit-elle. L'imbaisabilité semble une très grave tare sous le régime patriarcal. Les femmes se donnent d'ailleurs un mal fou pour continuer à être baisables, car pour beaucoup d'entre elles, une bonne estime de soi découle en partie de cette « baisabilité », de cette validation à travers le regard masculin. Si les bites ne veulent pas de nous, alors notre monde est censé s'écrouler.

Vieille fille, mâle-baisée, imbaisable, ces mots ne datent pas d'hier. Quand j'ai cherché des traces de ces expressions, j'ai appris que dans les années 1970, les féministes du MLF, le mouvement de libération des femmes, se faisaient traiter de « mâle-baisées » par des hommes de gauche. Les militantes ont alors répondu en chanson :

> « Le pouvoir est au bout du phallus
> Dit celui qui écrit sur les murs
> Je fais la révolution
> Les femmes lui ont répondu
> Ta révolution tu peux t'la foutre au cul…
> Elle fait pas jouir[5] »

C'était l'époque de la « révolution sexuelle » où les étudiants clamaient des slogans comme « Jouir sans entraves »…

Sans entraves… si seulement…

Peut-être facile à dire quand on est un homme, beaucoup moins quand on est une femme.

Pour ma part, je propose au contraire dans ce livre de parler **de toutes les entraves** qui empêchent les femmes d'accéder au plaisir dans la sexualité.

BIBLIOGRAPHIE

1. Mazaurette Maïa, *Sortir du trou, lever la tête*, Anne Carrière, 2020.

2. Jeffreys Sheila, *Unpacking queer politics: a lesbian feminist perspective*, Polity Press, 2003.

3. Fouque Antoinette, *Il y a deux sexes : essais de féminologie, 1989-1995*, Gallimard, 1995.

4. Despentes Virginie, *King Kong Théorie*, Grasset, 2013.

5. Storti Martine, « MLF et chansons », Martine Storti, 2012. Disponible sur : http://martine-storti.fr/mlf-et-chansons/

SUR CETTE INTRO : BONJOUIR À TOUS !

Vous l'avez sans doute compris. Dans ce livre, je vais vous parler de tout ce qui fait que les femmes sont mâle-baisées. Dans la sexualité hétérosexuelle très particulièrement. Bah oui, je parle de ce que je connais le mieux. Je vais vous parler de sexualité féminine, de patriarcat et de pouvoir.

« La sexualité est au féminisme ce que le travail est au marxisme : rien ne nous appartient davantage, et pourtant il n'est rien dont on ne soit davantage dépossédée[1] », écrivait l'avocate féministe Catharine MacKinnon.

Je vais citer des féministes que j'aime dans tous les sens pour illustrer ce que je veux dire. Je vais faire des patchworks de citations, des puzzles de *quotes* et de poèmes, parce que j'adore les citations. J'en fais la collection. Mon féminisme s'est construit à coups de citations trouvées sur Pinterest, Tumblr et Instagram, bien avant que je me bouffe trois cents bouquins pour, à mon tour, pondre ce livre. À vous de vous emparer à votre tour des références et des noms que je cite ! Suivez la piste !

Je me suis rendu compte avec mon compte Instagram @tasjoui, dont je vous raconterai dans les pages suivantes la genèse, que la plupart des femmes n'étaient pas à l'aise dans leur sexualité. Que c'était difficile d'avoir une sexualité véritablement heureuse en tant que femme en 2021. Malgré la révolution sexuelle, malgré la prétendue libération sexuelle des femmes, malgré le féminisme et malgré le mouvement #MeToo. Et je me suis demandé pourquoi.

« Je crois que le mouvement #MeToo est venu titiller la question de l'hétérosexualité en tant que système, et forcément la sphère de nos fantasmes, notre façon de baiser, de se comporter au lit. On s'est demandé d'où venaient ces fantasmes, comment s'est-on construit notre sexualité, pourquoi baise-t-on d'une certaine manière ? Aujourd'hui, la nouveauté c'est qu'on pose des questions[2] », explique l'autrice-réalisatrice Ovidie dans une interview au sujet de son livre *Baiser après #MeToo*.

Comme le dit très bien Ovidie, la nouveauté c'est qu'on se pose des questions. Sauf que les réponses ne sont pas simples. La réponse est complexe, car le problème est systémique.

Si ta vie sexuelle n'est pas aussi évidente que tu l'aimerais, si tu te sens mal dans ton corps, si tu n'arrives pas à jouir, si on te traite de traînée parce que tu as de l'appétit sexuel, si tu as vécu un viol et que depuis ta sexualité a pris un tournant compliqué, si les pénétrations te sont désagréables, si tu trouves ta vulve affreuse, si tu crois que tu pues de la chatte, si tu ne sais pas comment faire pour te masturber, si ta famille t'impose la virginité, si tu ressens une pression à devoir baiser, si tu te crois trop vieille et périmée, si tu te crois trop grosse pour baiser, si tu ne sais pas comment dire non, si tu n'en peux plus de la contraception, si tu te sens sans cesse utilisée sexuellement par les hommes, si tu as été excisée, si tu as besoin de regarder des pornos de plus en plus hard, si tu fantasmes de te faire violer…

Le patriarcat s'invite sous la couette des femmes de très nombreuses façons. De façon politique, sociale, scientifique. Et c'est ce que j'ai tenté d'analyser.

Être mâle-baisée en tant que femme hétérosexuelle est un problème systémique, un problème à tiroirs où tout est connecté. On ne peut pas parler de sexualité féminine en ne parlant que de clitoris et de plaisir féminin comme l'ont fait énormément d'ouvrages ces derniers temps (bien que ce soit très important aussi, car la sexualité féminine peut être une sexualité de plaisir). « La plupart des experts dans le domaine de la sexualité persistent à étudier les mystères de ce qui est appelé la sexualité féminine de manière décontextualisée, en faisant abstraction des inégalités de genre et de la violence sexuelle – en se regardant le nombril, ou juste en dessous[3] », écrivait déjà en 1989 l'avocate féministe Catharine MacKinnon.

La sexualité féminine, c'est aussi malheureusement une sexualité conditionnée et une sexualité traumatisée. « La résilience sexuelle démarre par la prise de conscience de cette sexualité féminine blessée. [...] La sexualité féminine s'est construite, individuellement et collectivement, en réaction à ce monde de violences, de rapports de pouvoir et de hiérarchie entre les hommes et les femmes[4] », explique la psychiatre Muriel Salmona dans le livre *Sexploratrice* de la journaliste Dalila Kerchouche.

Par conséquent, ce livre ne va pas toujours être joyeux, **c'est un voyage entre plaisir et martyre,** qui, je l'espère, aidera les femmes, et les hommes en passe de devenir des bons-baiseurs, à mieux comprendre les nombreux enjeux de la sexualité féminine et à bannir à tout jamais la mâle-baise.

BIBLIOGRAPHIE

1. MacKinnon Catharine, *Toward a feminist theory of the state*, Harvard University Press, 1989.
2. Machado Pauline, « Dans "Baiser après #MeToo", Ovidie écrit à nos amants foireux », *Terra Femina*, 2020. Disponible sur : https://www.terrafemina.com/article/ovidie-elle-ecrit-a-nos-amants-foireux-dans-baiser-apres-metoo_a355180/1.
3. MacKinnon Catharine, *op. cit.*
4. Kerchouche Dalila, *Sexploratrices : à la conquête du plaisir*, Flammarion, 2020.

Mâle-baisées est un livre que j'écris avec toute ma vulve'nérabilité.

Mâle-baisées est un livre de clittérature qui conjugue féminisme et sexualité.

Mâle-baisées est un coup de poing sous la couette !

Mâle-baisées est un livre qui interroge les rapports de domination entre hommes et femmes et qui analyse la façon dont ils influent sur la sexualité.

Mâle-baisées est un livre qui questionne la dick-tature.

Mâle-baisées est un livre qui critique le libre ar'bite.

Mâle-baisées est un livre qui explique comment les constructions sociales régissent la sexualité des femmes et comment elles banalisent les violences sexuelles.

Mâle-baisées est un livre qui va vous ré-jouir.

Mâle-baisées est un livre qui parle de plaisir féminin, mais aussi d'injonctions à la virginité, de culture du viol, de porno, de prostitution, de racisme sexuel, de traumas…

Mâle-baisées est un livre qui se demande : « Et si se battre pour nos droits commençait sous la couette ? »

Mâle-baisées est un livre que certains qualifieront de vulgaire, ce à quoi je répondrai que non…

Mâle-baisées est surtout un livre vulvaire.

Mâle-baisées est mon point de vulve sur la nouvelle révolution sexuelle.

Mâle-baisées est un livre qui croit à la justice de l'intime.

Mâle-baisées est un livre qui pense que ce qui se passe dans le lit doit devenir un lieu d'analyse féministe, car le lit n'est pas une bulle isolée des injonctions sociétales du reste du monde.

Mâle-baisées est un livre qui croit que les femmes ont le droit de révéler la sensualité de leurs corps sans pour autant y être réduites.

Mâle-baisées est un livre fièrement féministe qui appelle à la révulvation !

VULVE'NÉRABILITÉ

Vu que j'ai décidé d'écrire ce livre avec toute ma vulve'nérabilité, je dois vous avouer que je m'inquiète beaucoup de ma légitimité. Un jour, quelqu'un de quelque peu malveillant en ligne m'a dit : « Ton diplôme de féministe, tu l'as eu dans un Kinder Surprise ? ». Mon syndrome de l'imposteur a direct rappliqué !

Il faut dire que, c'est vrai, comment écrire un livre innovant sur la sexualité en passant après des pointures comme Andrea Dworkin, Shere Hite, Virginie Despentes, Mona Chollet, Eve Ensler, Camille Emmanuelle, Maïa Mazaurette ? Googlez ces reines si vous ne les connaissez pas. Sinon, restez là, car je vais les citer, je vais les célébrer ! Je construis ma pensée sur les briques qu'elles ont posées.

J'ai lu une citation de la défunte romancière Virginia Woolf, une des premières féministes à avoir eu une carrière littéraire dans les années 1920. Elle m'a donné un bon coup de pied au cul et m'a permis de passer au-dessus du gouffre dans lequel j'ai failli m'enfoncer. « Le seul conseil en effet qu'une personne puisse donner à une autre à propos de la lecture c'est de ne demander aucun conseil, de suivre son propre instinct, d'user de sa propre raison, d'en arriver à ses propres conclusions[1]. »

Je suis aussi allée chercher les conseils d'une autre grande dame, romancière, autrice du roman *La Servante écarlate*, que vous avez peut-être connu sous forme de série, je nomme Margaret Atwood. Elle dit : « La seule façon d'écrire la vérité est de faire la supposition que ce que tu écris ne sera jamais lu. Lu par personne, mais aussi que toi-même tu ne te reliras pas[2]. »

Tout ça pour dire que dans ce livre, je vais être en roue libre et ça ne va pas plaire à tout le monde. Je vais pondre mon truc, ma vision. Elle va être critiquée, elle va être controversée et c'est O.K. Je ne vais pas être

« bien-pensante ». On se souviendra de moi comme une femme qui n'a pas fermé sa gueule et ça me convient très bien.

Il y en a marre d'être poliment en colère. Je vais écouter ma voix intérieure, je vais suivre mon intuition, ce que devraient oser toutes les femmes du monde. La voix qui vient de ma vulve et de mes entrailles est légitime. Dans mon premier livre, *À fleur de pet*, j'ai fait parler mes gaz et mes intestins. Tu l'as compris, tout ce qui se passe en dessous de la ceinture me passionne. Je suis journaliste de « cul ». Cette fois-ci, c'est mon sexe qui va parler.

Je vais être misandre si ça me chante. Je vais donner de la place à ma colère, la laisser sortir. Soraya Chemaly, qui a écrit *Le Pouvoir de la colère des femmes*, dit : « Détacher et séparer la colère de la féminité veut dire que nous coupons les filles et les femmes de l'émotion qui nous protège le mieux des injustices[3] », et moi, les injustices sous la couette, je vais les pointer, c'est le programme !

Et ne venez pas me dire que ma colère est masculine. Que ma vulve a des dents…

« Lorsqu'on observe une lionne attaquer pour répondre à une menace, il ne viendrait pas à l'idée de dire qu'elle exprime son côté masculin. La lionne exprime sa nature femelle, et cela s'arrête là. Il est important que nous sachions accepter notre féminité de la même manière[4] », dit l'autrice Miranda Gray.

Dans ce livre, je vais m'autoriser tout ce que la société me refuse en tant que femme : ma colère et ma misandrie justifiée. J'ai décidé de « parler femme » comme le disait la psychanalyste féministe Luce Irigaray[5]. « Parler femme » selon Irigaray, ça veut dire retraverser le discours dominant, ça veut dire interroger la maîtrise des hommes. J'ai décidé d'avoir une « écriture utérine » comme aurait pu dire l'activiste Antoinette Fouque.

Pour celles et ceux qui ne sont pas des néophytes du féminisme et qui veulent savoir de quel bois je me chauffe, sur la carte des féminismes, je me situe quelque part entre le féminisme matérialiste, le féministe différentialiste et le féminisme radical. Ça, c'est dit.

Bref, c'est un livre dans lequel j'ai décidé que je n'allais pas m'excuser de cracher mon cœur par ma vulve. Vous êtes prévenus. Ça sortira comme ça sortira, mais en tout cas, ce que je peux vous dire, c'est que ça sera sincère et que j'ai vraiment essayé d'ouvrir le plus de tiroirs et de sous-tiroirs possibles au sujet de la sexualité des femmes et du patriarcat.

Je vais faire comme Kathy Acker, icône punk féministe, qui en 1997 a dit : « J'ai commencé à m'inquiéter de l'autocensure [...] d'écrire ce que les gens attendaient de moi que j'écrive [...]. Un truc que je fais, c'est de prendre un vibromasseur et de le mettre sur ma chatte, et alors je commence à écrire – **j'écris au bord de l'orgasme, je perds le contrôle du langage et je vois ce qui en sort**[6]. »

Merde, mon vibro, je l'ai rangé dans quel tiroir déjà ?

BIBLIOGRAPHIE

1. Woolf Virginia, *L'Art du roman*, Seuil, 2009.
2. Atwood Margaret, *The Blind Assassin*, 10/18, 2001.
3. Chemaly Soraya, *Le Pouvoir de la colère des femmes*, Albin Michel, 2019.
4. Gray Miranda, *L'Éveil de l'énergie féminine : pratiques et méditations autour de la bénédiction de l'utérus*, Le Courrier du Livre, 2019.
5. Irigaray Luce, *Speculum de l'autre femme*, Éditions de Minuit, 1974.
6. Acker Kathy, Scholder Amy, Martin Douglas, *Kathy Acker: the last interview and other conversations*, Melville House Publishing, 2018.

SEXTION 1

JE L'AI BAISÉE
JE L'AI TIRÉE
JE L'AI DÉVERROUILLÉE
JE L'AI PILONNÉE
JE L'AI SAUTÉE
JE L'AI DÉFONCÉE
JE L'AI DÉBOÎTÉE
JE L'AI DÉMONTÉE
JE L'AI DÉGOMMÉE
JE L'AI CASSÉE EN DEUX
JE L'AI TRONCHÉE
JE L'AI TRINGLÉE
JE L'AI BOUILLAVÉE
J'AI TIRÉ MON COUP

JE VAIS ME LA FAIRE
JE VAIS ME LA TAPER
JE VAIS LA RETOURNER
JE VAIS LA MONTER
JE VAIS LUI METTRE UN TIR
JE VAIS LUI FAIRE LA MISÈRE
JE VAIS LUI REFAIRE LE BOULE
JE VAIS LUI PETER LA RONDELLE
JE VAIS LUI LIMER LA CHATTE
JE VAIS LUI EXPLOSER
LA BOÎTE À CACA

JE L'AI EUE.

ELLE VA MORFLER

ELLE VA PRENDRE CHER

ELLE VA REPARTIR EN BOITANT

ELLE NE POURRA PLUS S'ASSEOIR

ELLE VA EN PRENDRE
POUR SON COMPTE

ELLE VA SE PRENDRE
UN COUP DE TEUB

UN TROU EST UN TROU

ET UNE BITE N'A PAS D'ŒIL

IL N'Y A QUE LE TRAIN QUI
NE LUI EST PAS PASSÉ DESSUS

SAC À FOUTRE

VIDE-COUILLES

GARAGE À BITES

MÂLE-BAISÉES PAR UN VOCABULAIRE MÂLE-BAISANT

Quand un homme et une femme couchent ensemble, l'expression polie à utiliser, c'est « ils ont fait l'amour ». Du moins, c'est ce qu'on m'a appris quand j'étais enfant. « Faire l'amour », c'est faire du sexe. Ça sonnait plutôt bien !

Quel ne fut pas mon étonnement quand j'ai remarqué à l'adolescence que beaucoup d'hommes utilisaient, et utilisent encore aujourd'hui, le vocabulaire ci-dessus pour parler de leurs rapports sexuels. Ce n'est pas un langage occasionnel. C'est un langage commun en 2021. Et qui le devient de plus en plus depuis que le porno est accessible en un clic.

Les hommes ne disent pas tous toutes les phrases, bien entendu. Mais ils en ont déjà utilisé au moins une ou deux dans leur vie. Et s'ils ne l'ont pas dite eux-mêmes, ils ont ri quand un de leurs potes a fièrement sorti l'une de ces phrases.

« Faut pas le prendre comme ça. » Ils disent ça « pour plaisanter », me dit-on.

Dans ce cas, qu'ils viennent m'expliquer ce qu'il y a de drôle là-dedans. J'attends.

Faire l'amour ? Moi j'appelle plutôt ça faire la haine.

Relisez les expressions ci-dessus.

- Pouvez-vous penser à autant d'expressions populaires autour de la sexualité hétérosexuelle qui exprimeraient quelque chose de beau, de non violent, de doux ?

- Citez-moi des expressions qui expriment qu'une femme et un homme font l'amour de façon égalitaire et consentante.
- Existe-t-il à l'inverse des expressions d'une telle violence pour décrire ce que les femmes font aux hommes quand elles couchent avec eux ?

Non.

Quand mes potes masculins me disent « je l'ai démontée hier » ou « je l'ai prise dans tous les sens », moi je ne pense pas que je dirais un jour d'un mec que je l'ai démonté. Même si j'étais au-dessus, je ne dirais pas ça. Même dire « je l'ai pris », ça ne me viendrait pas à l'idée. Je trouve même difficile pour une femme de dire « je lui ai fait l'amour ». « C'est plus les mecs qui disent "je lui ai fait l'amour"[1] », dit Anne, une femme interviewée par l'animatrice Charlotte Bienaimé dans un épisode d'*Un podcast à soi* intitulé « Sexualité des femmes, la révolution du plaisir ».

Les femmes, par contre, peuvent utiliser ce langage violent envers elles-mêmes de façon positive pour parler de ce qu'un homme leur a fait. « Il m'a dézinguée. » « Il m'a démontée » peut tout à fait être dit avec le sourire dans le Patrix.

« On en est encore à s'imaginer que la sexualité est impossible sans un minimum de bousculade et de manque de respect, et qu'un homme gentil ne serait plus désirable[2] », explique le sexologue Philippe Arlin dans un article de *Slate*.

« L'idée que l'agression est un élément "normal" de la sexualité masculine et que la passivité féminine ou le besoin d'une agression masculine est un élément "normal" de la sexualité féminine se retrouve dans la culture à domination masculine où nous vivons, dans les livres où nous nous instruisons, dans l'air que nous respirons[3] », expliquait déjà la militante féministe Gloria Steinem dans les années 1970.

Quand on parle d'un homme avec qui les rapports sexuels ont été satisfaisants, on dit de lui qu'il est « un bon coup ». Ce terme banal, utilisé au quotidien par tout le monde, est fort intéressant. Que viennent faire les coups là-dedans... ?

« Un homme qui pénètre cogne-t-il ? » demande la chroniqueuse sexo Maïa Mazaurette. « Doit-on penser le bon coup comme s'il s'agissait de se taper dessus, dedans, quitte à transformer la sexualité en sport de combat[4] ? »

Elle explique que cette expression crée une association inconsciente entre sexualité agréable et légère violence. Elle explique qu'il n'est pas innocent que nous préférions parler de bon coup plutôt que de bons amants. Parce qu'amant, ça sonne comme amour...

Il n'y a pas que les mâle-baisées qui ont remarqué que la sémantique du sexe est baignée de violence et de dépréciation des femmes. L'auteur Jean-Philippe de Tonnac nous dit, en parlant de ses contemporains : « On sentait bien que les "baiser" s'apparentait chez eux à "leur en faire voir", leur "rabattre le caquet", les "corriger", leur "montrer", les "remettre à leur place". Pourquoi ce vocabulaire que le désir inspirait fleurait-il déjà si mauvais la violence ? Pourquoi ce désir prédateur ? Pourquoi cette volonté de chosifier le féminin ? D'où cela venait-il[5] ? »

Il est vrai que le mot « baiser » est devenu une sorte de banalité ordurière pour parler de sexualité. Mais baiser a deux connotations, comme le dit joliment la poétesse Fia Maureen Kakou : « Oui, on dit baiser. Et pourtant, ce verbe grossier fait écho à un charmant substantif, désignant un geste sensuel. Le baiser est aussi un acte sacré, où les bouches, par le contact des langues et l'échange des salives, scellent l'union des âmes[6]. »

Mais ce n'est pas souvent de cette forme de baiser-là qu'on parle...

« Le champ lexical du sexe est souvent dépréciatif et mâtiné de violence, comme si la pénétration avait vocation à souiller les femmes. À les humilier, à leur faire du mal. D'ailleurs, et ce n'est pas un hasard, on utilise les expressions "se faire baiser" ou "se faire niquer" pour dire qu'on s'est fait avoir, pour signifier qu'on nous a pris quelque chose[7] », écrit Caroline, blogueuse féministe derrière le site Egalitaria.fr

John Stoltenberg, auteur de *Male against pornography*, appelle cela l'érotisme de la possession, *the eroticism of owning*[8]. Il explique dans son essai que certains hommes ne savent pas faire la distinction entre ressentir du désir et ressentir le besoin de possession d'un autre corps. Il explique la différence entre « avoir du sexe » et « être dans le sexe » et dit qu'énormément d'hommes ont été éduqués à « avoir du sexe » et que cela contribue à définir et établir leur sens de la masculinité. « *Having it. Having Someone. Having someone-owning-them as an it.* »

D'ailleurs, « niquer quelqu'un » quand on ne parle pas de sexe veut dire anéantir quelqu'un. « Je l'ai bien niqué ! » D'un côté, il y a une personne qui triomphe et de l'autre, on a un perdant. Niquer quelqu'un, dans le sexe, ou en dehors, c'est dominer l'autre, on lui a fait un mauvais « coup » justement...

Je n'aime pas beaucoup Éric Zemmour, mais dans une interview que j'écoutais (écouter les « opposants » m'intéresse toujours beaucoup), celui-ci disait que « le rapport sexuel est une violence civilisée » et dans l'état actuel des choses, de l'accessibilité toujours grandissante de films pornos misogynes, et du vocabulaire utilisé, je dois admettre qu'il n'a pas tort.

Le Dictionnaire érotique a lui aussi été écrit par un masculiniste, un certain Alfred Delvau. En 1864, celui-ci se plaignait déjà des personnes comme moi qui remettaient en question le vocabulaire machiste de la sexualité. « Le libre langage de nos pères, qui effarouche tant de ridicules pudeurs, vaut cent fois mieux que notre phraséologie bégueule [...] dont ils se seraient si justement crevés de rire. Langue châtrée, peuple castrat. Où sont nos couilles du temps jadis[9] ? » écrivait-il dans sa préface.

Vos couilles sont molles, Alfred. Vos couilles ne représentent absolument rien de « robuste ». C'est tout l'inverse. Elles sont si délicates ! Fragiles comme des fleurs flétries ! « Avoir des couilles », pour dire de quelqu'un qu'il est fort et vaillant, en voilà une expression absurde. Les couilles, c'est mou et quand on vous fait une petite pichenette dessus, vous chouinez immédiatement. Tu devrais plutôt dire « Où sont nos vagins des temps jadis », parce qu'un vagin, tu vois, ça, ça tient le coup, et ça peut pousser plus de quatre kilos sans trop de galère. Vos couilles ne peuvent pas en dire autant.

Mais bon, fallait pas en demander trop à ce pauvre Alfred, qui nous a gâtés de son charmant dictionnaire. Donc au milieu du dix-neuvième siècle, on disait des trucs comme :

- Baiser à la dragonne – « Jouir d'une femme immédiatement, monter sur elle brutalement sans préliminaires d'aucune sorte » ;
- Carabiner une femme – « La baiser à la gendarme » ;
- Engainer – « La nature de la femme servant de gaine au couteau de l'homme » ;
- Assaillir une femme – « Monter, la queue en main, à l'assaut de son vagin » ;

- Cogner une femme – « La baiser à grands coups de queue sur le ventre, comme les boucs se cognent entre eux » ;
- Recevoir l'assaut – « Être baisée par un homme, qui monte sur le ventre, la pine en avant, avec la *furia* d'un zouave montant sur le Mamelon Vert ».

Oh oui Alfred, je reçois l'assaut ! J'imagine que tu auras ensuite besoin de ton « repos du guerrier ». Oh, que de belles métaphores guerrières... Que je requalifierais probablement en... agressions sexuelles ou viols.

Mais Alfred me dirait sans doute que je suis « anti-sexe », car dès qu'on questionne les désirs de violence dans la sexualité au sein du patriarcat, on est immédiatement qualifié « de féministe anti-sexe » ou de « mâle-baisée ». Il ne faut surtout, surtout, rien questionner de ce qu'il se passe sous les draps, sinon on fait du « *kink shaming* ». C'est-à-dire qu'on ne doit pas « humilier » les gens qui ont des fantasmes, aussi violents soient-ils.

Déjà, on n'humilie personne, pour commencer. On questionne, nuance. On essaye de comprendre le pourquoi du comment. On amorce une réflexion. Mais non, il ne faut pas. La sexualité doit rester une zone de non-jugement absolu, comme si elle était déconnectée du reste de la société.

« La réduction du vocabulaire de l'affect à des jurons sexuels dénature la complexité de l'interaction humaine en détruisant les mots qui lui donnent vie. [...] On constate ici et maintenant une pauvreté affligeante : pauvreté de langage, de mots exprimant de réels états d'âme ; pauvreté de recherche, de questions ; de sens, d'empathie affective ; d'imagination. Nous sommes donc en déficit de mots au sujet du sexe, même si nous en parlons constamment pour dire à quel point nous l'aimons[10] », a écrit la féministe radicale Andrea Dworkin.

Oui, je fais définitivement partie de ces féministes qui « chipotent » sur le vocabulaire, car le langage structure le sens, la pensée et la perception sans même qu'on s'en rende compte.

Prenons : « Tu m'excites. » « Elle m'excite trop cette meuf. »

Cette formulation déresponsabilise celui ou celle qui ressent une excitation, comme si c'était la personne « excitante » qui était totalement responsable de l'érection de monsieur ou madame. La formulation correcte serait : « Je suis excité par toi » ou « Je suis excité par cette personne », car cette formulation montre la responsabilité à être excité et donc induit aussi le pouvoir de contrôler cette excitation. C'est comme « elle s'est fait violer ». Non, il l'a violée. Elle, elle n'a rien « fait » du tout.

Il y a pourtant eu des époques où l'on a essayé de parler de sexe en intégrant la notion de réciprocité. La sémiologue Mariette Darrigrand, autrice de *Sexy Corpus : Voyage dans la chair des mots*, explique dans un article pour *Slate*[11] que, pour que le sexe ne soit plus une violence, les Latins avaient inventé l'*ars erotica*, toute une culture pour réguler la pulsion sexuelle animale avec des moments de séduction, des codes, des gestes et des poèmes. Elle explique aussi qu'à la fin du Moyen Âge, les troubadours parlaient de « doux assauts » et de « tendre combat », c'était une époque où il fallait conquérir la femme qui avait un libre… ar'bite. Mouais.

Récemment, j'ai réalisé que, à chaque fois que je suis énervée et que j'ai envie d'insulter quelqu'un (car il faut bien avouer que ça fait du bien !), je tombe très rapidement dans des insultes à caractère sexuel qui, en filigrane, insultent en fait les femmes. Quand j'insulte un homme, souvent j'insulte les femmes.

- « Va te faire foutre. » Se prendre du foutre serait donc humiliant.
- « Va te faire enculer. » En quel honneur se faire enculer serait-il insultant ? C'est insultant, car un homme qui se fait enculer se fait pénétrer « comme une femme », ce qui veut dire que se faire pénétrer est forcément une forme d'humiliation dans l'imaginaire collectif…
- « Nique ta mère. » Mais que vient faire la mère du mec qui me gave là-dedans ?
- « Fils de pute. » Donc être l'enfant d'une femme prostituée serait une honte, mais qu'un mec ait payé sa mère pour aller décharger ses couilles, ça non, on ne voit toujours pas le problème…

Pourquoi ne dirait-on pas plutôt « c'est un fils de violeur » ? Ça aurait plus de sens. Qui doit-on continuer à humilier dans le vocabulaire d'insultes courantes ? Les bourreaux ou les victimes ?

Et même quand on dit à un mec que c'est un con, un connard, on insulte encore et toujours… les femmes ! Le con est à la base un terme qui désigne le sexe de la femme. « Quel con », c'est un peu comme dire « quel vagin celui-là ! ». Con vient du mot *cunnus* en latin, qui veut dire gaine, fourreau. Le dérivé « déconner » avait, jusqu'à la fin du dix-neuvième siècle, le sens premier de se retirer. Son contraire « enconner » signifiait pénétrer vaginalement. Connasse désignait une prostituée. Dans sa chanson *Le Blason*, Georges Brassens chantait :

> « C'est injuste, Madame, et c'est désobligeant
> Que ce morceau de roi de votre anatomie
> Porte le même nom qu'une foule de gens. »

Effectivement, c'est injuste, mais ça ne sera pas la première fois qu'on essaye d'assimiler les parties intimes des femmes à quelque chose de dégradant. Les anatomistes du Moyen Âge appelaient le sexe de la femme le « pupendum », un mot dérivé du latin *pudere*, ce qui veut dire « avoir honte ». Vu que notre sexe a une anatomie plus en intérieur qu'en extérieur, pour des hommes apparemment quelque peu simplets, cette anatomie fémeline avait donc un rapport avec le fait d'avoir honte de son sexe, celui-ci étant naturellement caché en dedans.

Il est vrai que nous manquons clairement de vocabulaire pour parler de notre sexe femelle. Pupendum n'est cependant clairement pas la solution. Nous avons vagin. Oui, mais ça exclut la vulve. Et puis ça sonne hyper médical. Vulve, oui, mais ça exclut le vagin. Ma chatte. C'est vulgaire. Ma foufoune. J'ai huit ans. Les mamans et les filles inventent plein de noms pour nommer leur sexe, comme ma zezette, ma mounette, ma koukounette, ma choune, ma quiquine, ma prunette etc., mais on n'a toujours pas un mot officiel pour qualifier l'ensemble de notre sexe sans que ce mot sonne trash. Catherine Blackledge, l'autrice de *The story of V*[12], propose le mot « véranda ». Une véranda, c'est tout ton sexe, ça inclut ta vulve et ton vagin. Ma véranda. Je ne suis pas sûre, mais pourquoi pas.

Dans certaines cultures, il existe un vocabulaire beaucoup plus riche et gracieux pour parler du sexe fémelin. Dans le taoïsme, une philosophie ancestrale chinoise qui est toujours pratiquée, les Chinois taoïstes refusent d'employer des mots vulgaires pour parler de sexualité, pensant que la mauvaise vibration d'un mot est une mauvaise énergie qui agresse l'individu. Le tao sexuel éduque ses pratiquants « aux arts de la chambre à coucher » et l'apprentissage d'un langage poétique du sexe en fait partie. Pour parler du vagin, on peut dire :

- Caverne de jade ;
- Chambre d'amour ;
- Palais du plaisir ;
- Océan de béatitude.

L'entrée du vagin est une cour céleste, une entrée de la chambre du bonheur. Les petites lèvres sont les portes secrètes ou la barrière de corail. Le sexe de la femme dans son intégralité est qualifié de cœur de fleur ou de fleur ouverte.

Je ne sais pas pour vous, mais moi ça me fait du bien d'entendre ce vocabulaire-là, je le trouve beau et érotique, et ça rehausse mon estime de moi !

Albert Camus disait « mal nommer les choses, c'est ajouter au malheur de ce monde » et je crois qu'il avait sacrément raison. Certaines féministes s'attardent elles aussi sur l'importance du langage, comme Florence Montreynaud qui a écrit le livre *Le Roi des cons : quand la langue française fait mal aux femmes*, Éliane Viennot qui a écrit *Non, le masculin ne l'emporte pas sur le féminin* ou la comédienne Typhaine D, qui dans son spectacle « La pérille mortelle » propose de parler à « la féminine universelle ».

« La Féminine universelle consiste en l'invention d'une grammaire féministe impertinente, de mots inventés comme "femmage", ou encore "noues", "voues", "toie", "moie" pour rassembler la peuple des femmes, les "sœurcières" et les "anniversœurs" pour fêter notre sororité », dit-elle.

Quand on parle à la féminine universelle, la féminine l'emporte sur la masculine. On dit la clitorisse, la vagine, la féminisme, la matrimoine. Il y a aussi une mise à la masculine pour les choses qui nous nuisent, telles que le couille, le Covid, le peste, le diarrhée, le Darmanin, etc.

Bref ma clitorisse, ma palais du plaisir, ma féminisme et moi trouvons que le vocabulaire hautement mâle-baisant présenté ci-dessus ajoute au malheur des femmes. À l'heure du post-#MeToo, de la lutte contre les violences sexuelles, pour mieux baiser, il faudrait peut-être commencer par mieux parler ?

BIBLIOGRAPHIE

1. Bienaimé Charlotte, « Sexualité des femmes, la révolution du plaisir », *Un podcast à soi*, 2019. Disponible sur : https://www.youtube.com/watch?v=q4ApEU_pzjM&list=LLKE-Zjhx-KWSi9MgCvyyGvg&index=10
2. Quillet Lucie, « Pourquoi le langage du sexe est-il si souvent celui de la destruction ? », *Slate*, 2018. Disponible sur : http://www.slate.fr/story/168620/sexe-langage-destruction-violence-domination-masculine
3. Steinem Gloria, Watson Emma, *Actions scandaleuse et rebellions quotidiennes*, Les Éditions du Portrait, 2019.
4. Mazaurette Maïa, *Sortir du trou, lever la tête*, Anne Carrière, 2020.
5. Tonnac Jean-Philippe de, *Le Cercle des guérisseuses*, Guy Trédaniel éditeur, 2019.
6. Fia Maureen Kakou, poétesse – (@lesmotsdefia), Instagram. Disponible sur : https://www.lesmotsdefia.com/
7. Egalitaria, « Le sexe et la domination masculine », Egalitaria, 2018. Disponible sur : https://egalitaria.fr/le-sexe-et-la-domination-masculine
8. Stoltenberg John, « Male Sexuality: Why Ownership is Sexy », *Michigan Journal of Gender & Law*, 1993. Disponible sur : https://repository.law.umich.edu/mjgl/vol1/iss1/4/
9. Caudebec Marion, « Sexualité et vocabulaire ». Disponible sur : http://oic.uqam.ca/fr/carnets/viril-vous-avez-dit-viril-hier/sexualite-et-vocabulaire.
10. Quillet Lucie, *op. cit.*
11. *Ibid.*
12. Blackledge Catherine, *The story of V : a natural history of female sexuality*, Rutgers University Press, 2004.

MÂLE-BAISÉES DEPUIS LILITH

On connaît toutes Ève, la femme d'Adam, mais on connaît moins **Lilith, sa véritable première femme,** la première mâle-baisée par le premier des mâle-baiseurs. Selon la Bible, Ève fut créée par Dieu à partir d'une côte d'Adam.

Franchement, ils ne sont pas un peu gonflés quand même ? Les hommes sortent tous intégralement de la « chambre d'amour » d'une femme. La porte du monde, c'est le sexe des femmes. Point barre, fin de la discussion.

Mais le premier homme du monde aurait sorti une femme de sa côte... d'accooooord. Ils se sont encore arrangés avec la réalité pour nous manipuler.

La féministe différentialiste Antoinette Fouque écrivait : « Je pense que Dieu et les monothéismes sont des substituts de la gestation. La Genèse en est une forme imaginaire, illusoire, et Dieu est un fils qui se rêve à la place de contenant. Lui, non créé et créant l'homme, puis tirant la femme de l'homme. C'est une inversion, et tant que les femmes ne remettent pas le monde à l'endroit, nous marchons tous sur la tête[1]. »

« La plupart des hommes, dans leur immense lâcheté, projettent les faiblesses qui leur sont inhérentes sur les femmes, les désignent comme faiblesses typiquement féminines et s'attribuent la véritable force féminine[2] », écrivait l'Américaine Valerie Solanas dans *SCUM Manifesto*.

Bien visé, Valerie ! Nous vivons effectivement dans le monde de l'inversion généralisée.

Avant Ève, il y aurait donc eu Lilith. Évidemment, son histoire, peut-être un peu vexante pour la gent masculine, eut moins de succès et n'a pas été colportée aussi longtemps à travers le temps et les livres.

Lilith était la première femme d'Adam. Lilith et Adam auraient été créés égaux, ensemble, par Dieu qui créa l'humain « à son image, mâle et femelle ». Vous ne trouverez cette version ni dans la Bible ni dans le Coran, mais si vous remontez dans le temps, vous trouverez cette histoire dans les traditions juives rabbiniques, dans le Talmud et le Zohar, mais aussi dans l'*Alphabet de Ben Sira*, un texte médiéval anonyme et satirique qui date de l'année 700.

Ayant été créés égaux, Lilith et Adam se posèrent rapidement la question de l'égalité dans leur sexualité. Pour coucher ensemble, il fallut qu'ils décident ensemble de qui des deux allait être en dessous et de qui allait être au-dessus pendant le rapport. Ce qui provoqua immédiatement une dispute dans le couple.

Elle dit : « Je refuse à me tenir au-dessous », et il répondit : « Je ne veux pas me tenir en dessous de toi, mais seulement au-dessus. Car tu es juste bonne à être dans la position la plus basse, alors qu'il me revient d'être le plus élevé[3]. »

Lilith refusa catégoriquement la position du missionnaire qui, pour elle, se traduisait comme un symbole de suprématie masculine. Adam ne supportait pas l'idée que Lilith puisse se retrouver en position de puissance dans la sexualité. Refusant d'être physiquement et symboliquement soumise, elle prit ses cliques et ses claques et s'enfuit, s'envolant dans les airs, laissant Adam planté là comme un con la bite à l'air. (Je sais que certaines lectrices risquent de se vexer : si tu aimes la position du missionnaire, ça ne fait pas de toi une soumise pour autant, juste une flemmarde, comme moi ! Ceci n'est qu'une métaphore !)

Le christianisme n'a jamais intégré Lilith dans ses livres, mais j'ai comme l'intuition que ceux qui étaient à sa tête avaient dû en entendre parler. Dans le livre *Histoire des sexualités*, il est expliqué que pendant longtemps « l'Église tente de faire admettre qu'une seule position est acceptable dans l'acte de chair, celle du missionnaire : la femme étendue sur le dos et l'homme la surmontant[4] ». C'était la position en conformité avec le rapport hiérarchique entre les sexes et c'était la seule position qui devait être adoptée par les croyants.

« Souverain de l'univers ! La femme que tu m'as donnée s'est enfuie[5] », dit Adam à Dieu au sujet de Lilith. Trois anges essayèrent de la ramener.

Mais c'était cuit de chez cuit, Lilith n'avait plus du tout envie de coucher avec Adam, ni même de le voir !

Alors Dieu fit de Lilith une démone. Elle devint le symbole de la femme « dévergondée » et mauvaise et fut connue pour prétendument tuer les femmes qui accouchaient et leurs nouveau-nés, mais aussi pour se nourrir de la semence des hommes ! (La meuf ne veut pas être soumise sexuellement, mais elle n'a vraiment que ça à foutre de sucer des bites et de se nourrir de sperme... ah, doux fantasme masculin !)

Certains papiers de recherches racontent aussi que le serpent qui tenta Ève et qui lui fit croquer la pomme était en fait Lilith, rageuse et jalouse d'Ève la soumise, nouvelle femme d'Adam[6]. Encore une bien belle façon de dépeindre les femmes qui exigent une certaine liberté sexuelle...

On passera donc de Lilith à Ève, avant que les patriarches qui ont créé « le ciel » ne nous pondent leur plus brillante création, leur fantasme ultime : la Vierge Marie, la meuf qui est en cloque, mais qui n'a jamais niqué.

Toujours est-il que les questionnements sur une possible égalité dans la sexualité hétérosexuelle ne datent pas d'hier et qu'être mâle-baisée n'est pas tout à fait une nouveauté.

BIBLIOGRAPHIE

1. Fouque Antoinette, *Il y a deux sexes : essais de féminologie, 1989-1995*, Gallimard, 1995.
2. Solanas Valerie, *SCUM Manifesto*, Colportage, 1967.
3. Wikipédia, « Alphabet de Ben Sira », 2019. Disponible sur : https://fr.wikipedia.org/w/index.php?title=Alphabet_de_Ben_Sira&oldid=158800512
4. Steinberg Sylvie, *Une histoire des sexualités*, PUF, 2018.
5. Wikipédia, « Alphabet de Ben Sira », *op. cit.*
6. Descamps Marc-Alain, « Lilith ou la permanence d'un mythe », *Imaginaire & Inconscient*, 2002, n° 7, p. 77-86.

LES MÂLE-BAISEURS SOUS LE FEU DES PROJECTEURS : LE #METOO

Si les questionnements sur la possibilité d'une forme d'égalité sexuelle entre femmes et hommes existent depuis Lilith et Adam, depuis les débuts de l'humanité, il a pourtant fallu attendre jusqu'en 2017 pour que le dossier soit remis sur le dessus de la pile.

Ce qui a permis une nouvelle véritable prise de conscience de ces problématiques liées au sexe et au pouvoir est l'affaire Weinstein et le mouvement #MeToo. Le 5 octobre 2017, l'affaire Weinstein éclabousse la planète, à commencer par Hollywood ! Le producteur Harvey Weinstein, qui a raflé au fil de sa carrière quatre-vingt-un Oscars et qui est connu pour avoir produit les films de Tarantino, de Soderbergh et de Scorsese, est accusé d'agressions sexuelles et de viols par plusieurs femmes. La nouvelle fait le tour du monde. Tout le monde savait dans le milieu, mais personne n'osait en parler, car il était toléré que les hommes puissants agissent de la sorte... Tu veux un petit rôle ? Alors tu vas me faire une petite pipe !

« La libido a un lien profond avec le pouvoir[1] », explique l'autrice féministe Sophie Bramly.

Des actrices comme Rose McGowan, Asia Argento ou Angelina Jolie brisent le silence. Dans la foulée, de nombreuses autres personnalités sont accusées de comportements similaires comme Bill Cosby, Dustin Hoffman, Kevin Spacey, etc.

Plus de quatre-vingts femmes accusent Harvey Weinstein. Les faits sont confirmés, il est coupable d'agressions sexuelles et de viols. La première des agressions aurait eu lieu en 1978... Ce qui représente plus de quarante longues années d'impunité pour lui. En mars 2020, il est condamné à vingt-trois ans de prison. Vingt-cinq millions de dollars devront être versés à ses victimes.

En 2017, alors que la nouvelle fait le tour du monde, l'actrice Alyssa Milano poste sur son compte Twitter : « Si toutes les femmes qui ont été harcelées sexuellement ou violées écrivaient "moi aussi" en statut, on pourrait donner aux gens un sens de l'ampleur du problème. » Le mouvement #MeToo est lancé et il est fulgurant. Aussitôt, Gwyneth Paltrow, Uma Thurman, Jennifer Lawrence et d'autres personnalités publiques font leur #MeToo.

Des millions de femmes racontent à leur tour leurs histoires d'agressions sexuelles et de viols avec #MeToo. Twitter comptabilise 17,2 millions de tweets #MeToo en l'espace d'un an. Le #MeToo est traduit dans toutes les langues du monde #Keinekleingigkeit en allemand (pas une broutille), #Balancetonporc en français, #Yotambien en espagnol, etc.

Les femmes du monde entier dessinent un « nous » mondial, un « nous » qui raconte la domination masculine que l'on subit notamment par le biais de la sexualité. C'est une claque, soudainement les histoires de viols et d'agressions ne sonnent plus comme des cas isolés. Il y a une véritable prise de conscience de l'importance des violences sexuelles subies par les femmes dans le monde. La violence sexuelle masculine se révèle être un problème systémique, généralisé et mondial. Le terme « patriarcat » sort du jargon de la sociologie pour atteindre le grand public. De nombreuses femmes non sensibilisées au féminisme en comprennent alors la nécessité et l'urgence.

Cette présence collective, ce cri soutenu par des millions de femmes, c'est justement ce qu'espérait créer Tarana Burke, bien avant Alyssa Milano. Cette travailleuse sociale afro-américaine originaire de New York avait lancé en 2006 le #MeToo sur la plateforme MySpace pour inciter les femmes de quartiers défavorisés à partager leur histoire. Le but était d'inspirer, à travers ce hashtag, la solidarité et l'empathie pour les autres femmes. Challenge réussi ! En France, c'est la journaliste Sandra Muller qui lance le hashtag #balancetonporc. Elle tweete : « #balancetonporc !! Toi aussi raconte en donnant le nom et les détails d'un harcèlement sexuel que tu as connu dans ton boulot. » Elle balance aussitôt son propre porc : « Tu as de gros seins. Tu es mon type de femme. Je vais te faire jouir toute la nuit. »

Le #balancetonporc est repris et les Françaises balancent à leur tour en masse.

« L'envie de pénal a remplacé l'envie de pénis », disait le romancier Philippe Muray, et je dois admettre qu'il y a sans doute quelque chose de vrai là-dedans à l'heure actuelle. Et c'est tout à fait justifié : le pénis au pénal ! Les féministes ont décidé de se battre pour que ce soit la fin de l'impunité.

Toujours est-il que l'affaire Weinstein et la vague de hashtags qui ont suivi ont contribué à libérer une parole qui, jusqu'alors, était encore sclérosée. Le mouvement a permis au concept de « culture du viol », concept dont je reparlerai dans les pages suivantes, d'émerger. On a toutes commencé à y voir un peu plus clair, et on a pu peu à peu de se mettre à penser et à analyser l'utilisation du sexe dans les rapports entre les hommes et les femmes.

« Les conséquences de ce mouvement peuvent être énormes. À condition de soulever non pas un coin, mais l'intégralité du voile, de tirer tous les fils pour repenser la question du rapport entre les sexes, s'attaquer à ce statut de domination masculine et anéantir l'idée d'un désir masculin irrépressible. C'est un gigantesque chantier[2] », disait l'ethnologue féministe Françoise Héritier dans son dernier entretien au *Monde*.

Tirons les fils !

BIBLIOGRAPHIE

1. Kerchouche Dalila, « Le féminisme positif, la nouvelle révolution sexuelle », *Madame Figaro*, 2017. Disponible sur : https://madame.lefigaro.fr/societe/feminisme-positif-la-nouvelle-revolution-sexuelle-sexe-sans-tabou-290317-130719

2. Cojean Annick, « Françoise Héritier : "Il faut anéantir l'idée d'un désir masculin irrépressible" », *Le Monde*, 2017. Disponible sur : https://www.lemonde.fr/societe/article/2017/11/05/francoise-heritier-j-ai-toujours-dit-a-mes-etudiantes-osez-foncez_5210397_3224.html

~~LA RÉVOLTE~~
LA RÉVULVE DES MÂLE-BAISÉES

Ce n'est évidemment pas la première fois dans l'histoire que les féministes se posent des questions autour du pouvoir, des femmes, des hommes et de la sexualité.

Nous vivons actuellement ce qui est qualifié de « quatrième vague féministe ». Je n'aime pas beaucoup l'expression « vagues ». Les femmes « font des vagues ». Bah voyons ! Ambiance : ça va, ça vient. Une vague en annulerait une autre. Ça m'agace. Il faut précisément que ce mouvement prenne connaissance de tout ce qui a été fait avant et de toutes les femmes qui y ont contribué, pour créer une « herstory », un matrimoine. Je préfère dire mouvement ou lutte.

Toujours est-il que vous n'êtes certainement pas sans savoir que plusieurs luttes nous ont précédés. Pour comprendre où on en est aujourd'hui et pourquoi, il faut comprendre ce qu'il s'est passé avant.

PREMIÈRE LUTTE FÉMINISTE

Droit de vote et lutte contre la prostitution

La première lutte fut principalement une bataille pour obtenir le droit de vote en 1944. Les suffragettes se battaient aussi contre la prostitution, la pornographie, le viol, l'inceste et parlaient déjà de contraception. Certaines défendaient le concept d'abstinence sexuelle.

DEUXIÈME LUTTE FÉMINISTE

Légalisation de la contraception et dépénalisation de l'avortement

La deuxième lutte, qu'on associe souvent à « libération sexuelle », a été une bataille pour la légalisation de la contraception et la dépénalisation de l'avortement. En France, dans les années 1960, les femmes se battent pour avoir le droit de planifier légalement leurs grossesses, ou de ne pas en avoir du tout. Elles exigent d'avoir accès librement, grâce aux avancées de la science, au contrôle de leur système reproductif et de leur capacité gestative. Ce mouvement et son avancée libèrent les femmes d'un destin de mère imposé par le fait d'avoir une sexualité.

On associe alors maîtrise de la fécondité et révolution sexuelle, peut-être un peu à tort. Les femmes peuvent désormais coucher avec presque autant de liberté que les hommes, elles peuvent elles aussi « collectionner » les mecs. Mais à part ça ?

Elles peuvent effectivement, grâce à la pilule et à l'avortement, avoir une vie sexuelle libérée du poids du risque d'être mère, ce qui est déjà énorme, mais les pratiques sexuelles hétérosexuelles ne changent pas pour autant.

La domination masculine, les violences sexuelles et la prise de pouvoir à travers le sexe ne sont pas encore véritablement remises en question. Ce qui permettra à l'industrie pornographique, industrie totalement misogyne, reflet de la domination masculine, de se développer à toute blinde, dans un *backlash* qui sera tranquillement adossé à la « révolution sexuelle ».

Comme disait l'essayiste féministe Susan Sontag : « La question c'est : quelle est la sexualité que les femmes sont libres d'aimer ? Retirer la charge placée sur l'expressivité sexuelle des femmes est une victoire creuse si la sexualité qu'elles sont libres d'avoir reste une sexualité qui convertit les femmes dans des objets. Cette sexualité "plus libre" reflète principalement une fallacieuse idée de la liberté : le droit de chaque personne d'exploiter et de déshumaniser quelqu'un d'autre. Sans un véritable changement dans les normes de la sexualité, la libération sexuelle des femmes est un but sans sens. Le sexe comme ça n'est pas libérateur pour les femmes. Et plus de sexe, non plus[1]. »

Au sein de cette deuxième vague, le corps féminin va être présenté tantôt comme un lieu d'asservissement, tantôt comme le lieu d'une possible libération. Le corps biologique des femmes et ses spécificités sont présentés à la fois positivement et négativement, dans une relation d'amour-haine.

Le livre *Le Deuxième sexe*, essai que la philosophe Simone de Beauvoir avait écrit en 1949, devient une véritable référence. Ce texte fondateur posera l'armature idéologique du mouvement féministe. Dans ce texte, de Beauvoir dit que le corps féminin est la raison de notre aliénation, une entrave à notre liberté.

« Il y a un type humain absolu qui est le type masculin. La femme a des ovaires, un utérus ; voilà des conditions singulières qui l'enferment dans sa subjectivité ; on dit volontiers qu'elle pense avec ses glandes. L'homme oublie superbement que son anatomie comporte aussi des hormones, des testicules. Il saisit son corps comme relation directe et normale avec le monde qu'il croit appréhender dans son objectivité, tandis qu'il considère le corps de la femme comme alourdi par tout ce qui le spécifie : un obstacle, une prison[2]. »

De Beauvoir, qui n'aura pas d'enfant, assimile la maternité à une violence : « De la puberté à la ménopause, elle est le siège d'une histoire qui se déroule en elle et qui ne la concerne pas personnellement. » En parlant des menstruations de la femme, elle dit : « C'est dans cette période qu'elle éprouve le plus péniblement son corps comme une chose opaque aliénée ; il est la proie d'une vie têtue et étrangère qui en lui chaque mois fait et défait un berceau ; chaque mois un enfant se prépare à naître et avorte dans l'écroulement des dentelles rouges ; la femme, comme l'homme *est* son corps ; mais son corps est autre chose qu'elle[3]. »

Son texte donnera la motivation aux femmes de se battre pour échapper à leur destin biologique, ce qui aboutira donc au droit à la contraception et à l'avortement. Mais certaines féministes s'opposeront à la philosophie de Simone de Beauvoir, tout en soutenant le mouvement pour l'accès à la contraception, comme Antoinette Fouque, qui fonde le mouvement « Psychanalyse et politique ».

« Nous voulons une démocratisation qui reconnaisse le génie des femmes quant à leur génitalité et leur identité propre, qui considère que la gestation est le paradigme d'une éthique de la générosité où le corps étranger, l'autre, est accueilli par une greffe spirituelle autant que charnelle, modèle de toute greffe, où l'autre est aimé et créé comme proche et prochain[4] », dit-elle dans son livre *Il y a deux sexes*.

« Une femme peut faire tout ce que fait un homme, ou presque, mais elle est capable aussi de gestation », ajoute-t-elle. Fouque ne croit pas à l'« humanity », mais à la « womanity ». « Certains ont parlé de womanity. C'est un travail de culture de l'humain. Naissance après naissance, non seulement elles donnent vie à l'humanité, mais elles cultivent l'humanité dans l'humain. »

Aux États-Unis, dans les années 1970, un groupe de féministes de Boston sort un livre qui deviendra légendaire, *Our bodies, Our selves*, qui se traduit par « Nos corps, nous-mêmes ». Le livre traite de la physiologie et de l'anatomie des femmes et de leurs problèmes de santé spécifiques (ménopause, post-partum, accouchement, violences sexuelles, etc.). Le livre et le mouvement qu'il génère encouragent les femmes à reprendre possession de leurs corps, et à être fières. Le slogan « L'intime est politique » voit le jour.

TROISIÈME LUTTE FÉMINISTE

Les sex wars

La troisième lutte prend place entre les années 1980 et 1990, on assiste aux États-Unis aux « sex wars » entre féministes. Les féministes se divisent en deux groupes : les libérales et les radicales. Cette rupture perdure encore aujourd'hui.

Les féministes libérales, dites « pro-sexe », ont une philosophie de « sexpowerment », d'empouvoirement par le sexe. L'orgasme féminin est au centre de leurs discussions et la jouissance devient synonyme de libération. Elles pensent que le porno, le BDSM et le « travail du sexe » émancipent les femmes.

Les féministes radicales voient dans la sexualité un instrument de domination masculine qui doit être déconstruit. Elles se battent contre l'industrie pornographique, contre les proxénètes et le système prostituteur et offrent leur aide aux survivantes de la prostitution.

L'intersectionnalité

La troisième lutte incorpore au féminisme la notion d'intersectionnalité. On reconnaît que des femmes vivent à l'intersection de plusieurs oppressions. On peut être une femme et être discriminée en même temps à la fois pour son sexe, pour sa couleur de peau, pour son handicap, pour sa classe sociale, pour son orientation sexuelle, etc. Toutes ces oppressions viennent se croiser et s'additionner. Les militantes afro-américaines comme bell hooks, Angela Davis, Audre Lorde sont lues et écoutées. « Le racisme reconfigure le sexisme et le sexisme reconfigure le racisme[5] », explique la philosophe Aurore Koechlin.

Le genre et la « queer theory »

C'est aussi le moment où la notion de « genre » commence à être discutée. On se met à dissocier le « genre » du sexe. On dit que le genre (c'est-à-dire la façon dont on se présente au monde, ses goûts et ses attitudes) est une construction sociale, qui n'aurait rien à voir avec le sexe de naissance.

La façon dont les femmes et les hommes agissent, s'habillent, se présentent dans le monde en tant que « femme » ou « homme » serait uniquement de l'ordre de la performance et du conditionnement. Avoir des chromosomes XX ou XY, une vulve ou un pénis ne définirait pas notre genre.

Selon les théoriciennes du genre, comme Judith Butler, le genre serait performatif, « on performe son genre ». « Je ne crois pas à la nature », dit Judith Butler dans une interview. C'est l'apport de ce qu'on appelle la « queer theory ».

Cette théorie a permis d'expliquer par exemple qu'aimer le rose, le maquillage ou avoir envie de porter des talons n'est pas en lien avec le fait d'avoir un sexe femelle. Aimer le rose et les talons est une question de « genre » et non pas de sexe. Ce qui, quelque part, permet de libérer les femmes et les hommes de l'obligation de se conformer à des vêtements, des attitudes, etc., et de se libérer de toutes les contraintes associées à leur sexe de naissance.

Selon Butler, qui s'intéresse à « la production du genre », porter du rose, des talons, serait une performance du quotidien, et c'est cette expérience répétée qui fait de quelqu'un « une femme » aux yeux du monde.

Dans son livre *Trouble dans le genre*, elle tente de montrer qu'un mâle qui porte des talons n'est pas la « mauvaise copie » d'une femelle qui en porte. La femelle qui porte des talons est dans notre culture considérée comme « l'originale » et est donc légitime aux yeux de la société. L'homme qui porte des talons sera perçu comme « une imitation ». Selon Butler, la femme qui porte des talons et qui se pense « naturelle » ou « normale » dans ce rôle est en réalité aveugle à elle-même. Elle n'a pas conscience de sa propre performance quotidienne de genre.

Cependant, peut-on affirmer à 100 % de certitude que notre sexe, notre ADN, nos hormones n'ont aucun lien avec nos attitudes genrées ? Évidemment, on en a marre d'entendre des clichés comme « les femmes sont plus douces », on en a marre qu'on « naturalise » nos attitudes et surtout qu'on nous enferme dedans, comme si nous ne pouvions être que ça. Mais n'y aurait-il pas une infime part de vrai là-dedans ? Ne faudrait-il pas douter ? Est-ce vraiment raisonnable d'affirmer fermement que tout est culture, ou à l'inverse, que tout est nature (ce que font les masculinistes)? Le sexe et le genre ne seraient-ils pas plus difficiles à démêler que cela ? Ne faut-il pas avoir un propos plus nuancé quand on parle de ces sujets ?

Prise des mains des théoriciennes universitaires par des militantes, la théorie devient peu à peu une pratique. Une pratique qui, paradoxalement, pensant nous libérer de nos sexes, nous renferme dans des stéréotypes de genre binaires... Ou, devrais-je dire, nous renferme dans le genre tout court, car le genre est déjà en soi un stéréotype.

La pratique est une guerre du langage et une guerre autour de la définition du mot « femme ». La *queer theory* instaure que, lorsqu'on parle d'une « femme », on parle de son genre et non de sa sexuation. Par conséquent, dans cette logique, une « femme » peut avoir un pénis et un « homme » peut avoir un vagin.

« Le langage politique est conçu pour que les mensonges paraissent vrais et les meurtres respectables, et pour donner à du vent l'apparence de la solidité. [...] La guerre c'est la paix, la liberté c'est l'esclavage, l'ignorance c'est la force[6] », écrivait Orwell dans son roman *1984*. Il aurait pu continuer et écrire « Les hommes c'est des femmes, les femmes c'est des hommes ».

C'est la naissance du mouvement « transféministe », mouvement qui se déploie grâce aux avancées de l'endocrinologie, la médecine hormonale, qui permet aux personnes de « transitionner » sans avoir forcément recours à une chirurgie génitale. Une partie des féministes libérales incorporent le mouvement transgenre au sein du féminisme. Les personnes trans à pénis, c'est-à-dire les mâles qui s'identifient au genre femme, doivent être incluses dans le féminisme. « Les femmes trans sont des femmes », peut-on voir sans cesse répété sur les réseaux sociaux. Là où les personnes « cisgenres » à pénis, c'est-à-dire les mâles qui s'identifient au genre « homme », doivent elles être rejetées.

Le sexe et tous les privilèges ou oppressions qui en découlent ne semblent plus compter. L'important, c'est désormais l'identité.

Être une femme n'est plus qu'un « ressenti » qu'il faut croire sur parole, et non pas une expérience de vie matérielle vécue dans un corps avec une sexuation femelle. Les militantes transféministes appuient leur discours sur une phrase de Simone de Beauvoir qui dit « on ne naît pas femme, on le devient », extraite de son livre *Le Deuxième sexe*, ce qui permet de légitimer leur rhétorique.

Les militantes omettent avec mauvaise foi la suite de la phrase qui dit « aucun destin biologique, psychique, économique ne définit la figure que revêt au sein de la société la femelle humaine ; c'est l'ensemble de la civilisation qui élabore ce produit intermédiaire entre le mâle et le castrat qu'on qualifie de féminin ». Cette phrase critique donc l'oppression par le genre que vivent les femelles, elle critique l'obligation d'« être féminine » pour être considérée « femme » au sein de la civilisation.

Selon les transféministes, c'est désormais la féminité, « le genre féminin », qui fait d'une femme une femme, et non pas sa sexuation. Les femmes ont voulu sortir des stéréotypes de genre, pour pouvoir être considérées comme des femmes à part entière sans forcément être traitées de « garçon manqué » lorsque leurs goûts ne correspondaient pas aux standards de la féminité, mais la pratique du langage queer nous renvoie directement vers ces clichés pour nous y réemprisonner.

QUATRIÈME LUTTE FÉMINISTE : CE QU'ON VIT MAINTENANT !

Le tournant génital : la révulve

Le quatrième mouvement féministe que nous vivons actuellement en 2021 a le cul entre deux chaises. La sexuation des femmes est dans le même temps célébrée et totalement répudiée.

On parle enfin sur les réseaux sociaux et dans les médias de façon totalement décomplexée de clitoris, de périnée, d'endométriose et de vaginisme, on se libère peu à peu du joug de Simone de Beauvoir, on parle de post-partum et de maternité. Certaines se battent contre la « taxe rose » (cette taxe absurde appliquée aux protections hygiéniques et autres produits féminins), on se met à parler de « précarité menstruelle », on pointe du doigt les violences gynécologiques, on dénonce les agresseurs sexuels, on reconnaît les traumatismes que peut engendrer un viol, on dessine des vulves et des clitoris sur les murs, on parle d'orgasmes et de plaisir féminin, on parle des effets secondaires de la pilule sur nos corps, on questionne la pesanteur de nos poitrines et l'utilité de nos soutiens-gorge...

Dans la foulée, je lance pendant l'été 2018 mon compte Instagram « T'as joui ? », @tasjoui. C'est le premier compte Instagram sexo-féministe qui connaît un gigantesque buzz médiatique en France, c'est un succès instantané.

Je le lance à midi en août.

À minuit, j'ai déjà 10 000 *followers*.

J'hallucine.

Un mois après, 100 000 personnes suivent @tasjoui.

La presse s'agite.

- « Plaisir féminin, le raz-de-marée de "T'as joui ?" » - *Le Temps*
- « "T'as joui ?", le compte Instagram qui rappelle que l'orgasme des femmes ne vaut pas moins que celui des hommes » - *France 24*
- « "T'as joui ?", le compte Instagram qui compte faire tomber les tabous autour de l'orgasme féminin » - *Les Inrocks*

J'ai désormais un demi-million de *followers*. Le compte aborde la sexualité des femmes de façon militante, féministe et décomplexée et pointe les comportements abjects et égoïstes des hommes au lit. Deux ans après, des centaines de pages Instagram françaises existent sur le thème de la sexualité des femmes.

Certaines parlent de sexualité d'un point de vue militant (@gangduclito, @yosista_, @consentisinfo, @clitrevolution, @jemenbatsleclito), d'autres d'un point de vue plus pratico-pratique (@mercibeaucul_, @jaimemavulve, @jouissance.club).

Certaines l'abordent avec leurs expertises pros, ce sont des gynécos (@jujulagygy), des naturopathes (@emancipées), des ostéos qui parlent notamment de vaginisme et de dyspareunie (@princesseperinée, @osteofeminin).

Certains comptes se spécialisent dans le sujet des règles (@regleselementaires, @cyclique_fr, @periodes_), du syndrome prémenstruel (@spmtamère), de la contraception (@paietacontraception), des violences gynéco (@balancetonuterus), de l'injonction à la virginité (@paye_ta_virginité) ou des violences sexuelles (@jeporteplainte_, @no.dick.pic).

D'autres parlent de prostitution ou de travail du sexe. Le sujet continue de diviser, on retrouve la même rupture dans le milieu féministe qu'au sein de la troisième lutte, certaines sont abolitionnistes et se battent contre le système prostituteur (@capp_radem, @survivantesprostitution), d'autres sont pro *sex work* et pensent qu'il s'agit d'autonomie des femmes et de choix (@tapotepute, @par.et.pour).

La nouvelle révolution sexuelle se fait à coups de hashtags sur Instagram. Ces comptes deviennent de véritables références. Ils se substituent au manque d'éducation sexuelle à l'école et à l'incapacité des associations historiques à se renouveler sur la Toile et à s'adresser à un public né avec un téléphone dans la main. Ils deviennent des refuges pour des millions de femmes en quête d'informations et d'écoute.

Dans l'épisode « Sexualité des femmes, la révolution du plaisir » d'*Un podcast à soi*, la chercheuse Natacha Chetcuti-Osorovitz explique que la lutte collective a un pouvoir transformateur. « Joindre d'autres personnes dans la lutte, c'est en soi quelque chose qui transforme notre rapport au pouvoir, le fait de se sentir fortes en parlant de sa sexualité à plusieurs, en comprenant que d'autres ont le même vécu que nous. [...] Les filles, formez-vous à refuser, formez-vous à vous moquer de quand on ne respecte pas vos désirs, soyez fortes ensemble ! Découvrez, explorez, ne vous laissez pas imposer de choses. La fin de la docilité sexuelle, elle se trouve à plusieurs. Elle ne se trouve pas dans votre chambre à coucher quand on est seule face à la personne qu'on aime et qu'on a peur de le blesser. »

« Les femmes ont décidé de rompre ce silence et d'engager la bataille de l'intime[7] », écrit la philosophe Camille Froidevaux-Metterie. Elle parle de tournant génital du féminisme et d'un féminisme incarné. « Tout se passe comme si nous découvrons soudain que l'égalité n'est pas antinomique de la sexuation[8] », ajoute-t-elle.

Et pourtant, en parallèle, ce matérialisme du corps fémelin (je distingue la femellité* de la féminité) est totalement rejeté par la théorie queer qui gagne du terrain.

Le transféminisme exige que l'on dise désormais que « femmes et hommes ont leurs règles », car l'identité de genre doit prendre le pas sur la sexuation dans la définition des individus. Un homme peut avoir ses règles, car celui-ci peut avoir un utérus et un vagin. Des militants transféministes créent des guides inclusifs des règles. Par conséquent, dire que seules les femmes ont leurs règles serait transphobe...

En juin 2020, l'autrice de *Harry Potter*, J.K. Rowling, relève la problématique et tweete sarcastiquement : « Les personnes qui ont leurs règles. Je suis sûre qu'il y avait bien un mot pour ces personnes-là ! Quelqu'un

---

* Voir définition du concept page 225.

peut m'aider ? *"Wumben ? Wimpund ? Woomud ?"* », écrit-elle comme si elle cherchait le mot *women*.

J.K. Rowling subit de plein fouet un lynchage en ligne d'une violence inouïe. Les menaces d'agressions sexuelles à son encontre fusent. « *Suck my dick you transphobic lil fuck* », « *JK Rowling can suck my gender queer dick* ». Même les acteurs du film *Harry Potter* se retournent publiquement contre elle, fustigeant son tweet.

Les transféministes rejettent en bloc ce qu'elles appellent « un féminisme vagin-centric » en traitant les féministes qui refusent de se plier à leurs exigences, moi y compris, de TERF : « *trans exclusionary radical feminist* ».

« Les TERF au bûcher » peut-on lire ! « *Kill the TERF !* »

La technique du harcèlement provoque beaucoup de peur et est extrêmement dissuadante. De plus en plus de personnes acceptent d'utiliser le langage queer, ne voulant pas « blesser ».

Pour être inclusive et intersectionnelle, il nous est demandé d'inclure « les pénis de femme » dans notre vocabulaire quand on aborde le sujet de la sexualité féminine. Dans la logique du langage queer, on peut être femme et avoir un pénis. Il faudrait aussi inclure les « dickclit » quand on parle de l'organe clitoris. Les clitoris poussent et se décalottent sous l'effet de la testostérone pour devenir des « bites-clito », testostérone qui est prise quand une femme née femelle transitionne en prenant un traitement hormonal pour devenir un homme trans.

« Le féminisme *pussy-centric* est cis-sexiste, réductionniste et simplement fatigant. Se reposer sur l'idée que "les femmes sont unies par leurs vagins" est bien superficiel », ai-je pu lire en ligne... « *Fuck your pussy power !* » disent-elles.

Non, être unies par l'expérience matérielle de nos corps, par ses spécificités, et par l'oppression que l'on subit à travers le regard que les hommes posent sur ces corps n'a rien de superficiel. Et ça ne fait pas de nous des vagins sur pattes pour autant ! Être unies par la notion de « féminité de genre », féminité qui, pour beaucoup de femmes, représente une oppression sans qu'elles se sentent hommes pour autant est par contre tout à fait discutable...

Visionnaire, la féministe différentialiste Antoinette Fouque écrivait déjà en 1995 : « À avoir été cantonnée tout entière dans son utérus pendant des millénaires, elle a fini par se retrouver sans, et n'être plus qu'un genre, l'autre métaphore du monisme phallique[9]. »

La pensée transféministe, qu'on peut aussi qualifier de philosophie gyno-négationniste*, s'appuie sur l'héritage encore très présent du discours de Simone de Beauvoir, héritage qui laisse entendre que la biologie féminine est une entrave à la liberté des femmes. Par conséquent, refouler l'identité sexuée des femmes ne doit pas poser problème. La corporéité féminine étant assimilée à l'aliénation, ce refoulement est au contraire perçu comme un facteur de libération, pour les femmes, mais aussi pour ceux qui se sentent femmes.

Cette quatrième lutte, aussi ambiguë et en dissonance cognitive puisse-t-elle être, est née des cendres de #MeToo. Il aura fallu que les violences sexuelles soient mises sur la table pour qu'on puisse enfin parler de sexualité féminine et de l'impact du patriarcat et de la domination masculine sur celle-ci.

« Comment panser et penser la sexualité féminine après #MeToo, face à l'ampleur des violences faites aux femmes dans la sphère publique aussi bien que privée[10] ? » écrit la journaliste Dalila Kerchouche dans son livre *Sexploratrice*.

« La publicisation des affronts subis par les femmes a révélé ce qu'elles savent depuis toujours : leurs corps sont à disposition, non seulement désirés, mais convoités, souvent appropriés, parfois violentés. Ils le sont depuis une éternité, ils n'ont jamais cessé de l'être et ils le demeurent par-delà la rupture de l'émancipation féminine. La révélation est détonante : les avancées de la révolution féministe n'ont pas fait disparaître les mécanismes ancestraux par lesquels les hommes ont prise sur le corps des femmes ; dans le domaine de la sexualité, ils ont pu continuer de se comporter selon les lois séculaires de la domination masculine[11] », décrypte la philosophe Camille Froidevaux-Metterie.

---

* Terme de Solveig Halloin : https://boucherie-abolition.com/category/femellisme/gynonegationnisme-femellisme/

Le #MeToo nous permet de réaliser que « les modalités des relations sexuelles s'échelonnent par degrés, de l'acte pleinement consenti qui procure contentement et plaisir à l'agression subie qui laisse dévasté[12] ».

De quoi se demander si la « révolution sexuelle » qui a été tant vantée a vraiment eu lieu... Et si celle-ci a bien eu lieu, à quoi a-t-elle servi, si nous nous faisons encore violer, agresser sexuellement et que la sexualité reste principalement phallocentrée ?

Dans une interview, l'autrice Maïa Mazaurette explique : « Souvent, on dit qu'en 1968, il y a eu une révolution sexuelle. Je ne suis pas du tout d'accord avec ça. Non, il y a eu une révolution de la reproduction ! C'est-à-dire qu'en mai 1968, enfin juste avant, on a eu la libération de la contraception et de l'avortement et ça voulait dire qu'on pouvait faire l'amour sans prendre le risque de forcément tomber enceinte. À ce moment-là, après mai 1968, on peut faire l'amour avec plus de personnes. Mais si on fait toujours la même chose avec plus de personnes, est-ce que c'est vraiment une libération sexuelle[13] ? »

Cette quatrième lutte sera donc celle de l'appropriation par les femmes de leur sexualité. On réalise que le patriarcat se cache aussi beaucoup sous les draps... et on a bien l'intention d'aller le dénicher ! On a en ras le viol, on parle de culture du viol et de consentement. On parle de la centralité de la pénétration dans les rapports hétéros. On parle de charge mentale contraceptive et sexuelle. On se questionne sur le porno. On commence à parler de l'inceste... Et dans ce brouhaha de violences faites aux femmes, on part tout de même, vaillantes, à la recherche du plaisir...

La question des violences faites aux femmes est aussi centrale. On parlait de « crimes passionnels », on parlera désormais de « féminicides », on les compte et grâce à l'activiste Marguerite Stern, des centaines de femmes anonymes collent le nom des mortes sur les murs des rues de France. On lève le voile sur le harcèlement de rue et sur les violences sexistes, le seuil de tolérance des femmes aux actes machistes baisse drastiquement.

Le mouvement a une portée internationale, avec *Ni Una Meno*s en Argentine, *Non Una di Meno* en Italie, la *Woman's March* aux États-Unis, le mai féministe au Chili, etc.

La chanson du collectif chilien Las Tesis « Le violeur, c'est toi » (*Un violador en tu camino*) fait le tour du monde et devient aussitôt un hymne. Les féministes des quatre coins de la planète reprennent la chanson dans leur propre langue. « Le coupable, ce n'est pas moi, ni mes fringues, ni l'endroit. » **La révulve ne fait que commencer !**

BIBLIOGRAPHIE

1. Sontag Susan, « The Third World of Women », *Partisan Review*, 1972. Disponible sur : https://www.abebooks.com/PARTISAN-REVIEW-VOL-N%C2%B02-1972-SUSAN/6361024330/bd

2. Beauvoir Simone de, *Le Deuxième sexe, tome : I*, Gallimard, 1949.

3. *Ibid.*

4. Fouque Antoinette, *Il y a deux sexes : essais de féminologie, 1989-1995*, Gallimard, 1995.

5. Koechlin Aurore, *La Révolution féministe*, Éditions Amsterdam, 2019.

6. Orwell George, *1984*, Gallimard, 1992.

7. Froidevaux-Metterie Camille, *Le Corps des femmes : la bataille de l'intime*, Philosophie magazine éditeur, 2018.

8. *Ibid.*

9. Fouque Antoinette, *op. cit.*

10. Kerchouche Dalila, *Sexploratrices : à la conquête du plaisir*, Flammarion, 2020.

11. Froidevaux-Metterie Camille, *op. cit.*

12. *Ibid.*

13. Brut, « Repenser les rapports sexuels, par Maïa Mazaurette », *Brut*, 2020. Disponible sur : https://www.brut.media/fr/health/repenser-les-rapports-sexuels-par-Maïa-mazaurette-aaa8c445-00a6-4ad3-adab-3ee2965d61e8

ÉROTISER L'ÉGALITÉ, UNE SOLUTION À LA MÂLE-BAISE ?

Alors, au temps de la revulve, la question est : comment penser à présent la sexualité ? La libération des femmes s'est-elle arrêtée à l'entrée de la chambre à coucher ? **Est-il possible d'érotiser l'égalité ou est-ce mission impossible ? Que serait une éthique féministe de la sexualité ?**

Catharine MacKinnon, qui signe dans son livre *Toward a feminist theory of the state* un des textes les plus intéressants qu'il m'ait été donné de lire à ce sujet, demande :

« Quels sont les liens entre sexualité et inégalité de genre ? Comment la domination et la soumission sont-elles sexualisées, ou pourquoi la hiérarchie est-elle sexuellement attirante ? Comment se traduit-elle par l'opposition du masculin et du féminin ? Pourquoi la sexualité est-elle centrée sur le rapport sexuel, sur l'acte biologiquement associé à la reproduction ? La masculinité est-elle le fait d'aimer agresser et la féminité le fait d'aimer être agressée[1] ? »

De son côté, la militante Gloria Steinem dit : « On doit érotiser l'égalité[2] ».

Oui, mais comment ? Comment faire lorsque le langage et les imaginaires, à la fois des hommes et des femmes, sont coincés dans une véritable érotisation de la domination ? (Évidemment, certaines femmes aiment dominer. Certains hommes être soumis. Certains réclament exclusivement de la douceur, etc. Mais je regarde la chose de façon systémique et non individuelle.)

Parlez à vos copines et allez vous promener sur un site porno dans un moment où vous n'êtes pas excitées, et vous vous rendrez compte que…

« Un nombre important de caractéristiques du statut de "deuxième classe" des femmes – la restriction, la contrainte, la déformation, la servilité et l'exposition, l'automutilation et le culte de l'apparence, la passivité forcée, l'humiliation – sont ainsi fabriquées à travers le contenu du sexe pour les femmes. Être une chose disponible pour un usage sexuel y constitue le dénominateur commun[3] », explique Catharine MacKinnon.

Je dois admettre qu'érotiser l'égalité, ça sonne bien.

Sur le papier.

Dans le contexte d'une relation sexuelle, ça ne m'enthousiasme pas au premier abord. Il y a quelque chose de l'ordre de l'altérité, du conflit, qui me plaît malgré moi, et qui plaît à beaucoup de femmes, dans la relation sexuelle hétérosexuelle.

Je me rappelle pourtant qu'au tout début de ma vie sexuelle, je ne pensais jamais à des images de sexe conflictuelles, les images qui me venaient en tête étaient des images très douces, romantiques et respectueuses de communion corporelle, de cocréation érotique, de sensualité humaine... Mais le porno et la pop culture sont passés par là et ont colonisé mes désirs.

Alors, est-ce un désir « naturel », comme les masculinistes « évolutionnistes » voudraient nous le faire croire ? « Le rapport sexuel est une violence civilisée », selon Éric Zemmour. Selon eux, dans la nature, les femmes seraient des proies...

Ou est-ce qu'au contraire, il n'y aurait rien de naturel là-dedans ? Et alors, s'agirait-il en réalité d'un trauma ? Les images pornos choquent. Elles choquent à tout jamais et s'insèrent très profondément dans votre subconscient, à un niveau où il semble ensuite relativement compliqué, une fois qu'elles sont installées, d'aller les dénicher. On a tendance à penser qu'un traumatisme doit créer une réaction douloureuse. On a plus de mal à envisager qu'on peut être traumatisé dans le plaisir...

Peut-être qu'il nous manque un mot ! Si le plaisir vient de la violence, peut-on encore appeler ça un « plaisir » ? Pourquoi utilisons-nous le même mot pour un plaisir qui vient d'un contenu positif et un plaisir qui vient d'un contenu violent ou négatif ? Quand on dit « ça fait du mal, mais ça fait du bien », ne devrait-on pas avoir un nouveau mot qui décrirait ce « bien » qui vient du mal ?

Le cinéma et les séries montrent aussi des scénarios qui vont dans le sens d'une conception du sexe hétéro sous forme de violence civilisée. On romantise la violence et la contrainte. Ça passe pour normal, voire romantique. Dans un certain nombre de films populaires, la montée du désir entre les deux protagonistes se fait dans un climat conflictuel ou insécuritaire pour la femme.

« Quand les rapports de pouvoir sont exercés dans l'entreprise, ça s'appelle du harcèlement, quand ils passent à la télé, ça s'appelle un fantasme[4] », écrit la chroniqueuse sexo du *Monde*, Maïa Mazaurette.

La chaîne YouTube « Pop Culture Detective[5] » décrypte très bien ce phénomène cinématographique dans ses vidéos. Son créateur Jonathan McIntosh y parle des films qui présentent des enlèvements sous forme de romance (*Abduction as romance*) et des films qui montrent des hommes qui harcèlent et traquent des femmes pour les séduire (*Stalking for love*). Ce type de scénarios nous pousse en masse, en tant que femmes, à érotiser notre supposée infériorité. Cette acceptation ressort dans la sphère sexuelle, un domaine dont on connaît encore trop mal les mécanismes « pulsionnels ».

« Dans les systèmes de domination masculine, il y a certainement en jeu des problèmes de pouvoir structurel et d'inégalité, qui rendent particulièrement difficile pour les femmes de créer une sexualité autonome qui érotise l'égalité, sans ignorer la question du dépassement de la socialisation dans une classe de sexe subordonnée. Mais cela ne signifie pas que c'est impossible[6]. », écrit Meagan Tyler, maître de conférences et autrice de *Selling sex short*.

Ce n'est effectivement sans doute pas impossible, mais cela demande une véritable déconstruction et une analyse (dans laquelle je me suis lancée avec ce livre), car comme le dit la chercheuse en droits sexuels et productifs Nathalie Bajos : « La seule sphère sociale en France qui a résisté à l'idéal égalitaire, c'est la sphère de la sexualité[7] ».

Il est effectivement tout à fait bienvenu de parler d'égalité avec les hommes à tous les niveaux, mais si on commence à parler d'égalité dans la sexualité, si on va chatouiller les sujets des désirs BDSM, de l'industrie pornographique, de la prostitution, si l'on cherche à tisser des liens entre sexualité et politique, alors très rapidement, les visages se ferment et se braquent. C'est le cas même chez certaines féministes pour qui le seul discours acceptable est de dire que le sexe est un outil d'émancipation des femmes (hors du sujet du viol qu'elles traitent comme s'il était cloisonné du reste).

« Pour surmonter le fossé grandissant entre nos désirs et nos valeurs, nous prétendons que les sphères du politique et de l'imaginaire sont étanches, et que nos chambres à coucher sont équipées de portes blindées, et que nos fantasmes n'ont pas de conséquences. Sauf que c'est faux[8] », écrit Maïa Mazaurette.

Je deviens alors rapidement aux yeux des gens « une grosse catho » ou un truc dans le genre. Une moralisatrice, une coincée, une mâle-baisée. La sexualité est ce lieu où tout est permis, à part la pédophilie et la nécrophilie, un lieu où les rapports de force entre femmes et hommes ne devraient pas être analysés, sous peine de dire qu'on ne fait que « kink shamer » (parler négativement des pratiques sexuelles d'autrui).

« Dans toutes les autres sphères sociales, on considère que les femmes et les hommes devraient gagner le même salaire, qu'une femme peut très bien être présidente de la République ou de l'Assemblée nationale. Donc l'idéal égalitaire a touché toutes les sphères, même si les pratiques restent inégalitaires. La seule sphère sociale qui résiste à l'idéal égalitaire, c'est la sexualité, car on pense que ça relève de l'intime. Considérer que, dans la sexualité, les hommes et les femmes sont fondamentalement différents, ça justifie et ça légitime qu'ils le soient aussi dans les écarts de salaire et dans l'accès aux postes de responsabilité. C'est vraiment un phénomène complexe, mais qui a une grande cohérence sociologique[9] », ajoute Nathalie Bajos.

Même si on aimerait croire que l'influence de la société s'arrête à l'entrée de la chambre à coucher, que ça nous fait tous chier de se mettre à analyser ce qu'il se passe dans notre sexualité, même si on aimerait que ça reste un domaine protégé, une pratique où l'intellect peut se relâcher pour laisser nos pulsions et nos désirs inconscients se révéler, la société pénètre dans nos activités les plus privées et notre sexualité pénètre la société.

« La sexualité est une sphère sociale, certes particulière, mais qui reste une sphère sociale, c'est-à-dire que le social ne s'arrête pas à la porte de la chambre à coucher. Toutes les inégalités qui existent dans la société dans son ensemble, de la sphère du travail à la sphère politique, à la sphère de la vie domestique, toutes ces inégalités se reflètent dans la sphère de la sexualité. Et en retour, ce qui se joue dans la sphère de la sexualité, qui est considérée comme la sphère de l'intime [...] toutes les inégalités dans le domaine de la sexualité éclairent les inégalités de genre qui existent dans les autres sphères sociales [...]. Et c'est donc une espèce de causalité circulaire qui est très complexe à saisir, mais qui pourtant ressort très clairement[10]. », dit Nathalie Bajos.

C'est aussi ce que dit Catharine MacKinnon : « La sexualité, dans une optique féministe, n'est pas un domaine d'interactions, de sentiments, de sensations, de comportements, séparé du reste, dans lequel les rapports sociaux définis par ailleurs se refléteraient plus ou moins. C'est une dimension transversale de la réalité sociale, une dimension qui imprègne tout le reste, une dimension où le genre est non seulement présent, mais où il se constitue socialement ; c'est une dimension dans laquelle les autres rapports sociaux, comme la race et la classe, se retrouvent en partie[11]. »

« Quand t'es dans une chambre à coucher, y a la chambre à coucher, mais tu as quand même le monde entier qui rentre dans ta chambre, notamment dans un rapport hétérosexuel, et donc c'est compliqué de ne pas être avec un mec sans voir que lui il a un avantage de départ sur toi[12]... », dit l'autrice Virginie Despentes dans une interview du podcast *Les Couilles sur la table*.

L'HÉTÉROSEXUALITÉ : UN DÉSIR SEXUEL CODÉ À TRAVERS LES INÉGALITÉS ?

Catharine MacKinnon dit aussi que l'érotisation de la domination définit les normes de la masculinité et que l'érotisation de la soumission définit celles de la féminité. Elle explique que la sexualité hétérosexuelle est la dynamique même de l'inégalité des sexes.

On n'est pas dans la merde...

« Le masculin et le féminin sont créés à travers l'érotisation de la domination et de la soumission. La différence hommes-femmes et la dynamique domination/soumission se définissent l'une l'autre. Voilà la signification sociale du sexe et l'approche spécifiquement féministe de l'inégalité de genre[13] », dit-elle.

Et c'est vrai qu'on retrouve cette asymétrie du pouvoir dans les scénarios sexuels qu'on voit dans le porno que reproduisent les gens dans leurs fantasmes, ou peut-être est-ce l'inverse.

« Le maître et l'élève, l'adulte et l'adolescent, la secrétaire et le patron, la domina et le soumis, la belle-mère et le beau-fils, mais aussi le valide et l'invalide, le blanc et le non-blanc, le riche et le pauvre, etc.[14] », écrit Maïa Mazaurette.

Mais on retrouve aussi ces asymétries dans d'autres choses que les pratiques et les fantasmes : dans les histoires que racontent nos cultures. Par exemple, nous subissons encore l'idée que le sexe dégrade les femmes. Plus elle couche, plus elle est dévalorisée, ce qui est tout l'inverse pour un homme.

La femme semble devoir être forcément pénétrée à chaque rapport hétéro, lorsque la plupart des hommes hétéros pensent que si une femme leur insère quoi que ce soit dans un orifice, cela les rendrait instantanément homosexuels. Ce qui pour eux sonne souvent comme une appellation rabaissante signe qu'ils estiment encore que la pénétration est donc, dans le fond, une soumission.

La chercheuse Sheila Jeffreys dans son livre *Anticlimax* renchérit : « Le désir hétérosexuel est une différence de pouvoir érotique. Le désir hétéro prend sa racine dans la dynamique de pouvoir entre homme et femme. L'hétérosexualité comme institution est fondée sur l'idéologie de la différence. La différence est perçue comme naturelle, lorsque c'est en réalité une différence de pouvoir. Nous ne sommes pas nées dans l'égalité et nous n'avons pas l'égalité de l'érotisation. Nous ne sommes pas nées dans le pouvoir et n'avons pas le pouvoir d'érotiser[15]. »

Que veut dire ne pas avoir le pouvoir d'érotiser ? Nous le voyons bien, les femmes sont érotisées partout, sur les panneaux publicitaires, à la télévision, sur les photos. Les hommes, de leur côté, le sont beaucoup moins.

Ils ne sont pas hypersexualisés et par conséquent ne s'hypersexualisent pas eux-mêmes en réponse. Ce que les femmes trouvent érotique est insignifiant culturellement parlant. Le regard libidineux masculin est tellement présent que les femmes finissent par adopter ce regard sur elles-mêmes, l'intériorisant.

Les femmes n'arrivent pas à définir ce qui est véritablement sexuel pour elles à un niveau culturel, communicationnel et politique. Car « ce qui est sexuel, c'est ce qui fait bander un homme. Culturellement, la sexualité est synonyme de tout ce qui peut faire frémir un pénis, et lui faire éprouver sa puissance en se raidissant[16] », dit Catharine MacKinnon.

Le sociologue Raphaël Liogier, auteur de *Descente au cœur du mâle*, dit lui aussi que ce qui a justifié les inégalités en droit et en économie, c'est le rapport au corps. **Ce qui laisse entendre que pour changer la société, il faudrait s'attaquer à la racine du problème : la dynamique sexuelle et corporelle. Mais si on s'y attaque, baisera-t-on encore ? Si le désir hétérosexuel naît véritablement du différentiel hiérarchique de pouvoir entre hommes et femmes, comment se réinventer ?**

« Parce que le désir sexuel a été historiquement codé à travers l'inégalité hommes-femmes, nous sommes confrontés en ce début de vingt-et-unième siècle à une situation où les rituels traditionnels de l'interaction sexuelle et de la dynamique du désir se voient perturbés[17] », dit très justement la philosophe Eva Illouz.

L'ÉGALITÉ AU LIT : UNE GROSSE CONNERIE ?

D'autres prennent plutôt le parti opposé et disent que rechercher l'égalité au lit est une grosse connerie. « Qu'on le veuille ou non, les clichés de genre constituent un puissant aphrodisiaque[18] », dit Olivia Gazalé, philosophe et autrice du livre *Le Mythe de la virilité*.

« L'érotisme est sans doute le seul lieu (mais si essentiel) où l'opposition virilité-force/féminité-abandon mérite d'être conservée, ce qui, au demeurant, n'exclut ni le renversement des rôles (la femme forte cherchera un homme doux, l'homme efféminé une femme forte), ni leur appropriation par des personnes de même sexe (l'homme fort veut un homme doux, la femme "virile" [butch] une femme "féminine" [fem]). Aucune femme n'a envie d'être violée ni même violentée, c'est une certitude, mais, dans l'espace-temps érotique (distinct de l'espace-temps social), librement consenti et ordonné au seul plaisir, nombreuses sont celles qui aiment céder au vertige de la soumission, de la capitulation, voire de l'humiliation, allant jusqu'à réclamer fessées et "punitions". Faudrait-il les en priver au nom de la morale antisexiste ? » questionne-t-elle.

Un article du magazine *Elle* datant de 2007 titrait « L'égalité ? Oui, mais pas au lit ! ». Selon cet article, le désir sexuel ne serait pas compatible avec le désir d'égalité. Dans les pages, la psychothérapeute Esther Perel s'exprime : « On oublie souvent que l'élément fondamental du désir, c'est l'égoïsme. Trop se préoccuper de l'autre inhibe le désir : on se met à sa place, au lieu de se retirer à l'intérieur de soi, dans son propre espace de jouissance. Par ailleurs, le désir n'est pas une proposition démocratique, il ne relève pas du domaine de l'équité, mais de celui de l'excitation, de la force, de l'agressivité. C'est encore plus vrai du désir masculin. Chercher à neutraliser cela, c'est éteindre le feu de l'érotisme ! »

« L'égalité vide l'érotisme des identités fortement codifiées et du sens du jeu qui les accompagne[19] », écrit la philosophe Eva Illouz.

Il serait alors aussi bon de se demander si l'égalité dans le couple influe positivement ou pas sur la sexualité. Un article datant de 2014 du *New York Times*, intitulé « Does a more equal marriage mean less sex ?[20] », se demandait comment l'égalité au sein du couple, dans les tâches ménagères, les salaires, etc., influait sur la sexualité. La journaliste Lori Gottlieb suggérait que les couples avec un mariage qui reflétait une égalité entre les deux partenaires avaient généralement une vie sexuelle moins épanouie que les couples qui se cantonnaient à des rôles plus classiques.

Sa théorie s'appuyait sur une étude de l'*American Sociological Review*[21] qui montrait que les couples plus traditionnels dans la répartition des tâches couchaient plus régulièrement ensemble. Coucher ensemble plus souvent ? Peut-être ! Mais l'étude ne mesurait pas la satisfaction dans leurs rapports sexuels. Un homme et une femme peuvent coucher ensemble encore et encore, sans que la femme jouisse jamais.

On ne sait pas non plus si « coucher » voulait forcément dire que l'homme pénétrait la femme, car dans ce cas, des couples plus égalitaires dans leurs rapports pouvaient aussi avoir des rapports sexuels « sans coucher ensemble », c'est-à-dire sans pénétration, en faisant d'autres choses, sans que cela rentre dans l'étude.

Une plus grande fréquence de rapports sexuels peut aussi tout simplement dire que les rôles traditionnels étant maintenus dans ce genre de couple (les hommes jouant traditionnellement un rôle plus dominant et les femmes un rôle plus soumis), les femmes acceptant ce type de modalité relationnelle seraient moins aptes à refuser un rapport sexuel. Ces femmes pourraient ressentir une pression à accomplir le sacro-saint « devoir conjugal ».

Une étude plus récente[22], publiée en 2015, dit le contraire. Le professeur Daniel L. Carlson a étudié des questionnaires de plus de cinq cents couples qui avaient été interrogés en 2006. Il a découvert que les couples qui se divisaient le plus les tâches et qui s'occupaient à même dose des enfants avaient de meilleurs rapports sexuels. Les couples qui se partagent ou ne se partagent pas les tâches couchent ensemble à la même fréquence, environ sept fois par mois. Mais quand les femmes s'occupent à plus de 60 % des enfants, alors les relations sexuelles sont de moins bonne qualité.

Faut-il vraiment être un génie pour comprendre que lorsqu'on torche le cul des gosses toute la journée, on n'a peut-être pas vraiment la tête à s'envoyer en l'air ? Qu'on n'a pas que ça à foutre de se faire sexy pour son mari ? Que la charge mentale impacte la vie sexuelle ? Et qu'un mari qui ne glande rien à la maison et qui n'est pas foutu de jeter ses chaussettes dans le panier n'est peut-être pas si désirable que ça ?

Certaines études se sont intéressées à la sexualité des... féministes ! Et apparemment, quand on est féministe, la sexualité en est améliorée. Seule et dans le couple. Les féministes seraient plus érotophiles, elles ont un plus grand intérêt et une meilleure connaissance de leurs corps. Elles sont aussi plus en contrôle de leur contraception et plus renseignées sur la sexualité en général. C'est ce que dit une étude du journal *Sex roles* qui date de 2007[23].

Une autre étude de 2019 du journal *Archives of Sexual Behaviour*[24] a interviewé plus de 462 femmes hétéros. Les chercheurs ont trouvé que les femmes les plus hostiles aux valeurs féministes étaient celles qui avaient le plus souvent simulé des orgasmes dans leur vie et qui étaient le plus frileuses à utiliser le mot « clitoris ».

Les féministes mâles-baisées ?

Oui ! On peut être simultanément mâles-baisées et bonnes-baisantes !

SCRIPTS SEXUELS

Ce qui est sûr, c'est que féministes ou pas, nous répondons toutes et tous à ce qu'on appelle des « scripts sexuels ». Dans les années 1960, les chercheurs John Gagnon et William Simon théorisent le fait que nos expériences sexuelles sont construites comme des scripts qui découlent d'apprentissages sociaux.

« La perspective des scripts sexuels repose sur le constat que les individus, à travers leur inscription dans le groupe social et l'imprégnation par ses récits, apprennent les significations particulières attribuées à certains événements et situations qui les constituent comme sexuelles, et acquièrent ainsi la capacité à identifier des situations sexuelles ainsi qu'à agir ou réagir sexuellement. Les scripts sexuels sont organisés à plusieurs niveaux de la vie sociale, qui interagissent entre eux : culturel, intrapsychique et interpersonnel[25]. »

L'anthropologue Gayle Rubin, l'autrice de *Surveiller et jouir*, reprendra en 2010 ce concept et écrira : « De même, la sexualité est imperméable à l'analyse politique tant qu'elle est comprise avant tout comme un phénomène biologique ou un aspect de la psychologie humaine. La sexualité est tout autant un produit de l'agir humain que les régimes, les moyens de transport, les règles de l'étiquette, les formes du travail, les types de divertissement, les processus de fabrication et les modes d'oppression. Dès lors que le sexe est compris en termes d'analyse sociale et peut faire l'objet d'une compréhension historique, une politique du sexe plus réaliste devient possible[26]. »

UNE ÉTHIQUE FÉMINISTE DU SEXE

Alors justement, une politique et une éthique du sexe féministes, ça serait quoi ?

Il y a plusieurs façons de voir les choses. Voici un exemple. Récemment, en août 2020, est sortie une chanson de la rappeuse populaire Cardi B et de Megan Thee Stallion, *WAP*, acronyme pour « *Wet ass pussy* » (chatte anus mouillés). Un véritable hit de l'été !

Plusieurs personnes se sont demandé si **WAP** n'était pas plutôt un acronyme pour « ***women as property*** » (les femmes comme propriétés) ou l'acronyme de « ***women against patriarchy*** » (les femmes contre le patriarcat)... **ce qui montre parfaitement la division actuelle.**

Certaines femmes y ont vu un hymne féministe pour la liberté sexuelle. Et d'autres ont trouvé que cette chanson était hautement antiféministe et faisait la promotion des femmes comme des objets sexuels destinés à satisfaire les hommes.

La chanson commence par :

> « Il y a des salopes dans la place »

Certaines femmes pensent que se réapproprier le terme salope est féministe. D'autres pensent que c'est de l'objectification et de l'hyper-sexualisation de soi, que c'est donc totalement antiféministe et excessivement patriarcal.

Puis la chanson dit :

> « Demande une voiture pendant que tu chevauches cette bite
> Tu vas vraiment baiser sans rien demander en retour
> Il s'est décidé avant de jouir
> Maintenant, réclame des bottes et une veste pour cette chatte mouillée
> Il a acheté un téléphone spécialement pour prendre des photos de cette chatte mouillée
> Il paye mes frais d'université juste pour embrasser cette chatte mouillée
> Maintenant aboule le fric si tu veux voir cette chatte mouillée »

Ou encore :

> « Il a de l'argent, c'est ma prochaine destination
> Chatte de qualité, comme ses relevés bancaires »

Selon la chanson *WAP*, la sexualité des femmes s'échange donc contre de l'argent. On parle ici d'une sexualité transactionnelle. Les paroles auraient pu dire : « comme vous faites de nous des marchandises, on va s'assumer comme marchandises ! » On tente de « décomplexer » les femmes qui n'oseraient pas se prostituer, en leur disant que monétiser sa sexualité, c'est fun et léger, occultant les réalités parfois difficiles et violentes de la prostitution et de ses clients. « Devenez toutes travailleuses du sexe », clame cette chanson ! Mettez votre chatte mouillée sur le marché !

Les féministes pro-*sex work* diront que c'est génial, que les femmes doivent être libres de faire ce qu'elles souhaitent de leur corps sans y voir de problématiques. C'est le « choice feminism », la « culture de l'empowerment » que défend la presse de gauche.

« Ces femmes sûres d'elles et sexy n'hésitent pas à jouer la carte de la provocation pour affirmer leur liberté. Les deux rappeuses souhaitaient ainsi s'opposer au stéréotype de la femme soumise, assumant tant leur sensualité que leur sexualité », peut-on lire sur *Konbini*.

« Visuellement, le message parle de sexe, des femmes qui aiment le sexe et qui célèbrent le fait d'être sexy », écrit le *Guardian*.

Là où les féministes abolitionnistes diront qu'on a rarement vu chanson plus patriarcale. Elles diront que la prostitution n'est pas une orientation sexuelle. Car ce n'est pas le désir sexuel de la femme qui dicte l'acte, mais bien le désir d'argent. L'homme a un désir sexuel, et c'est un désir qui ne se préoccupe pas de savoir si la femme en face en a. Il paye pour qu'on exécute ses désirs à lui. Le plaisir sexuel féminin n'a pas sa place là-dedans. Le plaisir sexuel de la femme ne peut donc pas être libéré… Au contraire, le corps de la femme sert ici à satisfaire le désir sexuel de l'homme.

> « Ma façon de sucer est exquise, chatte mouillée
> Il pénètre sec et ressort trempé

> Je le chevauche comme si la police me poursuivait
> Je l'ai sucé et maintenant il veut me garder près de lui »
> « Je change de perruque, comme s'il baisait une autre »
> « Tu ne peux pas m'atteindre émotionnellement, mais j'adore la douleur physique »

Ce qui m'inquiète dans cette chanson, c'est que le plaisir de l'homme est totalement au centre de la chanson, le plaisir de la femme beaucoup moins. À moins que le plaisir de la femme soit uniquement le plaisir de satisfaire l'homme… ? Il faut lui montrer à quel point on sait sucer et c'est ce qui le fait rester. On doit changer de perruque, pour prétendre être une autre femme, de peur qu'il aille en voir une autre. On assume notre soumission physique, et on se pense émotionnellement protégée.

Un peu de Catharine MacKinnon s'impose : « Interpréter la sexualité féminine comme une expression de l'autonomie des femmes, comme si le sexisme n'existait pas, est toujours péjoratif, étrange et réducteur, comme si l'on interprétait la culture noire en faisant abstraction du racisme. Aussi longtemps que l'inégalité sexuelle sera inégalitaire et sexuelle, les tentatives de revaloriser la sexualité "des femmes", comme si les femmes la possédaient réellement autant et pas seulement grammaticalement, se borneront à réduire les femmes à ce qu'on leur impose d'être[27] », dit-elle.

La chanson est considérée comme « subversive et féministe » et pourtant il n'y a rien de subversif là-dedans. Dire qu'on aime exactement ce que les hommes veulent de nous n'a rien de rebelle. La reproduction des hiérarchies sexuelles n'est pas soudainement progressiste parce qu'une femme y consent et le crie sur les toits.

Cardi B tombe la tête la première dans le phénomène de la *cool girl*, concept qui a été théorisé par le livre *Gone Girl* de Gillian Flynn[28]. Cette femme qui va accepter que son mec passe son temps à liker des culs sur Instagram et qui va se convaincre que si elle est jalouse, c'est de sa propre faute, que c'est sans doute elle qui a des problèmes d'insécurité. Cette femme qui va dire que le fait que son mec regarde du porno tous les jours, mais ne couche que peu avec elle, n'est pas un manque de respect. Cette femme « qui les comprend » si bien, car elle aussi, elle adore boire des bières devant le foot, les blagues de cul et sucer leur bite tout en se plaignant d'eux à ses amies continuellement.

Non, tout ça, ça ne la blesse pas, elle est trop « cool » pour ça. Le jeu de la *cool girl*, c'est de faire comme si elle n'avait pas besoin du mec, lorsqu'elle fait tout pour lui plaire, elle pense « comme un mec », elle est « forte », lorsque jouer la *cool girl* est un énorme effort de conditionnement. « Elles ne prétendent même pas être la femme qu'elles veulent être, elles prétendent être la femme que les hommes veulent qu'elles soient », écrit Gillian Flynn.

« Comment faire de la sexualité un domaine de conduite régulé à la fois par la liberté et par l'éthique[29] ? », demande aussi la philosophe Eva Illouz.

Savoir ce que serait une éthique sexuelle féministe n'est pas une tâche aisée. Comme on l'a vu, cela dépend d'où vous vous placez.

J'écris ce livre avant tout pour questionner ; les questions me passionnent toujours beaucoup plus que les réponses. Je crois que vous trouverez les vôtres, même si elles se construisent en opposition avec ce que j'essaye d'insinuer.

« L'égalité exige une redéfinition de l'érotisme et du désir amoureux, redéfinition qui reste encore à accomplir[30] », conclut Eva Illouz.

Alors, redéfinissons !

BIBLIOGRAPHIE

1. MacKinnon Catharine, *Toward a feminist theory of the state*, Harvard University Press, 1989.

2. Big Think, « Gloria Steinem: "We Need to Eroticize Equality" », *Big Think*, 2010. Disponible sur : https://bigthink.com/the-voice-of-big-think/gloria-steinem-we-need-to-eroticize-equality

3. MacKinnon Catharine, *op. cit.*

4. Mazaurette Maïa, *Le Sexe selon Maïa : au-delà des idées reçues*, La Martinière, 2020.

5. Pop Culture Detective, YouTube. Disponible sur : https://www.youtube.com/user/rebelliouspixels

6. Tyler Meagan, « Can we eroticise equality? On the politics of sexual desire », *ABC Religion & Ethics*, 10 avril 2018. Consulté le 27 novembre 2020. Disponible sur : https://www.abc.net.au/religion/can-we-eroticise-equality-on-the-politics-of-sexual-desire/10094822

7. Conseil économique social et environnemental, « Questions à Nathalie BAJOS (INSERM) – droits sexuels et reproductifs », YouTube, 2019. Disponible sur : https://www.youtube.com/watch?v=5cTXXO_jSic

8. Mazaurette Maïa, *op. cit.*

9. Conseil économique social et environnemental, *op. cit.*

10. *Ibid.*

11. MacKinnon Catharine, *op. cit.*

12. Tuaillon Victoire, « Virginie Despentes – Meuf King Kong », *Les Couilles sur la table*, Binge Audio, 2019. Disponible sur : https://www.binge.audio/podcast/les-couilles-sur-la-table/virginie-despentes-meuf-king-kong

13. MacKinnon Catharine, *op. cit.*

14. Mazaurette Maïa, *op. cit.*

15. Jeffreys Sheila, *Anticlimax: a feminist perspective on the sexual revolution*, New York University Press, 1990.

16. MacKinnon Catharine, *op. cit.*

17. Illouz Eva, *Pourquoi l'amour fait mal : l'expérience amoureuse dans la modernité*, Seuil, 2012.

18. Gazalé Olivia, *Le Mythe de la virilité : un piège pour les deux sexes*, Robert Laffont, 2019.

19. Illouz Eva, *op. cit.*

20. Gottlieb Lori, « Does a More Equal Marriage Mean Less Sex? », *The New York Times*, 2014. Disponible sur : https://www.nytimes.com/2014/02/09/magazine/does-a-more-equal-marriage-mean-less-sex.html

21. Kornrich Sabino, Brines Julie, Leupp Katrina, « Egalitarianism, Housework, and Sexual Frequency in Marriage », *American Sociological Review*, 2013.

22. Carlson Daniel, Hanson Sarah, Fitzroy Andrea, « The Division of Child Care, Sexual Intimacy, and Relationship Quality in Couples », *Gender & Society*, 2016.

23. Rudman Laurie, Phelan Julie, « The Interpersonal Power of Feminism: Is Feminism Good for Romantic Relationships? », *Sex Roles*, 2007.

24. Harris Emily, Hornsey Matthew, Larsen Hannah, Barlow Fiona, « Beliefs About Gender Predict Faking Orgasm in Heterosexual Women », *Archives of Sexual Behavior*, 2019.

25. Monteil Lucas, « Scripts sexuels », *Encyclopédie critique du genre*, 2016. Disponible sur : https://www.cairn.info/encyclopedie-critique-du-genre--9782707190482-page-584.htm?contenu=resume

26. Rubin Gayle, *Surveiller et jouir : Anthropologie politique du sexe*, Epel, 2010.

27. MacKinnon Catharine, *op. cit.*

28. Flynn Gillian, *Les Apparences*, Sonatine, 2013.

29. Illouz Eva, *op. cit.*

30. *Ibid.*

SEXTION 2

MÂLE-BAISÉES PAR LE FOSSÉ ORGASMIQUE ENTRE LES SEXES

Elle se tait quand elle jouit
La femme du poème
Elle ne sait pas dire *oui*
Ne dit pas quand elle aime

Elle renverse la tête
Mais n'émet aucun son

Au cœur de la tempête
Au dernier des frissons

Car notre société
À la femme murmure
« Jouir est un péché »
« *Oui* pour toi est impur »

Ainsi grandit la peur
D'abandonner son corps
La honte, la terreur
De la petite mort

Viennent les tremblements
Les soupirs plus profonds
Elle n'ose pas pourtant
Céder à l'abandon

Car l'écho rôde en loup
Murmure en la forêt
« Ton plaisir est tabou »
« Tu es une traînée »

Oh bien sûr c'est discret
Inconscient – peur secrète
La censure est cachée
Tout au fond de nos têtes

Les droits semblent acquis
Au vingt-et-unième siècle
Une femme qui jouit
Enchaîne les conquêtes

Semble libre il est vrai
Mais libre n'est le corps
Que s'il est mesuré
Et ne dit pas : encore

Ou malheur à la Belle
Comme la rumeur court
Condamnées seront celles
Qui aiment trop l'amour

En putes les princesses
Se verront transformées
Car terrifiants d'ivresse
Sont leurs corps réveillés

Alors quand vient le soir
Quand un amant la nuit
Fait trembler jusqu'au noir
Elle se tait quand elle jouit

Floriane Joseph
@florianejoseph

L'*ORGASM GAP*

- T'as joui ?
- J'ai eu l'air ?

« T'as joui ? », c'est le nom du compte Instagram que j'ai lancé le 15 août 2018 et qui a désormais plus de 500 000 *followers*. « T'as joui ? » est une question que posent parfois certains hommes lorsque le rapport sexuel est terminé. Sous ses airs bienveillants, cette phrase qui semble anodine est pourtant symptomatique d'un véritable malaise qui hante notre société.

En tant que femme, avez-vous déjà posé cette question à un homme ? Probablement pas. Rares sont les femmes qui demandent à leurs partenaires s'ils ont joui. Nous n'attrapons pas la capote « pour aller vérifier » et les hommes ne sont pas forcément particulièrement bruyants lorsqu'ils jouissent. Nous n'avons finalement pas plus d'indications qu'un homme en aurait sur le plaisir de sa partenaire, mais nous ne ressentons pas le besoin de poser cette question, car étant généralement plus à l'écoute, et malheureusement encore bien trop « au service » du plaisir de l'autre, nous le savons. (Certains hommes simulent l'orgasme, mais c'est un autre débat.)

J'ai lancé ce compte car j'étais irritée et éreintée d'écouter des hommes parler de la sexualité des femmes comme s'ils en savaient plus que nous. Un homme avec qui j'avais une discussion a cru bon de m'expliquer que « les femmes jouissent moins que les hommes, car elles ont besoin de sentiments pour y arriver ».

« Pour les filles, la jouissance est très cérébrale », m'a-t-il expliqué. Oui et non. Ce n'est pas 100 % faux, mais ce n'est pas non plus 100 % vrai. **Et puis, j'en ai ma claque que les hommes se cachent derrière cette idée que « la sexualité féminine, c'est compliqué » !**

« Ô si mystérieuse jouissance féminine », clament certains, pour justifier leur incapacité à faire jouir une femme, pour cacher leur méconnaissance ou leur manque d'intérêt pour le plaisir féminin. Bien évidemment, se sentir à l'aise et en confiance compte pour pouvoir se lâcher, mais non, la jouissance féminine n'est pas toujours en lien avec les sentiments. Ça peut aider d'être amoureuse, oui, mais ce n'est pas ça qui va nous faire jouir pour autant. Par contre, ce que la jouissance féminine requiert, c'est un minimum de technicité et de connaissance de l'anatomie féminine, ainsi que de savoir mettre une femme dans un état de confiance assez grand pour qu'elle puisse se laisser aller.

Technique ! Anatomique ! L'un des mots de passe ? Cli-to-ris (mais ça j'y reviendrai plus longuement).

Un autre point qui m'a poussée à lancer ce compte Instagram, c'est que pendant toute ma vingtaine, j'ai beaucoup entendu des femmes de mon entourage parler de leur sexualité. Il y avait une forme de non-dit. « Il m'a poussée contre le mur et m'a prise. » « On s'est envoyés en l'air, c'était génial. » J'entendais des femmes parler de leurs ébats, elles me faisaient part de leurs désirs torrides pour tel ou tel homme, mais… je n'entendais jamais parler du « après ? ».

J'ai commencé à demander à mes copines « Et alors, t'as joui ? ». Et là, très souvent, elles me répondaient : « Non jamais, parfois, de temps en temps, rarement, jamais avec lui, mais toute seule tout le temps… » et j'ai commencé à ouvrir les yeux sur le problème.

Certaines se pensaient profondément anormales, essayant en vain de trouver ce fameux « point G » qui rendrait la sexualité pénétrative plus efficace, d'autres avaient complètement intégré que c'était « comme ça », que c'était une fatalité que les femmes ne jouissent pas souvent pendant les rapports avec un homme… sans trop explorer le pourquoi du comment.

De mes vingt à mes trente ans, j'ai débattu longuement avec mes amies : « Et toi, tu es plutôt vaginale ou clitoridienne ? » se demandait-on à l'époque. Être clitoridienne semblait moins pratique qu'être vaginale. On avait toutes en tête de façon inconsciente qu'il « fallait travailler » à le devenir. On lisait des magazines féminins qui nous poussaient à croire qu'avec des efforts, on arriverait bien à l'atteindre, ce sacro-saint orgasme vaginal, nous faisant bien comprendre qu'une véritable femme, la meuf qui n'est plus une gamine, jouit par le vagin quand elle reçoit « son homme en sa demeure ». À l'époque, je ne savais rien de la construction du mythe de l'orgasme vaginal par Freud et ses potes, et je ne me rendais pas compte que notre sexualité était continuellement orientée vers un but de servitude aux hommes.

Vous devez vous demander ce qui m'a poussée moi, personnellement, à prendre la parole sur ce sujet. Très jeune, j'ai été intéressée par la sexualité. En sixième, les mecs de ma classe parlaient souvent de « branlette », les filles faisaient des « beurk » et ne parlaient jamais de masturbation de leur côté. Je me suis tout simplement demandé si les filles adultes faisaient aussi « des branlettes ». **À douze ans, j'ai tapé un truc du genre « sexualité femme masturbation » sur Lycos pour en savoir plus.** Le routeur ADSL était diablement lent. Je suis tombée sur le seul forum français qui existait à l'époque sur le sujet. Ça parlait de clitoris, de vibromasseur, de jet du pommeau de douche, etc. Et ce monde de possibilités m'a fascinée !

J'ai soudainement compris que ce que je faisais depuis la petite enfance, c'est-à-dire me frotter un peu frénétiquement le bas-ventre en rythme par-dessus les vêtements, ce que je pensais être « un sport agréable » (je crois même me rappeler avoir dit à ma petite sœur, très sincèrement, que j'avais découvert un sport trop cool) était en fait ce que les adultes appelaient « masturbation ». J'ai pris conscience que le sentiment agréable de ce « mouvement sportif » était ce que les gens appelaient « du sexe » !

J'ai essayé de chercher plus d'informations, mais je ne trouvais rien. Je finissais toujours par revenir sur ce forum et je me régalais en lisant les témoignages. Et ce fut comme ça, pendant des années et des années sur Internet... il n'y avait rien, aucune info, à part ce forum. J'ai évidemment lu la presse féminine, qui a beaucoup contribué à me complexer et dont je n'aimais pas le ton. J'ai moi-même travaillé pour la presse féminine en tant que journaliste et je me suis rendu compte que quand j'essayais d'évoquer la sexualité féminine d'un point de vue féministe, mes papiers étaient corrigés, lissés, ou n'étaient pas choisis ni publiés.

Puis, dans ma vie sexuelle, j'ai dans ma jeunesse souvent fait face à des hommes qui m'ont prise pour un trou. Comme s'ils avaient oublié qu'il y avait quelqu'un autour de ce trou. Qui n'avaient pas l'air d'avoir connaissance de mon clitoris. Qui m'ont fait mal. Qui m'ont ennuyée. J'ai simulé, j'ai fait semblant pour les flatter. J'ai essayé de leur expliquer que ce n'était pas tout à fait ça, mais souvent ils ont eu du mal à l'accepter, reportant la faute sur moi.

Comme dirait la journaliste Suzannah Weiss (@suzannahweiss) : **« Quand une femme n'arrive pas à satisfaire un homme sexuellement, elle se demande ce qui ne va pas chez elle. Quand un homme n'arrive pas à satisfaire une femme sexuellement, elle se demande ce qui ne va pas chez elle. »**

J'ai donc initialement lancé le compte @tasjoui pour libérer la parole des femmes et pour qu'on puisse enfin réclamer notre droit à la jouissance. L'idée ? Publier des témoignages de femmes autour du plaisir (ou du manque de plaisir) féminin. En finir avec les monologues du clito ! Créer un dialogue, un espace où déconstruire et remettre en question les mythes et légendes associés à la sexualité féminine. Mais aussi créer un endroit où l'on peut pointer les nombreux comportements masculins qu'on ne doit plus accepter. Pour essayer de faire en sorte, à ma petite échelle, qu'il y ait une prise de conscience des femmes, mais aussi des hommes, de l'existence de ce malaise silencieux.

Le succès du compte a été fulgurant. J'ai eu 10 000 *followers* en l'espace de douze heures. Je ne sais pas tout à fait comment. Le bouche-à-oreille instantané du web. Au bout d'un mois, j'avais 100 000 *followers*, jusqu'à plus d'un demi-million de personnes aujourd'hui. Au début, j'ai principalement publié des *screenshots* de discussions que j'avais eues avec des copines ou des connaissances web à ce sujet que je trouvais symptomatiques du problème.

- C'est quand même dingue d'arriver à culpabiliser de ne pas prendre son pied avec de gros manches. Non seulement on ne jouit pas ou difficilement avec certains mecs mais en plus on culpabilise de les fragiliser dans leur petite masculinité. Non, mais c'est bon stop !
- Et pourquoi ça serait au mec de terminer le rapport ? Merde à la fin !
- Femmes, arrêtez de faire semblant d'avoir des orgasmes et remettez les hommes à leur place quand ils finissent le sexe avec leur propre éjaculation. Le patriarcat leur donne déjà assez. Nous ne leur devons aucun *ego-boost*.
- Clito ou tard, il faudra bien que l'homme apprenne.

Les témoignages de femmes ont commencé à affluer par centaines, puis par milliers…

- Mon anecdote est banale, mais trop commune : ce matin encore, je fais l'amour avec mon copain, je jouis avant lui, et il me demande de continuer, car il n'était pas loin de jouir lui aussi. Ça ne me dérange pas, mais quand c'est l'inverse, je dois me contenter d'un simple « désolé », même si je ne suis pas loin non plus. Je pense qu'à partir de maintenant, je vais adopter l'égalité de la jouissance, c'est trop injuste que ça aille que dans un sens, et toujours dans celui des hommes.

- Moi, ce qui me gave, c'est qu'à chaque fois que je dis à un mec que je n'ai jamais eu d'orgasme autrement que toute seule, une fois sur deux, il me dit « avec moi, les femmes en ont à chaque fois » et à chaque fois, c'est totalement faux. On a encore du chemin...

- Combien de fois le mec finit et moi j'ai l'impression de tomber de haut, j'ai encore un quota de désir à assouvir et le mec va pisser. Et s'endort. Même si je lui dis, il répond « ouais, mais là je ne peux pas, même si j'aimerais bien ». Écoute, y a plein de solutions, mais tu décides de rester sur ton petit kiffe et d'aller pioncer, c'est tout. Waaah, ça m'énerve !

- J'étais avec un *man*, le gars enfonce son doigt profond et commence à aller et venir à fond, en mode mon pain c'est une pâte à prout. Je hurle ma douleur et le mec il me dit quoi ? « Bah tu mouilles donc tu kiffes. » Alors pour chercher « les doubles péné » dans les sites pornos y a du monde, mais pour taper clitoris dans Google, y'a plus personne !

- J'ai passé neuf ans avec un mec qui ne m'a jamais fait jouir et qui me faisait culpabiliser sur la fréquence de nos rapports. Il ne s'est jamais dit en neuf ans que ça pouvait venir de lui : il n'écoutait pas quand je lui disais ce que je voulais et voulait que je devine ce qu'il voulait. Genre je suis Madame Irma. Il m'a fait croire que tous nos problèmes de cul venaient de moi et il a réussi à me convaincre que c'était sûrement parce que je n'aimais pas ça. En réalité, depuis que nous sommes séparés, j'ai eu des partenaires avec qui je me suis redécouverte. J'aime le sexe, mais pas avec toi Ducon. Depuis, j'ai fait la liste des hommes avec qui j'ai couché et ceux qui m'ont fait jouir. Quatre sur vingt-deux.

LE FOSSÉ ORGASMIQUE EN CHIFFRES

Ce que des milliers de femmes sont venues me raconter sur @tasjoui se traduit en chiffres et en statistiques. Il a été prouvé qu'il existe un véritable fossé orgasmique, un différentiel de plaisir, un « orgasm gap » entre femmes et hommes. Plusieurs études se sont intéressées au sujet, dont une étude[1] qui date de 2017 et qui a été publiée dans le journal *Archives of sexual behavior*.

Cette étude, qui a été menée aux États-Unis sur 52 588 personnes, a montré que les hommes hétérosexuels ont plus d'orgasmes que les femmes. Les hommes hétéros jouissent dans 95 % des rapports lorsque les femmes hétéros jouissent seulement 65 % du temps (et encore je pense que c'est vraiment hyper optimiste…). Les femmes lesbiennes jouissent davantage, à 86 %.

L'étude précisait que les femmes avaient plus d'orgasmes s'il y avait de très longs baisers, des stimulations génitales avec les mains et du sexe oral en plus d'une pénétration.

L'IFOP a aussi mené une étude en 2019 sur 1 210 personnes[2] sur le sujet. Selon cette étude, 38 % du temps, les femmes cachent à leur partenaire qu'elles ne jouissent pas. Admettre qu'on ne jouit pas est parfois difficile et honteux à énoncer, car on peut avoir peur d'être mise dans la catégorie « frigide » et on ne souhaite pas vexer son partenaire.

Toujours dans cette même étude, 78 % des femmes sexuellement actives admettent avoir eu des difficultés à jouir. Une femme sur quatre (26 %) déclare ne pas avoir joui au cours de son dernier rapport sexuel.

On a tendance à penser que les hommes jouissent techniquement plus facilement que les femmes. C'est une idée fausse et on le sait depuis longtemps. Dans les années 1960, le Kinsey Institute a réalisé des études qui ont montré que les femmes jouissaient en se masturbant en l'espace de quatre minutes. Le même temps que les hommes.

Plein de choses peuvent entraver l'orgasme pour les femmes. Mais certainement pas leur anatomie. Nous avons un organe qui ne sert qu'au plaisir qui s'appelle le clitoris, et quand celui-ci est stimulé de la bonne façon et qu'il n'a pas de problème de santé, il réagit très bien.

Plein d'autres choses peuvent nous bloquer : le manque d'attention des hommes à notre plaisir, un manque de sentiment de sécurité, une haine de son propre corps, une méconnaissance de celui-ci, la croyance qu'une femme doit jouir vaginalement, un passé avec des violences sexuelles, des maladies de la sphère sexuelle, la peur de tomber enceinte, la peur des MST, ainsi que le fait de sans cesse s'occuper du plaisir de l'homme avant le sien...

Comme chantait George Brassens en 1972 dans sa chanson *Quatre-vingt-quinze pour cent* :

> « **Quatre-vingt-quinze fois sur cent**
> **La femme s'emmerde en baisant**
> **Qu'elle le taise ou le confesse**
> **C'est pas tous les jours qu'on lui déride les fesses**
> Les pauvres bougres convaincus
> Du contraire sont des cocus
> À l'heure de l'œuvre de chair
> Elle est souvent triste, peuchère !
> S'il n'entend le cœur qui bat
> Le corps non plus ne bronche pas
> Les « encore », les « c'est bon », les « continue »
> Qu'elle crie pour simuler qu'elle monte aux nues
> C'est pure charité, les soupirs des anges ne sont
> En général que de pieux mensonges
> C'est à seule fin que son partenaire
> Se croie un amant extraordinaire
> Que le coq imbécile et prétentieux perché dessus
> Ne soit pas déçu »

MAIS L'ORGASME FÉMININ, C'EST QUOI AU JUSTE ?

Un orgasme féminin se matérialise par des contractions rythmiques des muscles qui enrobent le vagin. Votre vagin fait le « papillon ». Vous pouvez avoir l'impression que votre cœur bat dans votre sexe. Cet orgasme est la plupart du temps déclenché par la stimulation du clitoris par voie directe ou voie interne (car le clitoris est un grand organe interne qui entoure partiellement le vagin). Il existe cependant d'autres points qui peuvent se révéler être orgasmiques comme l'entrée du col de l'utérus, appelé le point C (pour *cervix* en anglais). Et pourtant, ce point du corps ne semble pas être en lien direct avec le clitoris.

Selon le livre *The Vagina Bible* de la gynécologue Jen Gunter, pendant l'orgasme les contractions du plancher pelvien durent entre trois et soixante secondes. Elles apparaissent à intervalles de 0,8 seconde en général.

Beaucoup de femmes se demandent si elles ont déjà eu un orgasme. Un orgasme donne l'impression de tensions qui s'accumulent et s'accumulent dans le corps pendant la stimulation sexuelle. On y est presque, on y est presque, on sent qu'il y a un but à atteindre ! Soudainement, on monte et on décolle. On perd le contrôle de l'avion, ce n'est plus un décollage, c'est une explosion. Une explosion intense, mais agréable, qui soulage et qui irradie le corps et la tête. L'espace de quelques secondes, on est ailleurs, on est dans un espace de plaisir pur ou l'on ne peut plus penser. On ne ressent plus le plaisir, on devient le plaisir. Tous les orgasmes ne sont pas cependant aussi bons, on peut avoir des orgasmes hyper courts, hyper décevants, des orgasmes presque désagréables ou même un peu douloureux !

L'orgasme féminin est physique, mais il est aussi mental, car le cerveau est aussi un organe sexuel et joue un rôle très important dans l'excitation et dans le désir. Selon le livre *Jouir : en quête de l'orgasme féminin* de Sarah Barmak, certaines femmes peuvent jouir par la pensée. Heureux sont les hommes qui sont avec ce genre de femmes, ils n'ont aucun effort à fournir ! Des chercheurs ont étudié une femme atteinte de la moelle épinière qui n'avait plus de sensation dans le bas du corps. Elle était devenue insensible du clitoris. Malgré un clitoris dysfonctionnel, cette femme était capable d'avoir des orgasmes par la pensée et par une respiration profonde. L'IRM a montré la même activité dans son cerveau que dans le cerveau d'une femme qui se touche et jouit ! Apparemment, les sensations empruntaient la voix du nerf vague qui ne passe pas par la moelle épinière.

Le sexe des femmes et leur cerveau seraient reliés par quatre itinéraires nerveux : les nerfs hypogastriques qui relieraient l'utérus au cerveau, les nerfs pelviens qui partent du vagin, du col de l'utérus et du rectum, les nerfs pudentaux qui passent par le clitoris, ainsi que le nerf vague.

JOUIRA BIEN QUI JOUIRA LE DERNIER[3]

Le *gap* orgasmique entre femmes et hommes a longtemps été considéré normal, car jusqu'à récemment, les femmes ne s'en plaignaient pas publiquement. « Imagine aller faire du sexe sans savoir si tu vas venir ou pas. Les femmes sont des soldates », ai-je lu sur Internet.

> « Si tu ne comprends pas que mon orgasme n'est pas optionnel,
> tu ne t'assieds pas à ma table pour deux.
> Mon plaisir n'est pas un plat d'accompagnement –
> Je suis tout le menu. »
> écrit la poétesse Farida D (@farida.d author)

Bien entendu, on peut apprécier le sexe et avoir du plaisir sans atteindre l'orgasme. L'orgasme n'a pas à être le but ultime à chaque fois, loin de là. On peut se dire que c'est le chemin qui compte et pas le sommet de la montagne, mais lorsque l'homme jouit à chaque fois et la femme rarement, voire jamais dans le rapport sexuel, et qu'on rentre systématiquement dans ce schéma, alors non.

« Ne pas atteindre l'orgasme, c'est un peu comme avoir envie d'éternuer sans que ça vienne[4] », a dit Betty Dodson, une éducatrice sexuelle féministe connue pour ses cours de masturbation dans les années 1970.

Cinquante ans plus tard, c'est sur l'application TikTok que ça charrie les hommes. L'influenceuse Marissa Wilkess demande à sa communauté : « C'est comment de coucher avec un homme ? » Les réponses tombent et sont hilarantes :

- « C'est comme aller dans un restaurant vraiment cher et repartir en ayant encore faim. »
- « C'est comme demander à un enfant de nettoyer un truc et tu lui dis "oui c'est bien, bravo, merci de m'aider" et dès qu'il se barre, tu termines ce qu'il a commencé. »
- « C'est comme quand quelqu'un gratte ton dos, mais ne gratte jamais à l'endroit où ça te démange. C'est pas mal, mais c'est pas ce que tu voulais. »

Une autre femme a allumé la sonnette d'alarme sur ce fameux « orgasm gap ». C'est Shere Hite ! En 1976, elle publie *The Hite Report*[5], livre qui sera vendu à plus de 50 millions d'exemplaires. Pour la préparation de son livre, elle envoie par la poste à trois mille cinq cents femmes un questionnaire avec plus de cinquante-huit questions sur leur sexualité. Le rapport Hite dévoile que 70 % des femmes ne jouissent pas pendant le coït. Mais que celles-ci pouvaient jouir facilement avec le toucher approprié, ce qui ne nécessitait pas de... bites ! Un article du journal *Playboy* qualifiera le livre de « rapport haineux ». Oh, masculinité si fragile...

Dans ce livre, de nombreuses femmes expliquent leur frustration de ne pas jouir.

- « Ne pas avoir d'orgasmes fait mal. »
- « Quand je ne jouis pas, je suis frustrée. Je ressens de la douleur et je suis furieuse, j'ai envie de tuer mon partenaire ! »

Si les femmes laissent rarement tomber les hommes au bord de l'orgasme, les hommes se permettent de nous laisser tomber. Une femme ne s'endort pas sans « finir » son partenaire, mais un homme ne se sentira pas tenu de faire jouir sa partenaire par d'autres moyens une fois qu'il a lui-même joui.

Laissez un homme au bord de l'éjaculation et il vous dira « ça ne se fait pas, je vais avoir les couilles bleues ». Ah les fameuses *blue balls*, les coucougnettes bleues : la belle excuse ! Ce mal de testicules ferait qu'il serait impoli de les abandonner en si bon chemin sous peine de n'être qu'une « allumeuse ».

La vasoconstriction, c'est le mécanisme qui fait que quand on est excité, le sang afflue vers les organes génitaux. Si le rapport ne finit par sur une *happy end*, la pression reste enfermée à l'intérieur des testicules et la congestion des fluides peut être désagréable. Le petit nom scientifique pour les couilles bleues est l'« hypertension hyperdidymale ».

Mais comme l'expliquent certaines femmes qui ont témoigné pour le rapport Hite, ne pas jouir peut être douloureux pour les femmes aussi ! Physiquement et psychiquement ! Mais bien entendu, nos pauvres clitos tout bleus ne sont pas étudiés. Nous, on ferme nos gueules et on ne fait pas chier la planète entière en prétendant que nos orgasmes sont une question de vie ou de mort en faisant du chantage.

Il y a aussi une autre histoire qu'on raconte moins. Pour certaines femmes, continuer à se faire pénétrer après un orgasme est désagréable et douloureux. Personnellement, après un orgasme, je n'ai pas du tout envie de continuer immédiatement. Mon vagin s'assèche rapidement, les va-et-viens me font mal, et je trouve absolument pénible de devoir attendre que mon partenaire jouisse. Je subis. Ça m'irrite le vagin. Moi aussi, j'ai envie d'arrêter, de pioncer et pourtant, en tant que femme, on nous demande de continuer, comme si c'était forcément une évidence.

Le post-orgasme, c'est ce temps de récupération après l'orgasme que les hommes ne nous donnent pas forcément lorsqu'on peut ressentir une hypersensibilité. Mais il y a cette idée que, vu que les femmes peuvent théoriquement enchaîner plusieurs orgasmes, continuer ne serait pas un souci. Certaines femmes peuvent aussi ressentir, comme certains hommes, une dysphorie post-coïtale, c'est-à-dire qu'après l'orgasme, on se sent mélancolique, triste ou anxieuse.

Quand je remets en cause le fait que l'orgasme masculin clôture le rapport, la plupart des hommes aiment rappeler qu'après éjaculation, ils ne peuvent physiquement plus bander, donc impossible de continuer. Quand l'homme jouit, tout est fini ! Comme si la femme ne trouvait son compte que dans la pénétration... c'est bien mal la connaître. Qui a dit qu'on ne pouvait pas « finir » une femme autrement ? Pourquoi ne pas faire des préliminaires après ?

« Ah parce que ça s'appelle préliminaires justement ! » me diront certains. Même ce mot pose problème, il veut dire « qui précède, prépare à quelque chose de plus important ». Et cette chose plus importante serait donc la pénétration. Sauf que, manque de chance, le clitoris de la femme ne se trouve pas dans le vagin !

« Se rouler des pelles pendant de longues minutes, c'est du sexe. Lécher les seins, c'est du sexe. La fellation, le cunnilingus, l'anulingus, c'est du sexe[6] », écrit l'autrice Camille Emmanuelle dans son livre *Sexpowerement*.

LES APRÈS-LIMINAIRES

Alors, pourquoi ne pas imaginer des après-liminaires ?

Ou des liminaires tout court, sans pénétration ?

Les hommes connaissent pourtant très bien les après-liminaires, quand c'est pour leur poire. Les choses du sexe n'ont pas d'ordre et ils le savent parfaitement. Parfois, quand un homme n'arrive pas à terminer, il n'est pas surprenant que celui-ci demande à se faire finir par une branlette ou une sucette...

La fellation est d'ailleurs devenue une « prestation de soulagement ». Camille Emmanuelle écrit : « On est passés du bon sexe, c'est celui de Papa dans Maman dans le noir dans le but de procréer, à la pipe est le ciment du couple[7]. »

Dans le livre *Girls & Sex*[8], la journaliste Peggy Orenstein, qui a mené une enquête sur la sexualité des jeunes filles, explique que, pour beaucoup de jeunes femmes qu'elle a interviewées, faire une pipe « ce n'est rien », que ça n'était pas du sexe. C'est une façon de dire « bye bye » à la fin d'un *date*...

Dans une étude sur les lycéennes et le sexe oral, April Burns, une professeure de psychologie à l'université de New York, rapporte que les filles font des pipes comme des devoirs d'école : une tâche à faire, une compétence à maîtriser, sur laquelle elles s'attendaient à être évaluées, possiblement publiquement.

Les femmes commencent souvent leur expérimentation sexuelle avec pour souci de plaire aux garçons, plus que de ressentir du plaisir. Effectivement, quand j'étais au collège, les rumeurs circulaient sur qui étaient les « bonnes suceuses ». La presse féminine vous vendait le fait qu'être une bonne suceuse donnait du pouvoir sur les hommes, au lieu de nous faire réaliser que c'était peut-être le contraire, qu'il s'agissait de servitude, vu que les garçons, à l'inverse, ne faisaient certainement pas de cunnilingus aux collégiennes dans les toilettes.

Un sondage de l'IFOP de 2019[9] explique qu'en cinquante ans, le nombre de femmes ayant déjà léché le sexe de leur partenaire a en effet fortement augmenté. Soixante-dix-huit pour cent des Françaises sucent. À l'inverse, le cunnilingus est beaucoup moins populaire. Il serait trop compliqué. Pourtant, « coucher sans lécher une chatte, c'est comme ouvrir un yaourt sans lécher la languette », dit un certain @Cromero3 sur la Toile.

« Le cunnilingus est une pratique trop souvent bâclée, exécutée à contre-cœur dans un élan de charité à l'égard de sa partenaire[10] », écrit Ovidie dans son livre *La Sexualité féminine de A à Z*.

« L'homme bien éduqué, à la courtoisie impeccable, sourit jaune et part en cunnilingus. Il adore ça. Non, vraiment, sincèrement. Il adore faire plaisir. Le seul petit hoquet au sujet de cette passion-cunni, c'est que l'amant dévoué corps et âme préfère quand ça va vite (trente-cinq secondes)[11] », écrit Maïa Mazaurette dans son livre *Sortir du trou, lever la tête*.

Sur mon compte @tasjoui, beaucoup de femmes m'ont confié que souvent les hommes avec qui elles couchaient refusaient de faire des cunnilingus. Voici le festival des meilleures excuses :

- Un ex a refusé de me faire un cunni parce que c'est par là que tu fais pipi ! Ah par contre, ça ne le gênait pas que je le suce !
- Il m'a dit « il faut que je sois amoureux » et « j'ai la langue trop petite… ça me fait mal ».
- Je ne fais pas ça si tu n'es pas entièrement épilée, tu es enceinte, le bébé me bloque…
- Je réserve cette pratique à ma femme, tu m'en veux pas ?!
- J'ai essayé une fois et ça m'a littéralement filé la gerbe.
- C'est contre nature, ce n'est pas comme ça qu'on se reproduit, les femmes sont faites pour recevoir des pénis, pas des langues dans le vagin.
- Désolé, ça me donne des aphtes.

Comme l'écrit le poète Mathias Pizzinato, on est encore loin de « l'orgasmisation des nations cunnis[12]. »

La triste réalité, c'est que même quand les hommes sont heureux d'en faire un, un certain nombre de femmes tenteront de l'abréger pour la bonne raison qu'énormément de femmes ont honte de l'allure de leurs vulves, ont peur d'avoir trop de poils et de sentir mauvais. De belles idées que le patriarcat nous a foutues dans le crâne, ce qui ne nous permet pas toujours de nous détendre quand quelqu'un zoome sur nos parties intimes.

Le *Hite Report* parle de cette aversion qu'ont certaines femmes pour le cunnilingus :

- « Mon mari lave ses dents et se lave la tête après. »

- « Je suis répugnée par mes parties génitales, j'aime bien la sensation du cunnilingus, mais je ne comprends pas pourquoi un homme voudrait foutre sa bouche par ici. »
- « J'ai l'impression de ne sentir pas bon et d'avoir un mauvais goût. Je ressens de la honte. »

Un autre type de préliminaires que les femmes souvent réclament et rapportent être vite expédiés, ce sont les longs baisers. Ces longs baisers permettent souvent aux femmes d'être progressivement plus excitées. Selon certains sexologues, maintenir la pratique des jeux de langue dans le couple serait très bénéfique. À l'adolescence, « on se roule des pelles » pendant des heures. À l'âge adulte, certains semblent oublier que le baiser est un acte hautement érotique et sexuel et qu'il crée une véritable forme d'intimité. Une intimité si profonde et sensuelle que les femmes qui se prostituent refusent généralement d'embrasser sur la bouche leurs clients, ce qui leur permet de maintenir une distance émotionnelle. C'est d'ailleurs par le baiser qu'on commence généralement une relation amoureuse et qu'on sait si l'alchimie physique existe entre les deux personnes… ou pas. (Oops !)

J'ai remarqué que sur les sites pornographiques, il n'existe que très peu de pornos spécialisés dans le long bisou. Le *deep kissing*, ou baiser profond, n'est réservé qu'au porno lesbien, où deux femmes s'embrassent pour faire fantasmer des hommes… C'est comme si les baisers à pleine bouche ne faisaient effectivement pas partie du répertoire érotique des hommes, lorsqu'il existe des sections pour tous les fantasmes. Peut-être parce que s'embrasser est un acte profondément égalitaire… Et non pas un acte de domination. Le livre *Une histoire des sexualités*[13] raconte que pendant l'Antiquité, à Rome, l'acte érotique le plus raffiné était le baiser. Mélanger ses langues, échanger fluides et souffles y étaient perçus comme un art de l'amour… il existe un mot pour ça : la philamatologie.

BIBLIOGRAPHIE

1. Frederick David, Garcia Justin, Lloyd Elisabeth, St. John Kate, « Differences in Orgasm Frequency Among Gay, Lesbian, Bisexual, and Heterosexual Men and Women in a U.S. National Sample », SpringerLink,

2017. Disponible sur : https://link.springer.com/article/10.1007/s10508-017-0939-z

2. IFOP, « "#tasjoui ?" : Enquête sur le "Gap orgasm" entre hommes et femmes », IFOP, 2019. Disponible sur : https://www.ifop.com/publication/tasjoui-enquete-sur-le-gap-orgasm-entre-hommes-et-femmes/

3. Amours solitaires (@amoursolitaires), Instagram. Disponible sur : https://www.instagram.com/amours_solitaires/

4. The Goop Lab, *The Goop Lab with Gwyneth Paltrow*, Netflix, 2020. Disponible sur : https://www.netflix.com/fr/title/80244690

5. Hite Shere, *The Hite Report*, Alfred A. Knopf, 1976.

6. Emmanuelle Camille, *Sexpowerment*, Anne Carrière, 2016.

7. *Ibid*.

8. Orenstein Peggy, *Girls & sex: navigating the complicated new landscape*, Harper, 2016.

9. IFOP, « Où en est la vie sexuelle des Françaises en 2019 ? », IFOP, 2019. Disponible sur : https://www.ifop.com/wp-content/uploads/2019/02/116130_Ifop_ELLE_Mag_2019.02.014.pdf

10. Ovidie, *La Sexualité féminine de A à Z*, La Musardine, 2018.

11. Mazaurette Maïa, *Sortir du trou, lever la tête*, Anne Carrière, 2020.

12. Mathias Pizzinato (@mathias.pizzinato), Instagram. Disponible sur : https://www.instagram.com/mathias.pizzinato/

13. Steinberg Sylvie, *Une histoire des sexualités*, PUF, 2018.

MÂLE-BAISÉES, CAR ON FAIT PASSER LE PLAISIR DES HOMMES AVANT LE NÔTRE

DES *CHEERLEADERS* DU SEXE

Si les hommes doivent se poser des questions, être moins égoïstes, être plus dans l'écoute et l'empathie pour enfin « commu-niquer », les femmes doivent aussi remettre leurs attitudes en question. Nous devons arrêter de simuler. OH OUIIIIIIIIIIII ! Mais avant, demandons-nous pourquoi tant de femmes sont amenées à simuler.

Nous simulons pour de nombreuses raisons. Nous nous comportons comme des « cheerleaders du sexe », là pour encourager « le vainqueur ». Au lieu de dire quand ça ne nous plaît pas, nous préférons nous enfoncer dans un mensonge, qui nous paraît sur le moment plus confortable que de dire la vérité, en simulant. Quelque part, de façon inconsciente, nous faisons semblant de jouir pour protéger l'ego de nos partenaires. C'est clairement un « dé-service » fait à toutes les femmes. Car en agissant ainsi, le partenaire en question ne pourra pas s'améliorer. Simuler, c'est nous tirer une balle dans le pied. « Et si toute l'énergie que tu mets dans faire semblant de jouir était utilisée à la place pour dire à ton partenaire ce dont tu as vraiment besoin pour venir ? » questionne l'influenceuse sexo Ev'Yan Whitney[1] sur son compte Insta.

De nombreuses femmes simulent pour éviter d'entendre des choses désagréables du genre « toi, tu n'aimes pas le sexe alors » ou encore le fameux « tu es frigide ». Car c'est bien d'un cercle vicieux qu'il s'agit.

L'homme qui se retrouve face à une fille qui n'en rajoute pas, ayant vécu jusque-là une sexualité où de nombreuses autres filles lui donnaient l'impression de bien faire en gémissant, celui-ci ne se remettra pas en question, et donc pensera que sa nouvelle partenaire n'aime pas le sexe.

En 2007, Susanna Alakoski et Amanda Mogensen ont invité des femmes à remplir un questionnaire sur la simulation orgasmique. Dans leur livre *Fejkad Orgasm*[2], elles expliquent que les deux raisons les plus souvent données pour simuler l'orgasme sont : en finir rapidement avec un rapport sexuel, et simuler par amour pour lui donner satisfaction.

ÉTHIQUE DU *CARE* SEXUEL

Cette attitude très féminine de faire passer le bien-être psychique de son partenaire avant le sien et de constamment être là pour rassurer, c'est ce que certaines féministes ont appelé **« l'éthique de la sollicitude » ou « l'éthique du *care* »,** concept que la philosophe Carol Gilligan a théorisé. Les femmes ont tendance à être socialisées depuis la petite enfance pour être constamment dans le soin, l'attention, la prévenance vis-à-vis de leurs partenaires et de leur entourage.

Cette éthique du *care*, on la retrouve dans la sexualité hétérosexuelle, où la femme parfois, au lieu d'aller chercher son propre plaisir, se satisfera d'en apporter à l'autre, considérant le sexe comme une forme de soin apporté à celui-ci.

Cette éthique du *care* va de pair avec une certaine forme de culpabilité. Quand le partenaire prend enfin soin d'elle, la femme peut se sentir trop lente dans ses réactions sexuelles, se dire que son partenaire s'ennuie lorsqu'il fait un cunni, se demander s'il n'a pas mal à la langue ou aux doigts, se dire qu'elle en demande trop, qu'il doit peut-être débander, etc.

Plein de pensées parasites culpabilisantes en lien avec cette éthique du *care* peuvent venir paralyser sexuellement les femmes, ce qui fait que certaines sont incapables de se relâcher. Certaines femmes en viennent à se sentir coupables de recevoir du plaisir et de l'attention, comme si elles n'en étaient pas dignes, pensant que le « temps » normal du sexe est celui de l'homme, et que si elles prennent trop de temps (par rapport aux hommes), alors c'est angoissant de « laisser tomber » son partenaire si longtemps...

Il faut aussi admettre qu'on reçoit parfois de la part des hommes une certaine pression, car on sent qu'ils se croient obligés de nous donner un orgasme afin de passer pour des mecs corrects, mais que le cœur n'y est pas. On ressent vite ces subtilités-là... et on sait rapidement si l'homme donne pour se faire mousser, car il veut « récupérer » un orgasme pour flatter son ego. Il faut dire que cette pratique a été encouragée par des hommes. En 1848, le français Auguste Debay, auteur de *L'Hygiène du mariage*, conseillait aux femmes de simuler « car l'homme aime à partager son bonheur ».

Mon plaisir n'est pas censé être joli...

Il n'est pas fait pour
être contraint
ni restreint.

Parfois, mon plaisir est
langue-qui-pend-yeux-grands-ouverts-grognements-sauvages
qui émane de ma gorge.

D'autres fois c'est,
un toucher tendre et sucré,
des susurrements à peine perceptibles
et des gémissements doux.

Parfois mon son vient
à travers le chant d'une sirène
qui résonne d'une beauté harmonieuse.

Et d'autres fois, ils sont les rugissements
de la partie la plus intime et non-domestique de moi-même,
un hurlement de mon moi le plus brut de décoffrage
sous la lune,
récupérant le chemin vers ma peau nue.

Parfois mon amour,
est pour la déesse elle-même,
code d'une sagesse ancienne

qui coule de mes lèvres
et de la rivière de vérité
qui coule entre mes cuisses.

Et d'autres fois ce sont des larmes qui peignent
mes joues et un corps tremblant,
qui meurt d'envie d'être soutenu et
vu et reconnu.

Tous
sont
vrais.

Tous
sont
bienvenus.

Mon incarnation
n'est pas faite pour
flatter l'œil,
ou pour apaiser les oreilles...

... mais à être
un sacrement du
spectre
de ce que c'est que d'être une femme.

Mon plaisir n'est peut-être pas

toujours joli,

mais il est toujours,

sacré

Andréa E Nicholas
@andrea.e.nicholas

Comme le dit la poétesse Andrea E Nicholas, notre voix n'est pas là pour être « esthétique ». Le plaisir féminin peut être véritablement bruyant ou silencieux... Les gémissements ne sont pas forcément la manifestation d'un plaisir intense, car certaines femmes ne font pas de bruit.

On ne peut nier non plus que les vocalises constituent un bon moyen de communication pour indiquer où on en est à son partenaire. Mais ça ne marche souvent que dans un sens. À l'inverse, les hommes, eux, ne se sentent pas contraints de communiquer leur plaisir par les bruits, et pourtant nombreuses sont les filles qui aiment le son d'un homme essoufflé. Le râle masculin est une denrée plus rare, car la culture patriarcale nous inculque que c'est à l'homme que revient le contrôle de soi et à la femme que revient le prétendu abandon.

Les gémissements exagérés permettent aussi de s'autosaucer ! C'est parfois un signe d'encouragement à l'autre, mais aussi à soi-même. Parfois, s'entendre soi-même est excitant et ça permet de se mettre dans un état de relaxation et de réceptivité. C'est un des seuls moments où on peut faire des bruits un peu bizarres et animaux qu'on ne ferait pas ailleurs en société...

Certaines disent qu'il existe un lien véritable entre cordes vocales et sphère génitale. Je suis déjà tombée sur des blogs avec des dessins qui montraient les similarités physiques entre l'utérus et la gorge et entre le plancher pelvien et les cordes vocales. D'ailleurs, le col de l'utérus se dit *cervix* en anglais. *Cervix* en latin veut dire le cou. C'est le nerf vague qui fait le lien entre le sexe féminin et la voix. Il est prouvé que chanter stimule le nerf vague et permet de relâcher les tensions dans le système nerveux. **L'idée serait donc que plus tu connais ton instrument, plus tu veux le faire chanter...**

TOLÉRANCE AU PLAISIR

Une autre raison pour laquelle les femmes ont peut-être moins d'orgasmes est ce que j'appelle la tolérance au plaisir. S'il y a une tolérance à la douleur, il y a aussi une tolérance au plaisir qui se construit...

Dans son livre *Sexploratrice*, Dalila Kerchouche interviewe une certaine Helline : « J'ai la culpabilité facile. Il faut être dans le sacrificiel.

Les hommes sont plus dans le plaisir facile. Ils s'autorisent le plaisir sans se justifier. Le plaisir, je dois le mériter. Ce n'est pas : je suis vivante, donc je jouis ; c'est plutôt : je dois être performative pour mériter. Je m'autorise le plaisir en récompense, et pas de fait[3]. »

La sexologue Danièle Flaumenbaum explique dans son livre *Femme désirée, femme désirante* que **les petites filles ne se projettent pas dans un avenir de femmes ayant à vivre une sexualité de plaisir**. « Au niveau des transmissions dont l'homme et la femme héritent, il y a une grande différence entre celles faites à la fille et au garçon depuis des générations. La principale est que le garçon sait depuis toujours qu'il aura à vivre une sexualité de plaisir dans sa vie adulte. [...] Généralement, la fille ne le sait pas du tout[4] », écrit-elle. De la difficulté pour les femmes à se considérer comme faites pour avoir du plaisir...

La sexologue Stella Resnick explique que les personnes qui ont une faible tolérance au plaisir ressentent parfois des émotions négatives quand le plaisir arrive. Il peut y avoir une voix interne qui vient nous dire que nous ne sommes pas assez belles, pas assez ceci ou cela pour mériter du plaisir. « Le plaisir a une mauvaise réputation pour beaucoup de gens, dit-elle. Ces gens sentent que prendre du plaisir est égoïste, que tu n'as pas le droit de prendre du plaisir sauf si tu as travaillé assez pour le gagner[5]. » Les femmes peuvent être très méritocrates dans leur approche du sexe, ce qui est moins le cas des hommes.

Recevoir du plaisir sexuel implique aussi qu'il faut réussir à s'abandonner, c'est-à-dire être inconditionnellement réceptives au plaisir. L'abandon peut être confondu avec de la soumission et il peut donc y avoir résistance.

Adrienne Maree Brown a écrit un livre qui s'appelle *Pleasure activism*. Elle dit qu'il est temps de reconnaître que le plaisir est une mesure de la liberté. Qu'il faut apprendre comment augmenter le plaisir dans sa vie, que l'activisme du plaisir est le travail qui doit être fait pour regagner notre entièreté. Son activisme du plaisir dit que nous méritons tous du plaisir et que nos structures sociales doivent refléter cela. Selon elle, le plaisir est naturel et sécurisant. Se sentir vivant érotiquement amènerait selon elle du changement social et politique. « Le plaisir guérit les endroits dans notre cœur et notre esprit qui sont blessés.

Le plaisir nous rappelle que même dans le noir, nous sommes vivants[6] », écrit-elle.

Le plaisir, chemin de retour vers soi ?

AUTO-OBJECTIFICATION ET DÉSIR D'ÊTRE DÉSIRÉE

Un autre point qui empêche les femmes d'accéder à leur véritable plaisir est l'auto-objectification.

« Les jeunes filles apprennent à un très jeune âge qu'une attitude et une apparence sexualisées sont récompensées par la société. Elles apprennent à s'auto-sexualiser et à se percevoir comme des objets. Elles sont encouragées à voir ça comme si c'était leur propre choix, comme s'il s'agissait d'une déclaration d'*empowerment*[7] », écrit l'essayiste Jean Kilbourne dans son livre *So sexy so soon : the new sexualized childhood.*

Dans le livre *The Beauty Myth*, Naomi Wolf écrit : « **ce que les petites filles apprennent n'est pas le désir pour l'autre, mais le désir d'être désirée**[8] ».

Effectivement, nous devons constamment faire face un regard extérieur qui nous hypersexualise et qui nous objectifie. Les femmes sont hypersexualisées partout, à la télé, dans la pub, dans le cinéma, dans les médias...

« Le corps est un objet avant même d'être vécu parce que l'objectification du corps des femmes est inscrite dans la structure sociale, elle préexiste à l'expérience que toute femme peut faire de son corps[9] », écrit Manon Garcia dans son livre *On ne naît pas soumise, on le devient*.

Ce que dit Manon Garcia, c'est que : « À partir de la puberté, la femme va faire l'expérience d'un corps qui est objectifié avant même de pouvoir être un corps-pour-moi : dans l'espace public, dans la rue, mais aussi dans les interactions familiales, la jeune fille va soudainement comprendre que son corps est sexualisé par le regard des hommes. D'une certaine manière, elle va devoir prendre conscience qu'avec la puberté, son corps est devenu quelque chose qui ne lui appartient plus, qui est non plus son corps à elle, mais un corps de femme, c'est-à-dire dans le regard des hommes, un objet de désir. Avant même que la jeune fille devienne complètement une femme et se mette à vivre son corps de femme, ce corps a une signification sociale d'objet sexuel. Son corps-pour-soi est d'abord un corps-pour-autrui, un corps qui la signale comme étant susceptible d'être sexuellement possédée[10]. »

Il est vrai qu'on vit dans un monde où l'on fétichise les poitrines jusqu'au point où beaucoup de gens sont dégoûtés quand elles sont utilisées pour leur fonction originale, l'allaitement. **C'est la même chose pour certaines autres parties du corps féminin comme le vagin et l'utérus. « Ils ont été tellement fétichisés comme des vaisseaux que les hommes baisent pour les satisfaire que les processus naturels comme les règles ou la naissance d'un enfant sont considérés dégueulasses et à cacher. Car cela veut dire que les vagins ont des fonctions autres que satisfaire les besoins sexuels des hommes. Les règles, la poitrine, etc. deviennent sales dès qu'ils ont une fonction autre qui n'est pas de satisfaire un homme sexuellement. On donne une valeur au corps des femmes pour ce que leurs corps peuvent donner aux hommes », ai-je lu dans un *post* de @smol-trash-bunny sur Tumblr.**

Les femmes intègrent que leur corps existe pour le plaisir des autres. Tout cela fait qu'arrivées à l'adolescence, au moment où nous commençons nos vies sexuelles, nous confondons fréquemment être sexualisées et être sexuelles, être désirées et avoir du désir.

Être sexuelle et avoir du désir sont l'expression de sa propre sexualité, être sexuelle c'est se sentir en possession de son corps et de sa sexualité, c'est vivre ses ressentis corporels et être connectée à sa sensualité. Mais ce qui nous est vendu, c'est que l'essentiel en tant que femme n'est pas la recherche de la satisfaction sexuelle dans son propre corps, mais d'avoir l'air sexy et attirante pour les hommes.

« Je ne désire pas tant la jouissance que je ne jouis du désir[11] », écrit Camille Laurens dans le roman *Celle que vous croyez*. **Et c'est exactement ça : beaucoup de femmes ont appris à se nourrir du désir des hommes pour elles, plutôt que de jouir du plaisir physique qu'elles ressentent.**

C'est ce que les chercheurs appellent ***the object of desire self-consciousness theory***[12].

Selon cette théorie, les femmes ne commencent à désirer un homme que s'il les a d'abord désirées. C'est l'idée que ce qui t'excite est basé sur le désir que quelqu'un a pour toi. C'est la perception du désir pour soi dans le regard d'autrui qui exciterait un certain nombre de femmes. Si la femme perçoit qu'elle est un objet de désir dans sa relation, alors son niveau de désir sexuel augmente. Pour vous la faire courte : « Je suis excitée si l'autre est excité par moi et si je me trouve digne d'excitation ».

À l'inverse, si elle ne se perçoit pas comme désirable, elle aura très peu de désir sexuel. La femme a besoin de se sentir désirable elle-même pour avoir du désir pour quelqu'un d'autre. Dans cette théorie, voir une bite qui bande peut être excitant, non pas parce que la bite est excitante en soi, mais parce que la bite bande pour moi… Ce qui montre donc que je suis excitante pour lui. C'est pour cela que certaines femmes n'aiment pas que leurs mecs prennent du Viagra…

Ce schéma est particulièrement féminin. Il est vrai que pour les hommes, l'excitation sexuelle ne semble pas autant en lien avec le désir perçu dans le regard de la personne avec qui ils s'apprêtent à coucher. Un certain nombre d'hommes payent pour coucher avec des femmes, et ces femmes qui les font payer n'ont aucun désir sexuel pour eux, ce qui n'empêche pas les hommes d'être excités par elles. Quand des hommes violent ou ne respectent pas le consentement, et jouissent lors de ce type de rapport forcé, le fait que la femme en face n'avait pas de désir pour eux ne semble pas du tout être un obstacle à leur excitation. On pourrait même dire que c'est tout le contraire…

L'hypersexualisation constante que les femmes vivent dans cette société les amène donc à une forme d'auto-objectification. « L'auto-objectivation désigne le fait, notamment chez les femmes, d'adopter un regard extérieur sur son corps, et de le traiter comme un objet décoratif ou sexuel, plutôt que de le considérer comme étant un moyen de ressentir des sensations corporelles[13] », écrit la sociologue Noémie Renard sur son blog antisexisme.net.

C'est ce qui se passe pour certaines femmes dans un rapport sexuel, elles ne vont pas être dans leur corps, mais à l'extérieur de celui-ci, se regardant coucher avec l'autre personne. Ce phénomène s'appelle le

« spectatoring », l'art de s'inquiéter de l'apparence de son corps pendant un rapport, au lieu de vivre des sensations internes. On va donc s'inquiéter de ses seins qui pendent sur l'homme quand on est sur lui, de la forme qu'ils ont, de la vision qu'il doit avoir, on va s'inquiéter de ce qu'il voit dans telle ou telle position, de la cellulite qui doit bouger, de la tête qu'on fait quand on jouit...

Dans le livre *The Robber Bride*, la romancière Margaret Atwood parle de ce phénomène et du *male gaze*, ce regard masculin que nous avons intégré en nous comme s'il était le nôtre : « Les fantasmes masculins, les fantasmes masculins, est-ce que tout est dirigé par les fantasmes masculins ? [...] Même prétendre que tu ne réponds pas aux fantasmes masculins est un fantasme masculin : prétendre que tu n'es pas regardée, prétendre que tu as une vie à toi, que tu peux te laver les pieds et t'attacher les cheveux en étant inconsciente du voyeur toujours présent qui regarde par le petit trou dans ta propre tête. Tu es une femme avec un homme à l'intérieur qui regarde une femme. Tu es ton propre voyeur[14] », écrit-elle.

Les femmes adoptent la perspective de celui qui regarde leur corps. L'essence de l'auto-objectification est le fait de se percevoir soi-même comme un objet qui va être regardé et évalué par les autres.

On en revient à ce dont je parlais plus tôt : la tolérance au plaisir et le fait que les femmes ont tendance à agir comme si le plaisir se « méritait » et non pas comme si le plaisir était un droit de naissance. Selon l'*object of desire self-consciousness theory*, les femmes s'évaluent sans cesse dans le regard masculin. Leur capacité à ressentir du désir dépend du nombre d'hommes qui les trouvent excitantes. Moins elles ressentent de regards sur elles, plus leur désir baisse. Donc les femmes ont besoin de « mériter » le fait de ressentir du désir et donc du plaisir par le nombre de regards validants et désirants des hommes.

« C'est par le regard des hommes que les femmes sont figées dans une altérité dont elles ne peuvent pas sortir[15] », écrit la philosophe Manon Garcia.

ÊTRE DÉSIRANTES ET LEUR DEMANDER DE DEVENIR DÉSIRABLES

Pour jouir plus, les femmes doivent donc apprendre qu'être sexuellement désirable n'est pas la même chose qu'être désirante. « Je suis contente de moi comme ça, plus désirante que désirable[16] », écrit Virginie Despentes, qui raconte sa relation à la féminité. C'est souvent l'inverse, les femmes cherchent à se rendre désirables, mais ne sont pas souvent ouvertement désirantes.

« Le jour où les femmes se sentiront autorisées à exprimer leur désir, elles ne seront plus des proies[17] », raconte l'écrivaine Belinda Cannone dans une tribune du *Monde* qui salue le mouvement #MeToo. Effectivement, si les femmes étaient plus au clair sur leur désir, il y aurait moins de zones grises, ça permettrait de sortir du schéma prédateur-proie, mais ça n'empêcherait pas totalement les femmes d'être agressées pour autant.

« Quand, dans l'inconscient collectif, les hommes n'auront plus le monopole du désir, alors on pourra parler d'égalité des droits. Mais cela passe par la sexualité. Et donc, d'abord par l'image intérieure du corps des femmes[18] », dit de son côté Laure Adler, autrice du *Dictionnaire intime des femmes*.

Ce qui rappelle les propos de Sheila Jeffreys, que j'ai déjà cités plus haut dans la partie que j'ai intitulée « Érotiser l'égalité », où celle-ci explique que les femmes n'ont pas le pouvoir d'érotiser dans cette société, que seuls les hommes ont encore ce pouvoir. Ce qui est sexy dans la société, c'est ce que les hommes trouvent sexy. Les hommes ont le pouvoir de décider de ce que c'est que « LE SEXE » et ça de façon universelle. Les hommes ont imposé leur *male gaze* partout, c'est-à-dire leur regard masculin. La culture visuelle dominante (magazines, photographie, cinéma, publicité, jeu vidéo, bande dessinée, etc.) impose au public d'adopter une perspective d'homme hétéro ou gay.

L'autrice féministe Sophie Bramly parle beaucoup du lien entre pouvoir et libido : « Une femme désirante ancrée dans son corps, à l'écoute de sa puissance interne, se sentira dans ses pleins pouvoirs[19] », dit-elle. Selon elle, le pouvoir et la libido iraient de pair, l'un ne pourrait pas aller sans l'autre, car ils dépendraient des mêmes hormones : adrénaline, testostérone et dopamine.

Il est vrai que les femmes montrent moins leur désir que les hommes. Peut-être de peur de passer pour des « allumeuses ». Les femmes ont tendance à attendre la manifestation d'un homme au lieu de prendre les devants et d'aller déclarer leur désir pour un homme. Les femmes draguent moins. On estime encore que ce n'est pas à la femme de montrer son désir pour un homme, lorsqu'à l'inverse, les hommes ne se gênent pas pour nous écraser avec leur désir, avec du harcèlement de rue, du harcèlement sexuel au travail, etc. Leur désir, ils nous le montrent sans se gêner et nous étouffent constamment avec, à tel point que nous sommes obligées de ne pas nous habiller comme ci ou comme ça de peur de trop faire monter ce désir. Nous devons nous protéger de leur désir, et nous n'osons pas exprimer le nôtre.

Vu le succès des coachs en séduction pour hommes, je me suis demandé s'il existait des coachs en séduction pour femmes. Certains hommes se sont mis sur le marché français avec une offre pour les femmes. J'ai appelé l'un d'eux. Quand je l'ai eu au téléphone, il m'a expliqué que les femmes qui l'appellent ne cherchent pas à savoir comment draguer ou exprimer leur désir pour les hommes, mais que la plupart des femmes appellent pour savoir comment récupérer leur ex ou réussir à faire qu'un mec s'engage avec elles.

Vu que les femmes se font draguer, elles n'ont pas autant besoin d'exprimer leurs désirs, elles répondent à des sollicitations. Mais le souci avec ça, c'est qu'au final, on finit toujours par choisir parmi une liste de prétendants. On choisit parmi ceux qui nous ont déjà choisies.

Moi, à titre perso, j'aimerais apprendre à draguer et à montrer mon désir. Enfin, faut-il déjà en ressentir, du désir… et ça, c'est pas toujours gagné.

Je veux bien devenir désirante mais il faut qu'il y ait quelqu'un à désirer. Faut-il que les hommes soient désirables ?

Les femmes font des tonnes d'efforts pour être constamment désirables. C'est un job à plein temps d'être un minimum désirable pour les hommes. On ne peut pas en dire autant d'eux… S'ils ne sont pas désirables, je ne peux pas les désirer. On parle d'ailleurs souvent du manque de désir des femmes, du fait que les femmes ne sont pas assez désirantes, mais il faut peut-être à un moment aussi se demander pourquoi. Le désir, ça se suscite, et susciter le désir est un travail que bien des hommes ne savent pas produire, car oui le désir se produit !

On nous fait croire que les hommes vieillissent bien et que les femmes vieillissent mal, mais ce n'est pas du tout ce que j'observe. C'est un mensonge, encore une inversion… Les bedaines, les calvities, les traces de transpiration sur la chemise, les pellicules dans les cheveux, les points noirs sur le nez qui sont là depuis Mathusalem, les caleçons changés tous les trois jours, les appartements dégueulasses avec des poils de culs dans la salle de bains, les haleines qui sentent l'oignon et le kebab juste avant un rendez-vous, les dents qui n'ont pas été détartrées depuis dix ans…

Il faut bien que quelqu'un ose le dire : ils ne sont pas ragoûtants ! Ils ne sont pas attirants. Et le pire, c'est qu'ils n'ont pas l'air de s'en inquiéter une seule seconde… Ils pensent pouvoir pécho dans cet état. Et pécho des femmes qui ne sont clairement pas dans leurs rangs, mais ils s'en foutent. Ils essayent quand même. Un vieux crado de soixante ans draguera une gamine hyper fraîche qui en a vingt, sans se demander si son physique le lui permet. Les hommes évacuent souvent la question de leur apparence, leur désirabilité n'a pas l'air de rentrer dans leurs calculs, car ces messieurs ne se conceptualisent pas comme des objets de désirs. Ça, c'est réservé aux femmes, car eux ce sont des êtres entiers, pas des objets !

Dans son roman *Mercure*, Amélie Nothomb écrit : « La femme n'a pas besoin que l'homme soit beau pour le désirer[20]. » J'ai envie de lui dire que c'est faux, du moins pour moi. Je n'aime pas les hommes qui n'essayent pas de se rendre désirables physiquement, pour la bonne raison que si j'ai décidé d'être dans la dynamique de me mettre en couple, moi je fais cet effort. Quand je n'ai pas envie de faire l'effort d'être désirable, que je n'ai pas envie de me laver les dents et de me coiffer, je reste seule. Mais je dois admettre que je vois souvent de belles femmes avec des hommes… à peine regardables, vieux et hideux ! À titre personnel, je dois être superficielle, mais ça me dépasse, et ça me fout la rage.

« Je ne trouve plus acceptables les exigences et attentes irréalistes de beaucoup d'hommes en matière d'apparence sans qu'il y ait aucun effort de leur part en miroir, aucune remise en question de la leur. Et eux, qu'est-ce qu'ils font pour se préparer, se rendre présentables ou aimables ? Pour nous plaire ? Ils se coupent les ongles de pieds au moins ? Eh bien non, très souvent ce n'est pas le cas. Une fois, j'ai offert un coupe-ongles. J'ai beau entrer en carence manifeste, l'idée de tomber sur un autre spécimen avec des extrémités cornées de deux centimètres quand, pour ma part, j'ai pris le temps, avant de nous retrouver, de faire attention, pour moi autant que pour l'autre, ça n'est plus possible. L'exigence de présentation à laquelle j'accepte de participer quand je le décide, mise en perspective avec l'absence de réciprocité dans l'effort de la part de types parfois à la limite de l'hygiène, ce que cela dit de l'attention, de la délicatesse, du partage, son néant, m'est devenue un repoussoir absolu. Indépassable. Je ne suis plus du tout d'accord avec l'unilatéralité des attentes et de l'investissement[21] », écrit Emmanuelle Richard dans son livre *Les Corps abstinents*.

Je regarde les hommes dans la rue, dans le métro, et je trouve dans l'ensemble qu'on est face à une masse extrêmement laide, voire hideuse, dans un laisser-aller le plus total. Il peut se passer plusieurs semaines avant que je voie un homme « potable », et si je savais draguer, je pourrais alors lui exprimer mon désir. Enfin, désir, c'est un bien grand mot, mon intérêt visuel, disons. Lorsque je vois au moins plusieurs femmes par jour qui sont vraiment esthétiquement agréables à regarder. Non pas que les femmes soient physiquement plus belles en soi (enfin, je commence à me demander), mais parce qu'elles mettent du soin à se rendre désirables.

« Plaire aux hommes est un art compliqué, qui demande qu'on gomme tout ce qui relève de la puissance. Pendant ce temps, les hommes, en tout cas ceux de mon âge et plus, n'ont pas de corps. Pas d'âge, pas de corpulence. N'importe quel connard rougi à l'alcool, chauve à gros bide et look pourri, pourra se permettre des réflexions sur le physique des filles, des réflexions désagréables s'il ne les trouve pas assez pimpantes, ou des remarques dégueulasses s'il est mécontent de ne pas pouvoir les sauter[22] », écrit Virginie Despentes.

C'est vrai qu'en plus d'être laids comme des poux, ils se permettent de commenter le corps des femmes. Ça me fait penser à Mark Zuckerberg, qui, admettons-le, n'a pas vraiment le physique de l'année et qui a cru de bon goût de lancer un site intitulé *Hot or not* pour juger le physique des femmes de son université avant de lancer Facebook. Typique.

« Il faudrait les désirer dans la force et la vulnérabilité quand ils se laissent aller, quand ils sont sales. Il faudrait les désirer oublieux et informes, les cheveux gras, coulants, absents, pas trop rasés, dépenaillés, avec des poils leur sortant du nez, des oreilles, bref "relax" (la libido féminine aussi est "relax"). Ce n'est pas de la masculinité, c'est du manque de respect. Demander du désir dans des conditions pareilles est une plaisanterie. Il faudrait que les femmes ne remarquent pas. Qu'elles passent outre. Qu'elles jettent leur attention et leur libido au hasard. [...] Que ceux qui se plaignent des mille rebuffades imposées par les femmes, toujours trop prudes, jamais assez disponibles, se posent la question : suis-je baisable ? Me baiserais-je[23] ? » écrit Maïa Mazaurette.

Je vois rarement des photos d'hommes excitants, des hommes-objets de désir qui pourraient éveiller ma libido. Pourquoi le corps des hommes est-il absent ? Dans les médias, la culture : *nada* ! Même dans l'art, je n'en vois pas. Où sont les photos suggestives ? Les photos de leurs grandes mains ? De leurs musculatures ? Où sont les visages haletants des hommes ? Il y a peu de contenus non gays où les hommes sont sexualisés. Ça les rendrait trop fragiles, trop vulnérables d'être lourdement jugés sur leur physique, c'est s'exposer à des commentaires difficiles, les femmes le savent très bien et les hommes aussi et c'est pourquoi ils ne vont pas dans ce sens-là. Il faut du courage pour se soumettre au jugement esthétique du sexe opposé. Je ne dis pas qu'il faut sexualiser les hommes autant que les femmes, je pense que les femmes sont beaucoup trop sexualisées dans cette société et qu'on passe bien trop de temps à s'inquiéter de nos physiques, mais tout le monde peut faire un minimum d'efforts. Soit personne n'en fait, soit tout le monde en fait.

Je regrette le temps de l'adolescence où la pop culture me fournissait des images d'hommes sur lesquelles fantasmer, des images qui me rendaient désirante. Les *boys bands*, Kurt Cobain, Leonardo DiCaprio dans *Titanic*... À cet âge, on peut ressentir un désir démentiel pour ces idoles... on fantasme une histoire d'amour torride avec eux, on se projette, on les désire vraiment à tel point qu'on est capable d'attendre des heures pour avoir un autographe à la fin d'un concert ou à une avant-première et de tapisser sa chambre avec des posters d'eux.

Maïa Mazaurette se pose la question de comment remédier à cela, comment créer une érotique masculine. Elle explique que c'est aux femmes de prendre les devants pour créer des contenus qui érotiseraient le corps des hommes et ainsi à leur tour, les hommes devront prendre en charge leur part dans la production de la beauté.

« [...] les femmes artistes, qui, dans leur immense majorité, ont intériorisé le *male gaze* – elles mettent prioritairement en scène des corps féminins. Il est de notre responsabilité, comme autrices et plasticiennes, mais aussi comme comptables et boulangères, de dire aux hommes qu'ils sont beaux, de les peindre, de les filmer, de les décrire. Si nous ne produisons pas ces œuvres, en masse, en grand, nous ne convaincrons jamais nos partenaires et camarades, pères et frères, fils et soupirants de leur pouvoir érotique. Si 10 % des instagrammeuses photographiaient leur conjoint plutôt que de prendre des selfies, les imaginaires auraient déjà entamé leur décolonisation[24] », écrit-elle dans son livre.

Dans le podcast *Les Couilles sur la table*, elle ajoute : « Donc il y a un énorme chantier qu'il faut absolument commencer parce qu'on n'arrivera pas à régler les problèmes sexuels s'il y a un différentiel de désir qui est si énorme. On sait que le désir sexuel, la libido, elle se crée dans la journée. C'est aussi une accumulation de petits signaux, de petits stimulus. Quand un homme qui se balade, ne serait-ce qu'en regardant son téléphone ou en marchant dans la rue, il va tomber sur plein de corps de femmes (...) sexualisés. Moi, je peux passer des jours entiers sans voir un corps masculin désirable, à part celui de mon cher et tendre évidemment.

Et évidemment qu'à la fin de la journée, moi je ne suis pas chargée en sexualité comme un homme va l'être et je le regrette ! Parce que j'ai eu une belle expérience l'année dernière en allant dans un musée où il n'y avait que des œuvres d'art gays, il n'y avait que des corps d'hommes et je vois bien que là, j'étais tellement chargée, j'étais tellement émue qu'après, pendant deux ou trois jours, je regardais les hommes absolument différemment, parce que je voulais les voir, parce que je les trouvais tous beaux... parce que je les trouvais tous intéressants ! Je me suis dit : "Bah là cette expérience que j'ai eue une fois dans ma vie, dans un musée qui présentait de l'art gay, c'est ce que ressent un homme quand il va au Louvre, quand il marche dans la rue." J'ai été envieuse de ça. Je me suis dit que c'était chouette de ressentir ça, que ça me donnait une légèreté. Il y avait plus de beauté autour de moi à ce moment-là et je voudrais que ce soit le cas tout le temps en fait[25] ! »

Pour être plus désirante, nous devons peut-être collectivement réfléchir en tant que femmes à comment représenter notre désir. Flore Cherry, l'autrice du livre *L'Écriture érotique*, croit quant à elle qu'érotiser les hommes peut passer par l'écriture. « Prendre son stylo et écrire un texte érotique oblige l'autrice à se poser la question : "Tiens, qu'est-ce qui me fait plaisir ? De quoi ai-je vraiment envie sexuellement parlant ?" Il est nécessaire que les femmes s'emparent des mots, surtout les vulgaires ! Non seulement pour créer de nouvelles narrations sur la sexualité, éviter que d'autres écrivent à leur place. Il nous faut plus d'écrits sur le *female gaze* pour que cela devienne un réflexe de trouver ce qu'il y a de beau dans le corps d'un homme[26]. »

De mon côté, j'ai demandé aux femmes de ma communauté @tasjoui ce qui attise le désir chez elles. Et pas mal de femmes n'ont pas su vraiment quoi me répondre. Car les femmes ne semblent pas « découper » visuellement les hommes comme les hommes le font avec les femmes. Les femmes prennent en compte « le tout » et ne déshumanisent pas les hommes comme s'ils étaient des biftecks.

- C'est une excellente question que tu poses, étant hétéro depuis toujours, je me rends compte qu'il n'y a pas de partie du corps masculin qui m'excite en fait. C'est triste d'ailleurs de s'en rendre compte. Peut-être parce que nous ne voyons pas la sexualité via un physique, mais un ressenti. Il est vrai que je trouve sexy des pectoraux, abdos dessinés, une mâchoire un peu saillante, mais je ne dirai pas que ça m'excite, je trouve juste ça beau à voir, ça a un côté sexy, mais je ne me dis pas « wow, je l'aurais bien dans mon lit ». Pourtant, j'en ai eu des aventures, mais ce n'est pas le physique en tant que tel qui m'a excitée, mais plutôt le jeu de regards, les petits sourires en coin et surtout « l'aura » qui se dégage de quelqu'un. Je dirais que c'est plutôt l'attitude que j'érotise, c'est un tout.
- Ta question me pose un vrai problème. Je ne m'étais jamais posé la question et je n'ai aucune réponse à donner. Je trouve purement belles certaines parties de corps, j'apprécie de beaux yeux, un dos musclé, un sourire, des mains masculines, mais je ne crois pas sexualiser quoi que ce soit. Une action à la rigueur, mais rien qui soit juste une partie du corps comme telle.

D'autres m'ont parlé de parties du corps qui attisaient le désir chez elles, les fesses des hommes semblent être importantes, les jambes, les mains aussi. La voix et l'odeur semblent aussi vraiment être centrales dans la production du désir pour un homme.

Fesses

- Perso, je dirais que je sexualise le cul des hommes. Ce qui m'attire physiquement chez un homme, c'est son cul, ses bras peut-être aussi. Ce qui m'excite le plus, je pense que ce sont les mains et le regard.
- J'ai fait le test, la première chose que je regarde chez un homme, ce sont ses fesses ! Il peut avoir un charme fou, hyper canon... s'il a les fesses plates, ça ne me fait rien. Quand je couche, j'ai toujours eu le réflexe naturel de mettre mes mains sur son boule et ça m'excite de savoir qu'il est bombé, au point de mettre des fessées, des fois ! J'empoigne vraiment comme ils peuvent le faire pour nos popotins, en fait !

Mollets

- J'aime les mollets. Les beaux mollets bien dessinés. Ce que je trouve excitant, c'est un pénis en érection. Le pénis qui me dit « j'ai envie de toi ». Les belles mains sont aussi attirantes.

Mains

- Les mains !!! De belles grosses mains, ça m'excite beaucoup de les imaginer sur mon corps. Les mains : des mains manuelles, qui travaillent (le bois, le métal) = les bonnes grosses paluches !
- Pour ma part, je vais énormément sexualiser les mains d'un homme. Assez rapidement. Ça m'excite vraiment un homme qui a des veines voyantes aussi sur celles-ci et sur ses avant-bras.
- De belles mains sont essentielles pour moi, des doigts bien proportionnés et avec des ongles propres et bien coupés... Rien que d'en parler je sens que ça m'excite ! J'imagine la magie de ces mains entre mes cuisses caresser mon corps entier...

Odeur et voix

- Quand ça va plus loin, je vais faire attention à son odeur, s'il met du parfum... ça me fait un effet, ça m'attire énormément (si j'aime le parfum), au point d'avoir envie de lui sur le moment !
- C'est la voix et l'odeur naturelle d'un mec qui me donnent chaud.
- Sa voix aussi est très érotique pour moi. Le fait qu'il soit expressif est hyper important pour moi, les gémissements, les bruits de satisfaction, etc. me font beaucoup d'effet.

- Une odeur, une voix peut changer du tout au tout ce que je peux ressentir pour un homme. Une fois, j'ai fait une rencontre en ligne, échanges de photos, échanges de SMS et un appel téléphonique... Et sa voix... Sa voix m'a déçue, elle ne collait pas avec tout le reste.

Peut-être que devenir désirante, c'est aussi se réemparer de l'érotisme et non du pornographique. Quand les femmes qui m'ont répondu parlent des veines saillantes sur les mains des hommes, il s'agit de quelque chose de sensuel, d'érotique, plus que de purement sexuel.

Audre Lorde, poète et essayiste féministe, décrit dans son essai culte de 1978 *The Erotic as power* l'érotisme comme une forme d'expérience spirituelle mêlée à du plaisir physique. « Les hommes ont souvent appelé l'érotique autrement et l'ont utilisé contre les femmes. Il est devenu le confus, le trouble, le trivial, la psychose, la sensation plastique. Pour cette raison, nous nous sommes détournées de l'exploration et de la considération de l'érotique en tant que source de pouvoir et d'information, le confondant avec son opposé, la pornographie. La pornographie est une négation directe du pouvoir de l'érotique, car elle supprime les sentiments réels. La pornographie met l'accent sur la sensation aux dépens des sentiments[27] », écrit-elle.

Toujours en parlant d'érotisme, elle dit : « Pour se perpétuer, chaque oppression doit corrompre ou déformer les sources d'énergie qui pourraient donner à ceux qu'elle opprime la force de changer les choses. Pour les femmes, cela implique une suppression de l'érotique en tant que source de pouvoir et d'information. » Elle ajoute : « Quand je suis en contact avec l'érotique, je suis beaucoup moins disposée à accepter l'impuissance, ou ces autres états qui me sont fournis par l'extérieur et qui ne viennent pas de moi, comme la résignation, le désespoir, l'auto-effacement, la dépression, le déni de soi[28]. »

L'ORGASME FÉMININ DANS L'HISTOIRE

Je ne sais pas si les mecs à d'autres époques étaient plus sexy, mais quand je vois les statues grecques, je me dis qu'y'avait moyen. Pour en revenir au fossé orgasmique entre femmes et hommes, ça n'a pas toujours été comme ça.

À certaines époques, les hommes se sont vraiment préoccupés du plaisir des femmes. Pour de mauvaises raisons, mais ils s'en occupaient quand même ! À l'époque médiévale, on voyait un lien intrinsèque entre coït, désir et procréation. À l'époque, les médecins disaient que le plaisir féminin et masculin était une nécessité pour concevoir ! De la jouissance naissait l'enfant ! Cette douce croyance a dû au moins rendre les rapports sexuels un peu plus sympas au sein du couple avec une attention redoublée pour l'orgasme féminin.

À cette même époque, les hommes ont inventé un concept que je trouve tout à fait hilarant ! Les médecins Avicenne et Gilles de Rome pensaient que le plaisir féminin était déclenché par... l'intromission de sperme ! AHAHAHAH ! Mais on est sur une bande de génies !

Alors, mes chéris, parfois votre sperme acide nous refile des mycoses, mais des orgasmes, ça non... ah on aimerait bien hein, mais que dalle ! Et la meilleure, c'est qu'un peu plus tard, au dix-huitième siècle, on s'est mis à considérer que le sperme, en plus d'avoir un pouvoir orgasmique, avait aussi un pouvoir apaisant. On est sur de la crème 2 en 1 ! Avant le shampoing qui fait aussi démêlant, on avait LE SPERME !

« Spermeal, parce que je le vaux bien. »

Toujours dans la classique inversion de sens que nous imposent sans cesse les hommes depuis la nuit des temps, les éjaculations en dehors du vagin pouvaient provoquer des « affections utérines », puisque cette vilaine éjaculation privait donc les organes génitaux des femmes de l'effet bienfaisant de l'émission spermatique ! (Que celles qui connaissent l'infection urinaire post-pénétration lèvent la main !)

Au seixième siècle, deux hommes, Matteo Realdo Colombo et Gabriel Fallope se disputent la « découverte » du clitoris. Le clitoris est à l'époque considéré comme « un pénis féminin ». Les hommes sont donc informés que le clitoris est un endroit à titiller, mais on pense aussi que les femmes peuvent ressentir du désir sexuel par le biais d'un autre organe, l'utérus. La contraception n'existant pas telle qu'on la connaît, la sexualité des femmes est forcément liée à la maternité. « Sa matrice lui frétille », dira l'anatomiste français Ambroise Paré. À l'époque, on pense que si les femmes ressentent du plaisir, c'est que Dieu a voulu leur faire oublier la crainte de mourir en couches ! Par contre, la fonction de l'orgasme chez l'homme est, je cite « de surmonter le dégoût de se livrer à un acte d'autant plus répugnant que le "vase" de la femme est situé près de la bouche des excréments ».

Il n'y a encore pas si longtemps, on soupçonnait les contractions de l'orgasme féminin de faire mieux remonter le sperme vers l'utérus, mais on s'est rendu compte que finalement ce n'était pas le cas. D'ailleurs, c'est assez simple de s'en rendre compte. Si tu mets un gode dans ton vagin et que tu jouis, tu remarqueras souvent que l'orgasme le pousse vers l'extérieur... Et ne l'aspire pas vers l'intérieur.

Les hommes ont eu du mal à se faire à l'idée que, contrairement à leur cas, les orgasmes des femmes n'ont pas de fonction, si ce n'est le plaisir ! Mais oui, je sais, c'est dur à encaisser, nous sommes des êtres qui ont le droit au plaisir... POUR RIEN ! *Just because* ! Sinon Dieu, Darwin, tu appelleras ça comme bon te semble, nous aurait collé le clitoris... dans le fond du vagin ! (J'ai ouï-dire que c'était le cas des lapines, chattes et chamelles). Nous pouvons jouir de façon totalement décorrélée de la reproduction. Et ça, ça les met en colère...

On est d'accord, les hommes n'allaitent pas et pourtant, les tétons sont bien là. Donc les femmes ont des orgasmes pour les mêmes raisons que les hommes ont des tétons. Juste comme ça, et pourtant, nous, on ne leur fait pas le procès de leurs tétons tous les quatre matins.

Bon, en gros, à l'époque médiévale, les meufs avaient à peu près le droit de kiffer, mais aux dix-septième et dix-huitième siècles, ça s'est mis à ne sentir pas bon du tout. Un certain Antoni Van Leeuwenhoek découvre l'existence des spermatozoïdes. Avant ça, les hommes n'étaient pas tout à fait sûrs que leur éjaculation était en rapport avec la grossesse. Bon, ils s'en doutaient bien, mais la femme gardait une sorte de statut un peu spécial, parce que si ça se trouve, elle faisait plus ou moins ça toute seule (ils n'auraient jamais dû savoir !). Suite à la découverte des spermatozoïdes et des follicules ovariens, le plaisir féminin a été zappé, puisque techniquement, pour faire des gosses, on a compris que ça ne servait à rien. On a basculé dans une culture phallocentrée, et une culture libertine et pornographique a commencé à se développer, totalement basée sur le coït.

J'y reviendrai, mais du Moyen Âge au dix-neuvième siècle, les connaissances des femmes sur le fonctionnement de leur corps, que ce soit en gynécologie ou en phytothérapie, vont être mises à la poubelle à travers des chasses aux sorcières et une interdiction pour les femmes d'exercer en tant que médecin. Les hommes vont s'approprier les savoirs sur le corps féminin en créant des facultés de médecine. Il faudra attendre 1875 pour avoir une première femme médecin en France.

Les médecins du dix-neuvième siècle recommandent la virginité avant le mariage, on veut que les femmes soient « des oies blanches ». Les femmes doivent être innocentes et surtout rester ignorantes des plaisirs de l'amour avant le mariage. En gros, on les maintient ignorantes avant « la nuit de noces ». Pureté, chasteté, pudeur, tout ça, tout ça. Si vous avez des grands-mères nées avant 1930 (car cette idéologie a prospéré jusque dans ces eaux-là dans certaines régions), posez-leur des questions sur ce qu'elles savaient de la sexualité avant le mariage. Ce que je vous raconte là s'incarnera peut-être à travers elles. Dans le livre *La Physiologie du mariage*, qui date de 1829, Balzac écrit : « Ne commencez jamais le mariage par un viol. » Si tu ne sais rien de rien avant la nuit de noces, tu imagines le CHOC de te faire pénétrer ? Un siècle plus tard, dans son livre *Le Deuxième sexe*, Simone de Beauvoir écrit en 1949 : « L'homme fût-il déférent et courtois, la première pénétration est toujours un viol[29]. »

Le dix-neuvième siècle était une époque cheloue où on entendait quand même tout et son contraire sur la sexualité des femmes. Les hommes n'arrivent pas à se mettre d'accord. Certains disent que les femmes sont « insatiables ». D'autres disent que les femmes sont naturellement frigides. Certains médecins disent que les femmes ont des besoins plus pressants que les hommes. Elles ne sont jamais rassasiées, les coquines ! Alors il ne faut surtout rien leur dire, laissons-les vierges le plus longtemps possible, car il ne faudrait pas réveiller le monstre... mais il ne faut pas qu'elles restent vierges jusqu'à cinquante balais non plus, les vielles filles développeraient des maladies, car se prendre une bonne bite, c'est quand même important pour la santé hein !

Il n'est pas accepté que les femmes puissent aimer le sexe pour le sexe, mais il est admis que les femmes ont des désirs ardents... Non pas de cul, mais de maternité ! À cette époque, on aime penser que les femmes ont une forme de supériorité morale et qu'elles ne se laissent pas aller au plaisir de la chair aussi facilement que les hommes (les femmes en joueront... j'y reviendrai). Selon les hommes, si les femmes ont envie de niquer, c'est seulement parce qu'elles rêvent d'avoir des bébés. On préfère croire que les femmes n'aiment pas véritablement le sexe (comparé aux hommes) et qu'elles sont naturellement plus pudiques. Mais on croit aussi que la frigidité des femmes, leur profonde incapacité à kiffer, les pousse aussi à être infidèles, en constante recherche de plaisir sexuel, vu qu'elles n'arrivent jamais à l'atteindre… les pauvres femmes ne sont pas sexuellement excitables ! Elles sont anesthésiées sexuellement. Et bien sûr, c'est dans leur nature… Les hommes n'y sont pour rien… (lol). Dans tous les cas, frigides ou surexcitées, c'est du pareil au même : ce ne sont que des hystériques qu'il faut traiter ! La sexualité des femmes est décidément pathologique.

Ce questionnement sur la nature de la sexualité féminine n'était cependant pas une nouveauté, cette prise de tête traverse les siècles. Bien avant, dans l'Antiquité, on se demandait déjà si les femmes ressentaient plus ou moins de plaisir sexuel que les hommes. Selon le livre *Raconte-moi l'histoire de la sexualité* de Marine Gasc, dans la mythologie, on retrouve une conversation entre Héra et Zeus, époux et frère de la déesse Héra, où les deux se demandent qui, des hommes ou des femmes, a le plus de plaisir sexuel. Ils demandent alors à Tirésias, qui est né homme, avant de devenir une femme, puis qui est finalement redevenu homme (trans/détrans), d'élucider le mystère. Celui-ci répond que la femme connaît un plaisir beaucoup plus intense que l'homme.

Cette réponse fera donc flipper les hommes, qui voudront contrôler la sexualité apparemment débridée des femmes via des techniques 100 % patrix, comme une injonction à la virginité, un oubli ou une excision du « diabolique » clitoris, l'invention de maladies issues de la masturbation féminine, etc. Que du bonheur !

BIBLIOGRAPHIE

1. Ev'Yan Whitney • they/she (@evyan.whitney), Instagram. Disponible sur : https://www.instagram.com/evyan.whitney/

2. Alakoski Susanna, Mogensen Amanda, *Fejkad Orgasm*, Ordfront, 2008.

3. Kerchouche Dalila, *Sexploratrices : à la conquête du plaisir*, Flammarion, 2020.

4. Flaumenbaum Danièle, *Femme désirée, femme désirante*, Payot & Rivages, 2006.

5. Resnick Stella, *The pleasure zone: why we resist good feelings & how to let go and be happy*, Conari Press, 1997.

6. Brown Adrienne Maree, *Pleasure activism: the politics of feeling good*, AK Press, 2019.

7. Kilbourne Jean, *So sexy so soon: the new sexualized childhood, and what parents can do to protect their kids*, Ballantine Books, 2008.

8. Wolf Naomi, *Quand la beauté fait mal. Enquête sur la dictature de la beauté*, First, 2002.

9. Garcia Manon, *On ne naît pas soumise, on le devient*, Climats, 2018.

10. *Ibid*.

11. Laurens Camille, *Celle que vous croyez*, Gallimard, 2016.

12. Bogaert Anthony, Brotto Lori, « Object of Desire Self-Consciousness Theory », *Journal of sex & marital therapy*, 2013.

13. Renard Noémie, Antisexisme.net. Disponible sur : https://antisexisme.net/.

14. Atwood Margaret, *La Voleuse d'hommes*, Robert Laffont, 1994.

15. Garcia Manon, *op. cit*.

16. Despentes Virginie, *King Kong Théorie*, Grasset, 2013.

17. Cannone Belinda, « Le jour où les femmes se sentiront autorisées à exprimer leur désir, elles ne seront plus des proies », *Le Monde*, 2018. Disponible sur : https://www.lemonde.fr/idees/article/2018/01/09/le-jour-ou-les-femmes-se-sentiront-autorisees-a-exprimer-leur-desir-elles-ne-seront-plus-des-proies_5239102_3232.html.

18. Rousseau Noémie, « Balance ton corps », *Libération*, 2018. Disponible sur : https://www.liberation.fr/debats/2018/03/07/balance-ton-corps_1634479

19. Kerchouche Dalila, « À l'écoute de leur désir, les femmes peuvent gagner en empowerment », *Madame Figaro*, 2019. Disponible sur : https://madame.lefigaro.fr/business/sophie-bramly-une-femme-desirante-saffirme-plus-naturellement-270219-163900.

20. Nothomb Amélie, *Mercure*, Albin Michel, 1998.

21. Richard Emmanuelle, *Les Corps abstinents*, Flammarion, 2020.

22. Despentes Virginie, *op. cit.*

23. Mazaurette Maïa, *Sortir du trou, lever la tête*, Anne Carrière, 2020.

24. *Ibid.*

25. Tuaillon Victoire, « Maïa Mazaurette : Érotiser les hommes », *Les Couilles sur la table*, Binge Audio. Disponible sur : https://www.binge.audio/podcast/les-couilles-sur-la-table/Maïa-mazaurette-erotiser-les-hommes

26. Cherry Flore, *L'Écriture érotique : roman, lettres, SMS, blog : toutes les clés pour exprimer le désir*, La Musardine, 2020.

27. Lorde Audre, *Uses of the erotic: the erotic as power*, Kore Press, 2000.

28. *Ibid.*

29. Beauvoir Simone de, *Le Deuxième sexe, tome : I*, Gallimard, 1949.

MÂLE-BAISÉES, CAR ON NE SE MASTURBE PAS ASSEZ

La masturbation ne te brise jamais le cœur.

Anonyme

Ne critique pas la masturbation,
c'est du sexe avec quelqu'un que tu aimes.

Annie Hall

LA MASTURBATION FÉMININE, L'ENNEMIE DES HOMMES

Dans le joyeux climat exposé ci-dessus, vous imaginez donc que la masturbation féminine n'était pas vraiment célébrée. Se lustrer l'asperge, se tirer le haricot, ou se taper une queue n'était d'ailleurs pas plus recommandé pour les hommes.

Il ne valait mieux pas se faire plaisir, car se titiller le clito rendait apparemment malade des pires symptômes, comme perdre la vue ! Perdre l'odorat ou l'ouïe ! En 1880, un certain docteur Pouillet publie un bouquin intitulé *De l'onanisme chez la femme*[1]. Selon le brave monsieur, la masturbation féminine était, je cite, « une souillure manuelle ». Il utilise aussi le terme « crime d'Onan » (sympa) ou encore « cheiromanie » ou « passion contre nature ».

Il explique dans son torchon comment « diagnostiquer la masturbation » à ses contemporains. Apparemment, un teint blafard, des yeux tristes et troubles, un regard fixe et hébété, une démarche chancelante, mais aussi « un caractère inégal et un chagrin porté jusqu'à la colère », un esprit obtus, l'amour de la solitude, et tout un tas d'autres trucs voulaient sans doute dire que tu n'étais qu'une sale petite branleuse !

Et si, par malheur, tu avais une vulve avec des lèvres apparentes, alors là ma vieille, laisse-moi te dire que tu étais dans une belle merde ! Une « croissance disproportionnée de l'appareil génital externe » ou encore « l'allongement et la sensibilité morbide du clitoris » voulaient dire que tu étais atteinte du vice de la masturbation. Tu étais alors COUPABLE de « manœuvres illicites » !!!

Ce qui te destinait donc à :

- Probablement devenir stérile.
- Et si tu ne l'étais pas, tu aurais de toute façon des enfants laids ! (Pas du tout en rapport avec les gènes tous pourris du daron.)
- Vivre une vieillesse prématurée. (Parfait, une opportunité en or pour l'industrie de créer des crèmes spéciales pour les grosses branleuses.)
- Avoir un cancer, et tout un tas d'autres merveilles ! (La liste est longue.)

Ah oui, j'allais oublier, te masturber voulait aussi très sans doute dire que tu étais une « tribade », synonyme de lesbienne. Mais oui, je viens de te dire que trop se masturber faisait, selon monsieur Pouillet, grandir le clitoris. Et dans la crétine tête des hommes de cette charmante époque, un gros clitoris voulait dire un petit pénis, et ces femmes allaient donc en pénétrer d'autres. (Panique à bord !) L'homosexualité féminine était donc une suite possible d'un trop-plein d'auto-érotisme !

Bon alors, face à cette sexualité féminine bien trop galère pour eux, qu'ont trouvé les hommes comme solutions ?

Ils ont trouvé deux façons de traiter « l'hystérie » (hystérie qui veut dire en grec « ce qui relève de l'utérus »).

Avant de continuer, j'aimerais quand même prendre un instant pour dire que nous n'avons toujours aucune pathologie clé en main pour parler de « ce qui relève de la bite ». Pourtant avec la tonne de viols, d'agressions sexuelles et autres petits cadeaux *made in* « bite-land », c'est tout de même quelque peu surprenant.

Je propose donc le terme de « pénystérie ».

- Définition : Névrose du mâle, débordement émotionnel qui se traduit par des insultes misogynes envers les femmes, ou par des crises pénystéro-sexuelles où le malade invoquera une « misère sexuelle » et des « pulsions », symptômes bythomanes avancés de sa maladie psychique. Les troubles pénystérieformes sont nombreux et ne se limitent guère à cette liste.
- Utilisation : « Le mec est complètement pénystérique. »

Merci de l'inclure d'urgence dans tous les manuels de médecine de France et de Navarre.

Fin de la parenthèse. Continuons. Nous en étions aux deux techniques inventées par les hommes pour enrayer l'hystérie chez les femmes.

Technique 1 : Coupez-le !

La « circoncision féminine ». Hop, radical ! Le bouton du plaisir de ces dames à la poubelle, vu que celui-ci était apparemment responsable de tous leurs maux : désobéissance, dépression, maladies diverses, etc. Ablation du clitoris. Clitoridectomie. Ça va bien les calmer ! On a tendance à croire que l'excision a été et est pratiquée principalement en Afrique, mais on se trompe. L'excision a été pratiquée en Occident, et ce jusqu'en 1945, dernière excision faite aux États-Unis sur une gamine de cinq ans qui se masturbait. Un certain Isaac Baker Brown, qui pratiquait ce type d'opération à la fin du dix-neuvième siècle, a tout de même été exclu de l'ordre des médecins. Non pas parce que ce petit père misogyne mutilait des femmes... mais parce qu'il opérait des femmes mariées sans demander l'accord de leur mari ! Pensez-vous bien, même ce clitoris du diable était propriété de l'homme ! Certains ne coupaient pas le clito mais avaient trouvé une autre parade : un petit coup d'acide dessus, et hop, les nerfs étaient bousillés ! Pensez-y quand vous bouffez des céréales Kellogg's, le créateur de cette marque de petit-déj, qui était médecin, a mis beaucoup de cœur à ce que les femmes ne se touchent plus la chatte...

Technique 2 : L'orgasme médical

Je préfère nettement la technique numéro deux. Alors là, ils ont fait fort, très, très fort !

Tu as bien compris que te toucher la minette dans ta chambre toute seule n'était pas une option et que si tu te faisais choper par tes parents ou ton mari, tu allais passer un mauvais quart d'heure, voire une mauvaise vie. Par contre, te faire toucher le clito par un médecin, ça, c'était O.K. À la fin du dix-neuvième siècle, des petits malins ont créé « l'orgasmothérapie ». L'orgasme dans ta chambre et l'orgasme « produit en situation clinique » n'avaient, selon eux, absolument rien en commun. (On a encore affaire à des génies !) Ils ont donc décrété que l'orgasme était « le point culminant de la crise hystérique » et était donc une façon d'apaiser la malade chronique. Bah ouais, ça ramenait grave du flouze, très, très lucratif comme business, donc la chronicité de la maladie arrangeait bien tout le monde, les médecins, mais aussi les « malades »...

C'était le début de la philosophie « l'orgasme comme médicament », philosophie qui prendra de l'ampleur au vingtième siècle avec le développement de la sexologie et le concept de « santé sexuelle ».

Je vous jure que je n'invente rien (franchement, on pourrait croire, tellement c'est hallucinant). Rachel P. Maines est une chercheuse qui a consacré dix ans de sa vie à retracer la pratique de « l'orgasmothérapie » et qui a écrit un livre intitulé *Technologies de l'orgasme : le vibromasseur, l'hystérie et la satisfaction sexuelle des femmes*[2].

Que vient faire le vibromasseur dans cette histoire, pourriez-vous me demander.

Que crois-tu ! Les médecins n'allaient quand même pas se faire chier à nous masturber avec leurs gros doigts maladroits. Faut pas rêver... Ils ont créé une technologie pour ne pas s'emmerder avec nos orgasmes. **Et c'est ainsi qu'à la fin du dix-neuvième siècle, le vibromasseur est né dans les cabinets médicaux.**

L'objet aurait été inventé chez nous en France, en 1878, à l'hôpital de la Salpêtrière, dans le service de Charcot, par un certain Félix Boudet, inventeur du « Vigoroux ». Les Anglais réclament la paternité du vibro et disent de leur côté que c'est Mortimer Granville qui a créé la bête.

Mais comment Rachel P. Maines a-t-elle découvert tout ça ? À la base, Rachel bossait sur son doctorat qui traitait de l'histoire du tricot, du crochet et de la broderie. Pour ça, elle feuilletait de vieux magazines féminins de la fin du XIXe et du début du vingtième siècle. Elle est tombée sur des pages de publicité pour des vibromasseurs datant de 1906, ce qui l'a intriguée. Elle a décidé de se lancer dans des recherches à ce sujet, et à la publication de ses premières recherches en 1986, elle s'est fait virer de l'université Clarkson aux États-Unis, où elle bossait…

Elle découvre alors qu'avant d'être progressivement disponibles à l'achat grand public, les vibromasseurs étaient l'apanage des médecins, qui les utilisaient dans un cadre clinique pour traiter l'hystérie des femmes. On parlait de « massages gynécologiques ».

« L'orgasme était alors une sorte de médicament naturel pouvant être produit par des moyens artificiels et permettant de soulager des troubles nerveux[3] », écrit-elle.

Les médecins développent aussi les « cures thermales » (maintenant, tu comprends pourquoi ta mère adore les thalassos !) avec le concept des « douches pelviennes » (énorme jet qui vient titiller les parties intimes), un énorme succès chez les bourgeoises… (Tu m'étonnes !)

Michel Foucault, philosophe français connu pour avoir pondu plusieurs livres sur la sexualité, écrira : « L'hystérisation du corps de la femme a servi à protéger et à étager les définitions androcentriques de l'épanouissement sexuel[4]. »

Au lieu de remettre en question leur façon de faire, de peut-être songer à remettre en cause la sacro-sainte pénétration (en 1906, le sexologue suisse Auguste Forel estime dans son livre *La Question sexuelle* la durée moyenne du coït à trois minutes…), les hommes ont préféré ne pas se regarder eux-mêmes, et ont rejeté la faute sur les femmes, faisant de la sexualité des femmes une pathologie, qui pouvait donc être guérie, ou du moins soulagée, par l'utilisation du vibromasseur dans le cadre médical, vu que les femmes n'étaient pas autorisées à se soulager toutes seules.

« Nier que les femmes ont des désirs érotiques innés, cela revenait à sauvegarder les capacités sexuelles de l'homme. Quoi qu'il fasse, cela devait suffire. Elles n'en demanderaient pas plus. Si oui, on la traitait d'hystérique et on l'envoyait consulter un médecin, ce qui présentait le double avantage de ne pas léser l'amour-propre de son partenaire sexuel et de préserver la norme androcentrique de la pénétration, condition de l'orgasme masculin[5] », écrit Rachel P. Maines. « Les conséquences de l'absence d'orgasme chez la femme et la nécessité de préserver un ordre patriarcal de la reproduction fondé sur le modèle androcentrique de la sexualité seraient la cause des pathologies fonctionnelles et mentales des femmes, et la production des orgasmes en situation clinique serait apparue, depuis longtemps, comme le remède permettant de préserver l'hégémonie masculine[6]. »

Mais les vibros vont se démocratiser, vont commencer à être vendus par correspondance et les médecins vont rapidement perdre le monopole. La pratique médicale va finir par être condamnée et classifiée comme viol sur patientes. À aucun moment de l'histoire on ne considéra les médecins rémunérés pour leurs services sexuels comme des prostitués...

Bien heureusement, depuis, les femmes se masturbent désormais librement et toutes seules ! Une étude IFOP[7] datant de 2019 rapporte que 76 % des femmes admettent s'être déjà masturbées au cours de leur vie contre 19 % en 1970. En l'espace de près de cinquante ans, la proportion des femmes déclarant s'être livrées à la masturbation a été multipliée par quatre. Quarante-trois pour cent des Françaises admettent avoir déjà utilisé un vibromasseur, lorsque seulement 9 % l'avouaient en 2007. Il faut dire que la série *Sex and The City* est passée par là et n'y est pas pour rien... Lorsqu'en 1974, le film à succès *L'Exorciste* montrait une masturbation féminine démoniaque avec un crucifix. Il n'y a encore pas si longtemps, les femmes ne parlaient pas de masturbation féminine. J'ai souvent entendu des femmes dire des trucs comme « J'ai ce qu'il me faut à la maison » en parlant de leurs mecs comme si l'un empêchait l'autre, ou des choses comme « Non, c'est dégueulasse, je ne suis pas frustrée comme ça, moi ! ». La culpabilisation des époques passées est restée et est toujours présente, notamment pour les femmes qui ont grandi dans des familles religieuses.

C'est dans les années 1970 que la masturbation a été promue comme outil d'émancipation pour les femmes. Betty Dodson, autrice du livre *Liberating masturbation*[8], était une activiste féministe new-yorkaise qui organisait des « groupes de masturbation » pour les femmes. Elle pensait que le pouvoir des femmes résidait dans leur capacité à ressentir du plaisir, et que la libération sexuelle accélérait la libération des femmes tout court. Dans ses ateliers, qui étaient considérés comme des « temples du plaisir », les femmes étaient nues, en cercle. Elle encourageait les femmes à se montrer leurs vulves pour se décomplexer mutuellement, dans une grande expérience de sororité. Elle proposait ensuite « des masturbations guidées ». Elle aurait guidé plus de cinq mille femmes à l'orgasme, en leur apprenant des techniques de stimulation génitale, des mouvements pelviens, et des respirations.

Je sais que cette expérience a l'air hautement perchée et hyper *seventies*.

Mais vous savez quoi ?

J'ai eu envie de vivre une expérience similaire.

EMBODIED FEMININE SELF-CARE ET SORORITÉ ÉROTIQUE

Pour écrire ce livre, j'ai eu envie de m'éloigner de ma vie de Parisienne et j'ai pris un billet pour une île en Thaïlande, Koh Pha Ngan. Il s'agit d'une île connue pour la *Full Moon Party*, mais il existe toute une partie un peu plus confidentielle de l'île, un peu hippie, centrée sur le bien-être, le yoga et... le tantra ! Commencer ma recherche pour un livre sur la sexualité féminine sur une île connue pour ses cours de tantra, une philosophie hindouiste qui a une composante sexuelle, me paraissait une bonne idée pour me sentir inspirée. Sur cette île, il y a tous les jours un tas de workshops et, pour vous la faire courte, j'ai vite atterri dans un workshop de « *Embodied feminine self care* » au « Jade Temple », un lieu réservé uniquement aux femmes, ouvert par trois femmes, Hilary Kimball, Namjai Plenty et Imaya Renee. La salle se trouve en pleine nature, dans la jungle thaïlandaise.

Il est 19 heures. Il fait nuit. La lumière est tamisée, il y a des bougies. Nous sommes environ dix femmes qui ont entre vingt et cinquante-cinq ans. Hilary nous demande de nous asseoir en cercle. Mais avant ça, nous sommes toutes invitées à attraper un pot d'huile de coco sur l'étagère et à le poser devant nous... Et si nous ne sommes pas en jupe, à attraper un paréo et à le mettre autour de soi afin de « préparer son espace ».

Hilary nous demande de nous présenter en donnant notre prénom.

- *How is your yoni doing ? What would she say ? Give her a voice.* (« Comment va votre yoni ? Que dirait-elle ? Donnez-lui une voix. »)

L'atelier commence par une petite séance de méditation guidée. Puis Hilary nous demande de nous faire un câlin à nous-mêmes. De se prendre soi-même dans ses propres bras, de se caresser doucement les bras, de s'effleurer, de s'auto-câliner, s'auto-aimer.

- Touchez-vous comme vous aimeriez qu'on vous touche, soyez votre meilleure amante, rencontrez votre amante intérieure. Donnez-vous toute la douceur du monde, dit-elle.

Je me caresse les bras avec le bout des doigts, mes petits défauts de peau, mes imperfections ressortent. Je frissonne, c'est agréable. Je ne sais pas combien de temps ça dure, je suis absorbée par la douceur que je m'apporte à moi-même. Soudainement, je ressens une grosse émotion inattendue. Je me mets à pleurer, j'ai des larmes qui roulent sur mes joues.

Je réalise que personne ne me touche comme ça. Pas avec cette patience-là. Avec ce niveau de détails. J'ai déjà ressenti les détails de la peau de mes ex, mais eux, ont-ils été si attentifs à ma peau ? Je ne crois pas. J'ai de la peine que personne ne s'intéresse à ma peau si précisément.

Hilary, avec sa douce voix, nous invite à nous toucher la poitrine. On enlève nos soutifs. Je me sens hyper en sécurité, entourée par toutes ces femmes. Je trouve ça beau cette communion sensuelle. Je presse la bouteille d'huile de coco devant moi et je m'en étale sur la poitrine en la malaxant. C'est hyper agréable et c'est vrai que je ne prends jamais le temps de me toucher la poitrine. Je regarde les poitrines des autres femmes, toutes si différentes, toutes particulières et je me dis qu'on nous arnaque bien à ne nous montrer qu'un seul modèle de seins partout. Que les coques de soutiens-gorge nous formatent alors que nos poitrines sont comme nos visages, loin d'être uniformes. Hilary nous montre une technique de massage des seins et nous demande d'aller doucement.

– **Nourrissez votre poitrine, dit-elle.**

Hilary nous invite à respirer jusque dans les ovaires, c'est ce qu'on appelle « la respiration ovarienne » dans la pratique du tao de la femme (le tao est une philosophie chinoise), puis on respire jusque dans sa yoni. On inspire, puis on expire. On est invitées à expirer avec un son de relâchement. Au début, je ressens de la honte. Je ne vais quand même pas faire des bruits qui ressemblent à des soulagements ou à des gémissements. Mais tout le monde s'y met, Hilary la première, ce qui décomplexe tout le monde. C'est un concert d'expirations féminines. Je n'arrive pas à savoir si je trouve ça hilarant, car j'ai envie de rire, peut-être un peu nerveusement, ou si je trouve ça érotique.

Puis Hilary nous invite à nous allonger, les jambes vers le mur. Nos têtes sont au centre du cercle, les jambes vers l'extérieur. Sous la jupe ou le paréo, on se masse le ventre, puis le pubis. On se masse l'extérieur du sexe. Je me masse sans but. C'est agréable de ne pas avoir de but, de juste se redécouvrir, car dans une masturbation « classique », il y a généralement l'objectif de l'orgasme et par conséquent, on ne passe pas par quarante chemins, on n'est plus vraiment curieuse de soi-même une fois qu'on sait comment se faire jouir. Je ressens une tension dans mes lèvres extérieures. Je masse. Je me masse l'intérieur des cuisses. Mont de Vénus. Clito. Muscle. Anus.

Hilary nous invite à prendre notre œuf de jade. Le « yoni egg ». Au début du cours, j'ai acheté un œuf en pierre verte, car je savais que le cours reposait sur cette pratique. Cet œuf vient de la tradition chinoise du tao. On dit qu'il était utilisé en Chine ancienne par les femmes dans le but de fortifier les muscles du périnée, d'éviter les descentes d'organes et de développer une sensibilité vaginale.

Hilary nous demande de présenter l'œuf à nos yonis, tout en faisant des rotations du bassin sans forcer l'entrée. Très vite, mon vagin gobe l'œuf, l'œuf disparaît à l'intérieur. Heureusement il y a un fil, sinon je l'aurais perdu. Je ne le sens pas. Cette insensibilité me stresse. J'essaye de contracter mon vagin autour, je ne le ressens pas énormément au début.

C'est une vraie méditation corporelle, je médite, concentrée sur cet œuf niché au centre de moi-même. Hilary nous fait faire des visualisations, nous devons imaginer que notre yoni peut aspirer l'énergie de la jungle.

Elle nous dit de demander à notre yoni si elle a quelque chose à nous souffler, une sagesse à nous transmettre.

Hilary nous demande de nous retourner, le ventre sur la terre, la yoni contre le sol. C'est la fin de la session. Je retire l'œuf. Avec le fil, je tire doucement et l'œuf sort tout seul. J'ai l'impression d'être une poule qui a pondu un œuf. Dans ma main, il est tout chaud. J'envie à ce moment-là la chaleur que doivent ressentir les pénis. On se met en tailleur, on est toutes seins nus, avec nos paréos. On remet nos soutifs.

Je profite de la fin du cours pour discuter avec Hilary Kimball, la « facilitatrice » de la session. Elle me dit que le futur du féminisme est selon elle l'« *embodiement* » (la cognition incarnée), qu'il faut que les femmes retrouvent le pouvoir dans leurs corps, qu'elles redescendent dans leurs yonis. Elle pense qu'on vit un féminisme trop intellectuel, pas assez corporel.

La philosophe Camille Froidevaux-Metterie rejoint aussi le propos : « L'émancipation n'est pas synonyme de désincarnation. Les féministes ont longtemps eu du mal à penser le corps des femmes autrement que comme un vecteur d'aliénation qui les enferme[9] », dit-elle. Elle explique qu'on a invisibilisé et déconsidéré la corporéité féminine.

À travers cette session et les très nombreuses autres qui ont suivi et auxquelles j'ai participé avec beaucoup de joie, j'ai réalisé une chose : **la sororité entre femmes passera par le corps, pas par la tête**. J'ai enfin compris le mot « sororité ». Jusque-là, ce concept ne vivait que dans mon esprit, comme un fantasme, quelque chose que je n'avais jamais vraiment expérimenté, mais dont nous rêvons toutes dans cette révolution féministe sans tout à fait savoir comment le manifester.

« Sororité » est un véritable *buzzword* à T-shirts « capitalisto-féministes », mais ce n'était alors qu'un mot, ce n'était pas encore une émotion, le sentiment hyper profond que j'ai vécu à travers ces sessions. **Et là, en étant nues, en se retrouvant à pleurer, à mettre le doigt sur des choses douloureuses, des traumatismes sexuels, sur la honte de nos corps, sur le manque d'amour de nous-mêmes, en regardant le corps de ces autres femmes, si différents du mien, mais si beaux, chacun dans son style… j'ai compris. J'ai ressenti de l'amour et de la compassion dans mon cœur pour chacune d'entre elles. En regardant le corps de ces femmes se soulever dans les larmes, parfois dans le plaisir. En écoutant**

leurs râles… en regardant les poils autour de leurs tétons, en regardant la forme de leurs vulves (*yoni gazing*), je me suis dit que le raté du féminisme est que ce n'est pas un féminisme vécu dans nos corps. C'est un féminisme vécu uniquement dans nos têtes.

Le chemin des femmes doit être de revenir dans leur corps. Nos corps ne nous appartiennent pas tout à fait dans cette société. Nous conceptualisons dès l'adolescence que nous sommes un corps de plaisir… mais pas pour nous-mêmes, pour les hommes. On peut tout déconstruire intellectuellement, et nous sommes en train de le faire, mais j'ai réalisé que ça ne suffira pas.

« ***Drop the story and find the feeling*** » (« Oublie l'histoire que tu te racontes et concentre-toi sur le ressenti »), dit la moine bouddhiste Pema Chödrön. Nos traumatismes sont stockés dans nos corps.

Et cette sororité, on la retrouve quand on se retrouve entre femmes, avec nos corps de femmes, loin de tous les artifices de la féminité et qu'on se met à nu. Métaphoriquement et physiquement. On retourne à « la femme sauvage » et on observe le sauvage des autres femmes autour de soi. Voir d'autres femmes nues, d'autres seins, d'autres vulves, d'autres femmes jouir… soigne !

On se dit :
- Mais putain de merde, je ne mettrai plus jamais de soutif, c'est normal de ne pas avoir les seins ronds !
- Mais putain de merde, ma chatte est tout à fait normale, elle est peut-être différente, mais c'est magnifique cette diversité.
- Mais putain de merde, c'est parce qu'on n'ose pas être nues et vulnérables devant d'autres femmes que le patriarcat arrive à nous *brainwasher*… et à nous faire nous détester.

Nous avons perdu le lien corporel entre femmes. Se laver les cheveux, se masser, aller au hammam, s'épiler entre nous (bien que l'épilation soit critiquable). Toutes ces activités sont externalisées et les industries s'en sont emparées. **Le lien social corporel entre femmes a été cassé, cette collaboration sensuelle doit être retrouvée et remplacer la compétition.**

L'un des plus gros problèmes « invisibles » du patriarcat est la perte d'identification aux autres femmes. Ce qui permet d'isoler les femmes, qui ne constituent donc pas un socle commun, et qui se dénigrent les unes les autres.

« Le signe ultime que les femmes acceptent leur colonisation et qu'elles acceptent la domination des hommes est quand elles sont d'accord avec l'idée de fliquer les autres femmes et de s'assurer de la conformité de leurs filles, sœurs, amies, etc. Au lieu de trouver refuge dans la solidarité et la sympathie mutuelle entre femmes de par leur statut d'oppressées, le besoin urgent d'attirer la sympathie et la protection des hommes fait que les femmes deviennent compétitives. Elles se voient comme des rivales et deviennent hostiles les unes avec les autres[10] », écrit Anne Summers dans son livre *Damned whores and God's police*.

La fraternité des hommes existe au sein de la corporalité. Le sport. L'armée. La fraternité ne vit dans pas le monde des intellos, mais à travers le corps. Dans quelque chose de plus sauvage, primaire, sensuel.

Et puis quand on arrive à retrouver le plaisir dans son corps, quand on arrive à comprendre que nos corps, qu'importe leurs formes, sont capables de plaisir, on se dit que plus jamais, plus jamais, jamais, on ne couchera avec quelqu'un qui nous utilisera. Colette disait dans son livre *La Retraite sentimentale* : « Moi, c'est mon corps qui pense. Il est plus intelligent que mon cerveau. Il ressent plus finement, plus complètement que mon cerveau. Quand mon corps pense… tout le reste se tait. À ces moments-là, toute ma peau a une âme[11]. »

Dans le livre *L'Éveil de la femme à la sexualité tantrique*, Shakti Mari Malan explique qu'à l'époque des tribus (c'est un peu vague comme « époque », elle ne précise pas… mais passons), « les vieilles femmes prenaient les jeunes filles à part et leur enseignaient les mystères du corps féminin. Puis elles les encourageaient à se faire l'amour à elles-mêmes et à explorer leur sexualité avec émerveillement, vénération et respect[12] ».

Elle ajoute : « L'étape suivante dans le rituel d'initiation sexuelle consistait pour les filles à explorer mutuellement leur corps. De cette façon, elles arrivaient à mieux connaître le corps de la femme. Elles développaient ainsi une profonde compréhension de la forme féminine, du flux en rondeurs et ondulatoire de la sexualité féminine. Les femmes entraient donc dans leur vie sexuelle avec ce lien de soutien et de sororité, au lieu de la compétition qui s'est développée dans le patriarcat[13]. » Les femmes couchaient seulement ensuite avec des hommes.

Entre femmes existe aussi ce que l'autrice Clarissa Pinkola Estés appelle **« le rire sexuel »** dans son livre *Femmes qui courent avec les loups*[14]. Elle dit qu'il existe un aspect de la sexualité féminine qu'on appelait dans l'Antiquité l'obscénité sacrée. Elle donne l'exemple du mythe de Baubô, une déesse de la mythologie grecque, qui par son humour sexuel réussit à faire en sorte que Déméter, la déesse de la Terre, qui avait perdu sa fille Perséphone (et qui, par conséquent, se laissait dépérir avec la Terre), sorte de sa dépression et retrouve son enfant ! Baubô avait une vulve à la place de la bouche et des mamelons à la place des yeux. « Elle s'avança vers Déméter d'un pas dansant, en ondulant ses hanches d'une façon qui évoquait l'acte sexuel et en agitant les seins. Quand Déméter la vit, elle ne put empêcher un léger sourire de naître sur ses lèvres[15]. » Puis ce fut le fou rire, et ce rire lui donna l'énergie de récupérer sa fille et ainsi la Terre fut sauvée ! « **Le rire sexuel est un aspect de la sexualité féminine, un aspect physique, primitif, passionné, vitalisant donc excitant !** » Les hommes ont bien compris le lien, d'où le dicton « femme qui rit, femme dans mon lit ! ».

Alors, soyons obscènes et déployons toutes ensemble, en chœur, notre plus grand rire sexuel !

SEXSHOPS FÉMINISTES ET CLITORACIE

Cette bisensualité, cette sororité érotique, s'est de toute façon organisée autrement… À travers la vente de sex-toys ! Du moins, c'est dans ces termes que Dell Williams, la première Américaine à avoir ouvert un sex-shop féministe, en parle.

Dans son livre *Vibrator Nation*[16], l'autrice Lynn Comella raconte qu'en 1974, Dell Williams, cinquante-deux ans, participe à l'un des workshops sur la masturbation de la New-Yorkaise Betty Dodson dont je vous ai parlé précédemment. Elle y découvre le (vibro) masseur Hitachi, elle est conquise. Elle veut s'en procurer un. Mais comment faire ?

Aller dans un sex-shop glauque dans un quartier rouge entourée d'hommes prêts à choisir un porno à acheter ? Non. Ce type d'appareil est aussi vendu comme « masseur » dans des magasins comme Macy's, équivalent américain des Galeries Lafayette. Elle finit par en acheter un chez Macy's, elle est honteuse et gênée devant le vendeur. Elle se dit qu'elle aurait préféré acheter cela à une femme.

C'est ainsi qu'elle se lance. Elle crée un catalogue de vente à distance avec deux vibromasseurs et le livre de Betty Dodson et place une annonce dans le magazine féministe *Ms*.

« Livres qui libèrent et vibromasseurs pour la femme sexuellement libérée », peut-on lire sur l'annonce. Les commandes fusent, le succès est au rendez-vous, alors en 1979, elle ouvre une boutique à New York, *Eve's Garden*. Les mâles-baisées ont décidé de se baiser elles-mêmes et d'amener les outils aux autres femmes pour faire de même.

Dell Williams croit à la libération par l'orgasme, elle pense que les femmes qui ont des orgasmes pourront changer le monde. Elle est inspirée par le psychanalyste Wilhelm Reich, le créateur de la « sexologie humaniste », auteur du livre *La Fonction de l'orgasme*[17]. En 1927, pré-révolution sexuelle, celui-ci entreprend d'importer à la sauce occidentale des concepts sexuels venus d'Orient (taoïsme, tantrisme).

Il explique qu'il existe une connexion entre l'énergie sexuelle et l'énergie de vie et pense avoir découvert « l'orgone », une énergie de vie électrique qui serait produite par la sexualité et par l'orgasme. Comme ses prédécesseurs qui avaient voulu rayer les maladies des femmes par l'utilisation du vibromasseur, lui aussi croit que jouir est la clé de la santé.

Dell Williams reprend donc cette idée à la béchamel féministe et se met à penser que le manque de pouvoir des femmes dans la société est directement lié à la répression sexuelle et que donc, pour se débarrasser du patriarcat, les femmes ont besoin de regagner le pouvoir sur leur sexualité. L'idée : si tu as des orgasmes dans ta vie, tu as du contrôle sur ta vie ! Les femmes qui jouissent changeront le monde !

L'universitaire Sheila Jeffreys a beaucoup critiqué cette approche qu'elle appelle « politique de l'orgasme » : « L'enthousiasme pour l'accomplissement d'une vie sexuelle féminine a été si loin que certaines féministes ont confondu la libération sexuelle avec la libération politique des femmes[18] », écrit-elle dans son livre *Anticlimax*.

Elle critique cette approche qui demande aux femmes d'être forcément enthousiastes à l'idée de la sexualité, tout en la marchandisant. Lorsque dans son opinion, devenir des femmes libres du patriarcat voudrait plutôt dire se battre contre la prostitution, le porno et tout ce qui rend les femmes esclaves sexuelles de la domination masculine. **Pour Jeffreys, « le big O. » n'est pas la solution magique à l'émancipation des femmes et crée même une forme d'aveuglement consumériste et capitaliste qui pousse les femmes dans le sens inverse.**

Dell Williams voit les choses tout à fait différemment et dit faire du « *retail activism* ». Sa boutique devient un lieu d'éducation sexuelle féministe et les sex-toys ne sont pour elle qu'un prétexte. Elle ne vend que des vibromasseurs, pas de godes. C'est aussi le cas de *Good Vibrations*, un autre sex-shop créé par Joani Blank à San Francisco, qui mettra du temps à vendre des godes, car à travers leurs boutiques, ces femmes essayent de faire tomber la phallocratie au profit de la clitoratie.

Clitoratie dont la reine est Anne Koedt, une féministe radicale de la scène new-yorkaise, qui publie *Le Mythe de l'orgasme vaginal*[19] en 1968. Elle explique qu'il n'existe que l'orgasme clitoridien et que l'orgasme vaginal n'est qu'une légende faite pour servir les hommes. Selon elle, le vagin n'a pas de sensibilité. Tout orgasme n'est qu'une extension de l'orgasme clitoridien, ce qui rend donc l'homme sexuellement facultatif.

Son idée ne vient pas de nulle part. Elle s'appuie sur des travaux qui ont été faits en amont. En 1966, les chercheurs William Masters et Virginia Johnson publient un livre qui résume neuf années de recherche sur la sexualité humaine : *Human sexual response*[20]. Ils ont observé mille deux cents personnes dans leur laboratoire faire plus de dix mille actes sexuels, allant du coït à la masturbation solitaire. Leur idée est de regarder comment le corps réagit à l'excitation. Ils décryptent l'orgasme en quatre phases : l'excitation, la phase en plateau, l'orgasme et la résolution. L'orgasme féminin est observé scientifiquement et ils se rendent compte de la fonction cruciale du clitoris dans la réponse érotique des femmes. Ils mettent aussi en évidence que les femmes peuvent avoir des orgasmes multiples.

Si la plupart des féministes sont enthousiastes quant aux trouvailles du couple, l'universitaire Sheila Jeffreys nous rappelle que ces chercheurs avaient tout de même une vision phallocentrée et patriarcale de la sexualité. En 1970, ils présentent leur programme de thérapie pour les dysfonctionnements sexuels tels que l'éjaculation précoce, l'impuissance, le vaginisme et la frigidité féminine. Cette thérapie « pratique » impliquait des pratiques sexuelles dans le couple. Mais si la personne était toute seule et si c'était un homme, on lui proposait de faire sa thérapie accompagné d'une prostituée. Tandis qu'à l'inverse, rien de tel n'était proposé pour les femmes. Pas de thérapie pour les femmes seules ! Pour se justifier, le duo expliqua que coucher avec un homme prostitué ne serait pas possible pour les femmes, car cela ne pouvait pas entrer dans leur système de valeurs.

En 1953, bien avant Masters et Johnson, le chercheur en sexologie Alfred Kinsey avait déjà dit dans son livre *Le Comportement sexuel de la femme*[21] que l'orgasme vaginal n'existait pas. À la suite d'entretiens avec six mille femmes, il décrète que l'orgasme vaginal est une « impossibilité biologique », une exception. Kinsey n'est pas un petit inconnu, c'est un pionnier, le premier à mener de grosses enquêtes sur la sexualité humaine. Il crée le Kinsey Institute qui est reconnu d'utilité publique par les Nations unies. Ce qu'il dit a l'effet d'une bombe, car dans les années 1950, quand on parlait de sexualité, on parlait principalement d'« hygiène conjugale ».

Le pro des conseils en « science de la conjugalité » était alors Havelock Ellis, qui est considéré comme l'un des fondateurs de la sexologie. En 1913, il écrit dans son livre *Love and pain* : « Nous devons admettre que le plaisir à manifester son pouvoir sur une femme en lui infligeant de la douleur est le résultat et le vestige du processus primitif de parade nuptiale, et un composant presque ou tout à fait normal de la pulsion sexuelle chez l'homme[22]. »

Autant vous dire que pour lui, la pénétration n'était pas discutable, car « le plaisir des femmes est passif ». Au cours du vingtième siècle, de nombreux manuels consacrés à la sexualité et au mariage reprendront ses idées, c'est pourquoi l'apport d'Alfred Kinsey sera très important pour venir casser son délire.

Quelques années après la sortie du *Mythe de l'orgasme vaginal*, Shere Hite sort son *Hite Report*[23] qui lui aussi parle de sexualité féminine et de masturbation. Sur trois mille cinq cents femmes, la grande majorité expliqueront qu'elles jouissent par masturbation clitoridienne. **Seulement 1,5 % des femmes diront se masturber par insertion vaginale.**

Mais les femmes disent tout de même désirer être pénétrées dans le cadre d'un rapport sexuel avec un homme. **Certaines femmes parlent de « l'appel du vagin ».** « Je ressens un besoin urgent de l'envelopper profondément en moi », dit une femme. « Je me sens vide sans pénétration après avoir eu le clitoris stimulé. Mon vagin crie qu'il veut être rempli », dit une autre.

C'est pourquoi, dans le monde des sex-shops féministes, il y a eu un véritable débat autour des godes, notamment chez les lesbiennes féministes. Certaines pensaient que les *dildos* ne devaient pas être vendus, car trop patriarcaux, lorsque d'autres pensaient au contraire qu'en tant que lesbiennes, leur plaisir vaginal était totalement décorrélé de la domination masculine. En 1973, dans *Lesbian Nation*[24], Jill Johnston dit qu'elle n'a jamais trouvé son vagin insensible et que les femmes hétéros ont dû inventer cette histoire pour ne plus avoir à baiser avec leurs maris.

Tout ça n'est pas sans rappeler les théories de Freud. Quand, à l'adolescence, on se demandait entre copines « tu es plutôt clitoridienne ou vaginale ? », le monde et les magazines féminins étaient encore sous influence de ce bon vieux Sigmund !

En 1931, Freud expliquait au monde que le clitoris était masculin, car érectile. Selon lui, la masturbation clitoridienne était liée à l'enfance. La petite fille se masturbe le clitoris, comme un homme se masturbe le pénis. Mais tôt ou tard, il faudra bien qu'elle devienne femme et seul l'orgasme vaginal le lui permettra. La petite fille veut être un homme, mais quand celle-ci se rend compte que son clitoris ne sera jamais une grosse bite, alors si elle est saine, elle lâche l'affaire et elle écarte les jambes !

« La femme reconnaît le fait de sa castration et par là même également la supériorité de l'homme et sa propre infériorité, mais elle se révolte aussi contre cet état de choses déplaisant[25] », écrit-il.

« La fillette, effrayée par la comparaison avec le petit garçon, se trouve alors mécontente de son clitoris, renonce à son activité phallique et par là à la sexualité en général ainsi qu'à une bonne part de sa masculinité dans d'autres domaines[26]. »

En gros, se toucher le clito, c'est un truc de grosse gamine, c'est immature, lorsque se prendre une bite et aimer ça, c'est un truc de femme.

« Humiliée dans son amour-propre par la comparaison avec le garçon tellement mieux pourvu, elle renonce à la satisfaction masturbatoire par le clitoris[27] », écrit Freud.

Franchement, il me donne envie de rire tellement il est maboul, celui-là ! Le psychanalyste incapable de se regarder lui-même, le psychanalyste aveugle à sa propre misogynie et au système patriarcal qu'il entretient… Lucidité 0 % !

Franchement, on a encore affaire à un génie ! Les hommes ne cesseront jamais de m'épater. Pendant des décennies, quand les femmes ne kiffaient pas au lit, les hommes ont pu leur dire que c'était donc de leur faute ! « Femme-enfant, il faut grandir ! » J'espère franchement que des hommes apportent régulièrement des fleurs sur sa tombe pour le grand service qu'il a rendu à leurs petits egos. (Adresse : cimetière de Golders Green, Londres.)

Le drame, c'est que ce vieux Freud a réussi à convaincre bien des femmes de ces conneries. C'est le cas de la princesse Marie Bonaparte. La malheureuse kiffait se masturber, mais n'arrivait pas à jouir quand elle couchait avec le prince Georges. Elle se pensait donc frigide et a fait déplacer son clitoris par un chirurgien… dans son vagin. Évidemment, ça n'a pas marché.

J'avoue qu'avant de réfléchir profondément à ce sujet, je m'étais déjà dit, moi aussi, dans ma jeunesse : « Quelle malchance anatomique que la partie la plus sensible du clitoris des femmes ne se situe pas dans le vagin ! Ça serait tellement plus simple pour nous de jouir pendant la pénétration ! C'est tellement injuste et plus galère, pour nous les femmes ! »

Et puis j'ai réfléchi. Et j'ai découvert qu'à l'inverse, la nature est extrêmement bien conçue ! La contraception est un concept créé par les humains pour que la femme ne tombe pas enceinte. Avant que la contraception existe, chaque pénétration portait le risque de concevoir un enfant. Le clitoris ne se trouve pas dans le vagin (bien qu'il l'entoure), car la nature a créé le corps de la femme pour que celle-ci... puisse prendre du plaisir sexuel sans être menacée par une grossesse ! La nature a offert la possibilité aux femmes de jouir librement, sans limites et sans risque d'avoir un enfant, avant même que la contraception soit commercialisée. Nos clitoris ont toutes les raisons d'être là où ils sont. Mais nous vivons dans une société si phallocentrée que nous l'avons oublié.

Ce qui est tout de même surprenant, c'est que Marie Bonaparte, qui s'est fait avoir, avait pondu un mémoire sur l'excision ! Elle serait apparemment la première à parler « d'excision psychique ». Par conséquent, je ne saurais dire si nous avons affaire à une aliénée ou à une grande aventurière !

D'ailleurs, attention, quand vous allez voir un psychanalyste ! L'école freudienne est encore très en place en 2021 et certains thérapeutes fans de Freud croient encore dur comme fer à toutes ses imbécilités. Vous ne me croyez pas ? Allez jeter un œil au documentaire *Le Phallus et le néant* de Sophie Robert, qui a interrogé dix-huit psychanalystes freudiens et lacaniens... « La femme n'existe pas, la femme c'est un trou, le sexe féminin est invisible[28] », peut-on entendre.

Bon, heureusement, certaines femmes psychanalystes se sont opposées aux aberrations de Freud, mais bien sûr, on ne les connaît pas trop. Comme Karen Horney, qui fut la première à dire « *fuck off* » à sa théorie phallocentrée, à dire que les femmes ne rêvaient en aucun cas de pénis, mais que par contre les hommes avaient « des envies de ventre », car ils étaient jaloux de la capacité des femmes à développer la vie. La psychanalyste Antoinette Fouque suivra aussi cette théorie. « Je pense que toute la théorie de Freud est habitée par son envie d'avoir un utérus[29] », dit-elle. Luce Irigaray et Melanie Klein s'opposeront aussi.

Malheureusement, la thérapie ou psychanalyse féministe est un courant qui reste totalement anecdotique comparé à l'influence des courants des patriarches que sont Freud, Lacan ou Jung. Et non, le féminisme n'est toujours pas un module des cours de psychologie, de psychiatrie ou de psychanalyse...

Certaines féministes parlent de « psychopression ». Si l'on prend la peine de s'intéresser trois minutes à comment l'histoire des femmes et l'histoire de la psychiatrie s'entremêlent avec la création de maladies 100 %

féminines telles que l'hystérie, la nymphomanie, etc., on décèle très vite un petit problème...

Comment peut-on continuer à croire qu'on peut aider une patiente sans être capable de l'aider à prendre conscience de la société patriarcale qui nous impacte toutes jusque dans les moindres recoins de nos vies ? Comment faire confiance à des psys qui ne sont pas formés à comprendre le contexte sexiste et les stéréotypes de genre de nos sociétés ?

Pareil pour la sexothérapie... de nombreux sexothérapeutes qui n'ont pas de formation féministe iront dire à des femmes qui souffrent du fait que leurs mecs regardent sans cesse du porno qu'elles devraient « passer au-dessus », au lieu de les rassurer sur le fait que leur réaction est peut-être bel et bien saine, et les pousseront même à regarder du porno si elles n'ont pas assez de libido, sans avoir aucune culture sur le sujet de la production pornographique, de la traite des femmes, etc. Sans oublier les gynécos à l'ouest qui refilent des « crèmes anesthésiantes » aux femmes qui souffrent de vaginisme, car bien entendu, dans leurs petites têtes, aucun homme digne de ce nom ne pourrait rester avec une femme qui n'est pas apte à cet acte...

« Il y a tellement de harcèlement sexuel et de violence sexuelle envers les femmes que c'est presque extraordinaire que les femmes veuillent des relations sexuelles hétéros sous ces conditions. Et la sexothérapie, comme discipline, ignore ce contexte. Elle n'intègre pas la menace constante de violences sexuelles dans laquelle les femmes vivent, elle ne comprend pas les relations inégales entre hommes et femmes[30] », dit Meagan Tyler, autrice de *Selling sex short*[31].

C'est pour ça que finalement, les sex-shops féministes, c'était franchement peut-être pas si mal, un bon moyen d'informer les femmes autrement. Les créatrices mettaient un point d'honneur à ne pas vendre de la merde comme des crèmes qui resserrent le vagin ou des teintures pour avoir le trou de balle plus clair et tentaient d'éduquer les femmes sur l'impact que peut avoir le patriarcat dans la sexualité.

« On agit avec la croyance que l'exploration sexuelle donne de la force aux gens. S'acheter un gode ou un vibro ne changera pas le monde, mais agir dans l'intérêt de tes propres désirs te changera peut-être[32] », expliquent les fondatrices de *Babeland*, troisième sex-shop féministe ouvert aux États-Unis.

Cette idée de « sororité érotique » dont je parlais au début, les fondatrices de *Babeland* l'ont connue. Joan Blank de la boutique *Good Vibrations*, le deuxième sex-shop féministe, avait créé un programme pour apprendre à d'autres femmes comment ouvrir des sex-shops féministes. Elle n'avait pas créé de licence, la relation du féminisme au capitalisme étant compliquée, elle donnait son savoir gratuitement, car elle voulait sincèrement que ce genre d'endroit puisse ouvrir partout aux États-Unis.

Mais le rêve d'un écosystème de commerces féministes autour de la sexualité n'a évidemment pas pu durer. Les sex-shops en ligne se sont développés et bientôt, voyant que les sex-shops féministes cartonnaient, des grosses boîtes dirigées par les mêmes hommes qui, au début, devaient chouiner de peur que les godes remplacent leur pénis à tout jamais, se sont mis à vendre eux aussi des sex-toys pour femmes. *Good Vibrations* s'est cassé la gueule en 2007, et a fini par être vendu à une de ces boîtes… pas féministes pour un sou.

Dans les années 2000, on s'est d'ailleurs pris une vague « porno chic » en pleine gueule, on nous a dit qu'il fallait porter un string qui dépassait de son jean, qu'il fallait qu'on ait la chatte chauve, et on nous a vendu des canards de douche habillés en costume SM qui vibraient et des menottes à plumes, ainsi que tout un tas de sex-toys. En France, on a été très lentes, et on a dû attendre que Sonya Rykiel démocratise le sex-toy féminin dans sa boutique de Saint-Germain-des-Prés à Paris.

Si on peut dire R.I.P. aux sexshops féministes, ce qu'on nomme « la fem tech » se développe. Les femmes lèvent de la maille pour créer des sex-toys, des applis. Le marché devrait atteindre 50 milliards de dollars en 2050.

Clue est l'appli star de la femtech, c'est une appli qui sert à traquer son cycle menstruel, la fondatrice Ina Tin a levé 30 millions de dollars et a plusieurs millions d'utilisatrices. Mais il y en a d'autres comme *Elvie*, une application liée à un outil aidant à renforcer son plancher pelvien qui a levé 42 millions de dollars.

Côté sexualité, l'appli *Rosy*, qui aide les femmes qui n'ont plus de libido, a levé un million de dollars. Et de nombreuses écoles d'*e-sexuality learning* s'ouvrent comme OMGyes pour apprendre aux femmes comment se masturber, Bededucated, O. School, etc.

Si la sextech peut être intéressante pour les femmes, elle peut aussi s'avérer plus ou moins délétère... Certains sex-toys sont désormais conçus pour être « connectés », alors comme ça, on se dit pourquoi pas... sauf qu'ils ont été conçus ainsi pour satisfaire les besoins masculins, et non pas féminins.

Certaines marques de sex-toy comme Lovesense ont été imaginées pour se connecter aux plateformes suivantes : chaturbate, cam4, stripchat, myfestishlive... qui sont des plateformes pour *camgirls*. Des femmes proposent de se masturber en live pour des hommes qui les payent en leur donnant des « tokens ». Ces tokens leur permettent de prendre le contrôle... du sex-toy de la *camgirl*, ce qui donne l'illusion aux hommes de pouvoir la toucher à distance.

Une problématique que posent ces sex-toys connectés est aussi la récupération des données. La société Standard Innovation, fabricante de We-vibe, a été condamnée à payer 3,7 millions de dollars de dommages et intérêts, car elle récupérait les données intimes des femmes... Certains hackers ont aussi prouvé qu'il était possible de pirater les sex-toys connectés, en mettant en évidence la négligence des fabricants de sex-toys en matière de sécurité. **Avec un peu de technique, on peut donc activer le sex-toy d'une femme contre son gré. Ce qui pose la question : dans le futur, nos sex-toys pourraient-ils nous violer ?**

Heureusement qu'on n'a pas besoin de sex-toys pour se masturber, les doigts peuvent tout à fait faire l'affaire. Bref, se masturber reste extrêmement important pour se connaître soi et pour être en capacité d'expliquer à quelqu'un d'autre comment l'on fonctionne sexuellement. On ne peut être bien baisée par soi-même et par les autres que si l'on passe du temps à savoir ce que l'on aime et donc à se masturber ! Quand on ne se connaît pas soi-même, on ne peut pas trop en demander aux autres...

BIBLIOGRAPHIE

1. Pouillet Thésée, *De l'onanisme chez la femme*, Vigot Frères, 1880.

2. Maines Rachel, *Technologies de l'orgasme : le vibromasseur, l'hystérie et la satisfaction sexuelle des femmes*, Payot, 2009.

3. *Ibid.*
4. Foucault Michel, *Histoire de la sexualité : La volonté de savoir*, Gallimard, 1997.
5. Maines Rachel, *Technologies de l'orgasme : le vibromasseur, l'hystérie et la satisfaction sexuelle des femmes*, Payot, 2009.
6. *Ibid.*
7. IFOP, « Où en est la vie sexuelle des Françaises en 2019 ? », IFOP, 2019. Disponible sur : https://www.ifop.com/wp-content/uploads/2019/02/116130_Ifop_ELLE_Mag_2019.02.014.pdf
8. Dodson Betty, *Liberating Masturbation*, Harmony, 1996.
9. Rousseau Noémie, « Balance ton corps », *Libération*, 2018. Disponible sur : https://www.liberation.fr/debats/2018/03/07/balance-ton-corps_1634479
10. Summers Anne, *Damned whores and God's police*, Penguin Books, 1994.
11. Colette, *La Retraite sentimentale*, Mercure de France, 1992.
12. Mari Malan Shakti, *L'Éveil de la femme à la sexualité tantrique : manuel pratique*, Le Courrier du Livre, 2017.
13. *Ibid.*
14. Pinkola Estés Clarissa, *Femmes qui courent avec les loups : histoires et mythes de l'archétype de la femme sauvage*, Ballantine Books, 1989.
15. *Ibid.*
16. Comella Lynn, *Vibrator nation: how feminist sex-toy stores changed the business of pleasure*, Duke University Press, 2017.
17. Reich Wilhelm, *La Fonction de l'orgasme*, Arche, 2004.
18. Jeffreys Sheila, *Anticlimax: a feminist perspective on the sexual revolution*, New York University Press, 1990.
19. Koedt Anne, « Le mythe de l'orgasme vaginal », *Nouvelles Questions Féministes*, 2010.
20. Masters William, Johnson Virginia, *Human sexual response*, Bantam Books, 1980.
21. Kinsey Alfred, *Le Comportement sexuel de la femme*, Amiot-Dumont, 1954.
22. Havelock Ellis, *Love and pain. The Sexual Impulse in Women*, The perfect library, 1913.
23. Hite Shere, *The Hite Report*, Alfred A. Knopf, 1976.

24. Johnston Jill, *Lesbian Nation: the feminist solution*, Simon and Schuster, 1973.

25. Freud Sigmund, *De la sexualité féminine*, In Press, 2014.

26. *Ibid.*

27. Freud Sigmund, *La Féminité*, Payot, 2016. Disponible sur : http://banq.pretnumerique.ca/accueil/isbn/9782228916110

28. Robert Sophie, *Le Phallus et le néant*, 2018.

29. Fouque Antoinette, *Il y a deux sexes : essais de féminologie, 1989-1995*, Gallimard, 1995.

30. Murphy Meghan, « Interview: Dr Meagan Tyler on the way sex therapy reinforces compulsory heterosexuality and how we can push back », *Feminist Current*, 2018. Disponible sur : https://www.feministcurrent.com/2018/03/04/interview-dr-meagan-tyler-way-sex-therapy-reinforces-compulsory-heterosexuality-can-push-back/

31. Tyler Meagan, *Selling sex short: the pornographic and sexological construction of women's sexuality in the West*, Cambridge Scholars Publishing, 2011.

32. Comella Lynn, *Vibrator nation: how feminist sex-toy stores changed the business of pleasure*, Duke University Press, 2017.

MÂLE-BAISÉES, CAR ON SUBIT L'INJONCTION VIERGE OU SALOPE

L'idéal de la virginité est l'idéal de ceux qui veulent dépuceler.

– Karl Kraus

Cette façon qu'ont les mâles de parler de la virginité des filles comme d'un trophée m'a toujours intriguée. Les chasseurs accrochent à leurs murs des hures de sangliers et des massacres de cerfs : vous, vous devriez épingler des pucelages.

– Amélie Nothomb, *Mercure*

Je vous ai déjà parlé des « scripts sexuels » plus haut. Eh bien, en tant que femmes, on en subit un certain nombre. Dans son livre *Come as you are*[1], la sexologue Emily Nagoski explique qu'on vit dans une culture qui fait croire aux femmes qu'elles sont sexuellement cassées. Elle parle des trois messages qu'on reçoit sans cesse :

- *Le message moral* : tu es le diable. Tu aimes le sexe, tu es une salope. Ta virginité est ta propriété la plus précieuse. Si tu as eu trop de partenaires, tu dois en avoir honte, etc.
- *Le message médical* : tu as une maladie. Tu es malade, le sexe peut causer des maladies et une grossesse. Si tu ne jouis pas, tu as un problème. Si tu as trop d'envies, tu es malade aussi. Vu que la réponse sexuelle des femmes est différente de celles des hommes, tu es malade.

- *Le message médiatique* : Tu es inadaptée. As-tu déjà testé la fessée, le food-play, le ménage à trois ? Tu as déjà eu des orgasmes multiples, j'espère ? Si tu ne regardes pas de porno, tu es prude, si tu n'as pas couché avec assez de mecs, tu ne sais rien. Tu es trop grosse, tu es trop mince. Change ton corps sinon ça veut dire que tu es flemmarde...

Soit t'es trop chaude, soit t'es trop prude. Soit t'es une coincée, soit t'es une salope. Soit t'es frigide, soit t'es nympho. Alors que les femmes sont parfois tout à la fois « prude et salope, gênée et obsédée, chic et vulgaire[2] », écrit Camille Emmanuelle. « Les femmes sont attaquées lorsqu'elles disent non et sont humiliées lorsqu'elles disent oui, car quand on parle de sexe, les femmes ne sont pas censées avoir à dire quoi que ce soit, comme si nous étions des objets inanimés[3] », écrit Farida D.

On absorbe tout un tas de codes culturels et de messages de la société. Réussir à trouver sa propre place pour développer une sexualité individuelle là-dedans n'est pas simple. On entend que la sexualité des hommes est simple et que celle des femmes est compliquée. Que les femmes ont moins d'envies que les hommes, que la sexualité des femmes est « mystérieuse », que le sexe « salit » les femmes, lorsque ça virilise les hommes. Que les hommes ont des désirs irrépressibles que les femmes n'ont pas, que les hommes sont actifs et les femmes passives. On entend tous ces mythes à différentes échelles et qu'on y croie ou pas, ils sont encore là en sous-marin. Alors oui, on ne va pas demander à une femme d'être vierge avant le mariage en France en 2021, mais un homme risque quand même d'avoir une opinion négative si elle a dépassé un certain nombre de partenaires. Certains hommes pensent que c'est uniquement à eux d'exprimer leur envie de sexe, comme si la femme qui exprimait ses désirs était forcément nymphomane donc impure. **La symbolique de la virginité est toujours présente.** J'ai souvent récolté des témoignages de femmes à ce sujet :

- « Après six mois de relation, il me quitte, car je lui ai avoué le nombre de partenaires sexuels que j'ai eus ! J'ai l'impression que ma personne a soudainement été réduire à un nombre. »
- « Mon ex ne voulait jamais faire l'amour quand j'en avais envie et que ça venait de moi. Il avait comme une réaction de dégoût et s'énervait immédiatement, comme si j'étais sale d'avoir envie de sexe. J'ai passé quatre années "domptée". Je n'exprimais jamais mes envies sexuelles,

ne le touchait surtout pas de manière sensuelle, je ne tentais jamais de démarrer quoi que ce soit. J'attendais juste patiemment qu'il ait envie et démarre quelque chose de lui-même. »

J'ai même reçu un e-mail d'une jeune Marocaine qui me demandait comment vendre sa virginité... Ces dernières années, certaines l'ont vendue en ligne pour plusieurs millions d'euros et ont fait le buzz sur la Toile.

Dans son livre *Le Mythe de la virilité*, Olivia Gazalé parle des trois figures de la vierge, de la mère et de la putain. « Alors que l'homme aurait pu tenter de les superposer, de les unir harmonieusement en une image de femme complète, capable de lui donner des enfants bien à lui, tout en étant aimante, aimée et sexuellement désirable, il les a catégoriquement opposées, s'interdisant de jouir quand il aime et de respecter quand il jouit[4] », écrit-elle.

Les hommes pensent que leurs sexes peuvent définir notre identité : vierge, mère ou putain. « La virginité est un concept qui a été créé par des hommes qui se sont dit que leur pénis était si important qu'il pouvait changer l'identité d'une femme », ai-je lu d'un anonyme sur Internet. On vit dans une société où malgré tout et même si les choses s'arrangent, on a tendance à penser que le sexe dégrade les femmes. La domination masculine dégrade les femmes, ça oui, et quand elle passe par la sexualité, c'est possible oui, mais le sexe ne dégrade pas les femmes, non.

Si les hommes pensent cela, c'est parce qu'ils ont dans le fond une basse estime d'eux-mêmes. **Si le sexe salit les femmes, qu'est-ce que ça veut dire ? Ça veut dire qu'ils se conceptualisent sales, vu que c'est eux qui nous saliraient !** « Si le pénis qui me pénètre me rend impure alors c'est le pénis qui est impur[5] », écrit Farida D. **Mais dans l'éternelle logique patriarcale inversée, au lieu de punir celui qui est sale, on préfère critiquer celles qui sont salies.**

« Les femmes sont souillables parce que les hommes sont persuadés qu'ils souillent et qu'eux-mêmes sont dégueulasses (tout ira bien les garçons). La plupart d'entre eux grandissent persuadés que baiser, c'est transmettre la saleté de leur désir (respirez par le ventre). Si les hommes se trouvent sales, ce n'est pas aux femmes d'en payer le prix[6] », écrit Maïa Mazaurette.

Et dans *King Kong Théorie*, Virginie Despentes écrit : « Car les hommes ont ceci de très particulier qu'ils tendent à mépriser ce qu'ils désirent, ainsi qu'à se mépriser pour la manifestation physique de ce désir. En désaccord fondamental avec eux-mêmes, ils bandent pour ce qui les rend honteux[7]. »

L'HYMEN N'A JAMAIS ÉTÉ UNE PORTE BLINDÉE

Quand j'étais plus jeune, je pensais qu'on « perdait sa virginité », mais on ne perd rien du tout. Je pensais que je « donnais quelque chose », mais un homme ne vous prend rien. On nous fait croire que perdre sa virginité, c'est perdre en innocence. Lorsque coucher pour la première fois, c'est le contraire, c'est acquérir quelque chose, c'est gagner en connaissance. Mais une fois de plus, la sémantique est violente, car on dit « déflorer ». En latin *deflorare* veut dire flétrir. On dit aussi « perdre sa fleur ». Donc la fleur se flétrit, elle perd sa fraîcheur… **La femme se fanerait-elle au premier coup de bite ?**

La virginité est un artefact d'une culture qui considère les femmes comme une propriété. Et cette propriété doit être « propre ». On parle donc de préservation de soi et de pudeur, on demande aux femmes de se « respecter soi-même », comme si le fait de coucher avec quelqu'un était une forme de cambriolage dans la future propriété d'un homme.

À l'inverse, quand les hommes envoient des photos de leurs bites non sollicitées, quand les hommes insistent lourdement pour baiser, ils savent très bien qu'ils nous manquent de respect. Mais si on applique leur propre logique, ce que les hommes ne savent pas, c'est qu'en faisant ça, avant de ne pas respecter l'autre, c'est eux-mêmes qu'ils ne respectent pas. On dirait d'une femme qui enverrait des photos de ses nichons à tout son répertoire qu'elle ne se respecte pas. On pointerait immédiatement le manque de respect d'elle-même et de son enveloppe au lieu de penser au manque de respect de l'autre.

Alors pourquoi ne parle-t-on pas de respect de son corps à l'homme ? Pourquoi ne dit-on pas à un homme qui envoie des photos de ses parties intimes à tout va, ou qui se donne très facilement, que lui non plus ne se

respecte pas ? Qu'il doit apprendre à s'aimer ? Et à respecter son corps ? Que tout le monde ne mérite pas de le voir ou de le toucher ? Que son corps est plus qu'une enveloppe ? Que son corps a de l'importance ?

Les hommes « faciles » se prennent pour des bouts de saucisse sans âme et personne ne leur a jamais parlé de leur part de sacré, de leur part de dignité. Les femmes ont voulu se libérer, mais parfois je me demande si la solution pour nous aider n'est pas en réalité d'apprendre aux hommes à se respecter…

Certains hommes pensent encore que le vagin d'une femme devient large et inadapté après une accumulation de partenaires. « Les mecs qui pensent que le vagin d'une femme s'élargit si elle a beaucoup de partenaires, vous rendez fous, le bail est conçu pour expulser un gosse de cinq kilos et vous avez cru vous alliez faire des dégâts avec vos vieilles bites grincheuses là », tweete @chickensouag.

J'ai lu un autre truc qui m'a bien fait marrer sur Internet. Ça disait : « Si on parlait de pénis comme les hommes parlent de vagins, on dirait à propos d'un pénis puceau : le pénis est encore large et sain et n'a pas encore été écrasé à l'intérieur de dizaines de vagins, il rendra un jour une femme très heureuse. Le pénis de celui qui a eu beaucoup de relations sexuelles se flétrit au cours du temps à cause de la pression vaginale, il ne pourra plus satisfaire une femme. »

Au-delà de la taille du vagin, l'obsession patriarcale de la virginité se cristallise véritablement sur l'hymen, cette membrane qui obture partiellement l'orifice du vagin chez les femmes.

On a toutes cru que cette membrane était opaque et que l'homme venait « percer » cet hymen, son pénis tranchant comme un couteau, là, pour « nous ouvrir ». On nous a dit qu'on risquait d'avoir mal la première fois, qu'on allait saigner. C'est presque à se demander ce qui nous a poussées à y aller.

« Est-ce que tu l'as fait, toi ? Tu as eu mal ? » demande-t-on à ses copines. On a peur de la première fois. Certaines conceptualisent leur « virginité » comme un cadeau à offrir à un homme, une forme de sacrifice. D'autres voient ça comme un fardeau dont il faut absolument se débarrasser, ou comme un rite de passage dans le monde des adultes. Il faut dire que dans beaucoup de religions, il est impératif de rester vierge jusqu'au mariage, sous peine d'être humiliée, rejetée ou même tuée. On va jusqu'à vérifier les draps des conjoints après la nuit de noces, pour s'assurer que la femme a bien saigné, signe que l'hymen aurait été arraché par la vaillante baguette magique !

Je n'ai su que très tard que mon hymen n'avait pas grand-chose à voir avec la virginité et autant vous dire que le mensonge autour de ce tissu m'a choquée ! L'hymen n'est pas cette pellicule opaque qui se briserait au passage d'un pénis. **Il y a un tas de formes d'hymens différents. Parfois ils sont en demi-lune, parfois ils sont troués comme une râpe à fromage, parfois il n'y a pas d'hymen, parfois ils sont si résistants qu'ils nécessitent une opération. Hymen semi-lunaire, hymen annulaire, hymen frangé, hymen cribiforme, hymen lobé...** On peut aussi coucher avec un homme et garder son hymen, car certains hymens sont souples et élastiques. Il n'y a pas d'hymen standard qui garantirait la virginité des femmes. L'idée qu'un bon hymen est un hymen à perforer doit cesser.

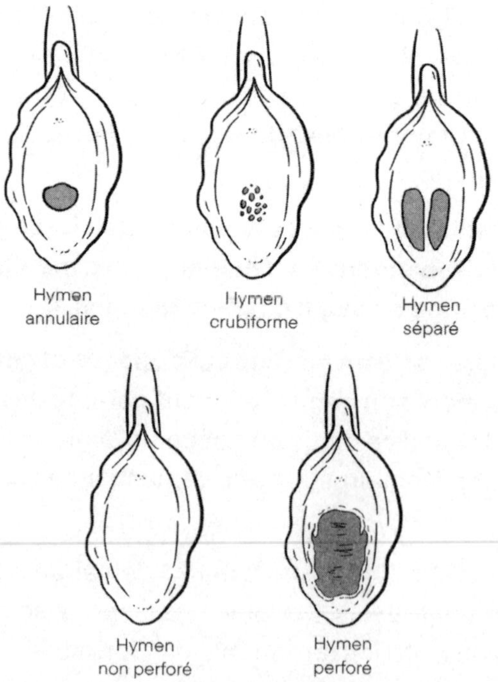

Vous avez d'ailleurs peut-être eu vos règles avant de coucher avec un homme pour la première fois. Vos règles ont bien atterri dans votre culotte. La preuve que votre hymen était déjà troué… et que celui-ci n'a jamais été une porte blindée qui attendait son serrurier ! Certaines femmes ont des hymens opaques, on parle d'hypertrophie hyménale, ces hymens-là sont rares et ne laissent pas passer les règles, ce qui crée une accumulation de sang, un hématocolpos, et dans ce cas on doit procéder à une opération. L'hymen opaque est donc une exception.

Emily Nagoski écrit : « **L'hymen est un exemple profond de la façon dont les humains métaphorisent l'anatomie. Voici un organe qui n'a pas de fonction biologique, mais la culture occidentale a créé une histoire puissante à propos des hymens il y a longtemps. L'histoire n'a rien à voir avec la biologie, et a tout à faire avec le contrôle des femmes**. La culture a vu une barrière à l'entrée du vagin et a décidé que c'était un marqueur de la virginité (un concept biologiquement inexistant). Une idée si bizarre n'a pu être inventée que dans une société où les femmes étaient littéralement des propriétés, et leurs vagins leur propriété la plus précieuse, un lieu clôturé[8]. »

D'ailleurs, le sang qui peut se retrouver sur les draps (mais certaines ne saignent pas du tout) n'est pas forcément en lien avec un hymen percé. Le médecin Martin Winckler explique que le sang peut être dû à la précipitation, à la brutalité des débuts, à une absence de lubrification ou à une contracture des muscles. « La vulve est une zone aussi sensible et fragile que l'intérieur de la bouche ; une pénétration trop rapide ou brutale peut provoquer un saignement, comme quand on se brosse les dents ; et, même minime, un saignement sur un drap blanc est toujours spectaculaire[9] », explique-t-il.

Yvonne Knibiehler, autrice de *La Virginité féminine*, explique : « L'idée du sang qui coule au moment de la défloration est un fantasme masculin, celui d'un homme qui s'empare d'une femme parce qu'il la fait saigner (…). Le saignement gratifie les hommes, ils apprécient l'idée d'être le premier, le seul. Longtemps, la virginité féminine a donc été un moyen d'assurer la domination masculine sur les femmes[10]. »

Les religieux et certains hommes médecins ont donné une signification à un petit bout de peau aléatoire pour justifier ce mythe, mythe qui

protège les hommes. Mythe qui leur permettait de ne jamais avoir à se comparer à d'autres hommes... car si une femme n'a couché qu'avec un seul homme alors elle n'a qu'un seul référentiel. « Cette femme émancipée les met mal à l'aise, d'autant que la disparition du dogme de la virginité fait naître un complexe inédit : et si elle avait connu plus de plaisir avant moi ? Avec un autre, ou plusieurs autres... comment supporter un doute aussi angoissant[11] ? », écrit Olivia Gazalé. Mythe qui a aussi permis aux hommes d'être sûrs que leurs enfants étaient bien les leurs.

Mais alors à quoi peut donc servir cet hymen s'il n'est pas la signification anatomique de la virginité ? La gynécologue Jen Gunter explique dans son livre *The Vagina Bible*[12] que l'hymen a une fonction qui n'a rien à voir avec la notion de virginité. Dans le ventre de la mère, le vagin se construit d'abord comme un tube plein, avant de se vider. Il en reste parfois l'hymen et il a des formes variées. L'hymen serait là pour protéger les petites filles des infections par des micro-organismes. Enfant, on est plus proche du sol. Et on n'a pas encore de poils, les lèvres ne sont pas assez développées (ça protège) et on n'a pas encore les hormones qui protègent aussi. L'hymen peut partir au fil du temps sans que l'on couche avec un homme juste parce qu'à l'âge adulte, on en a plus autant besoin pour se protéger des infections !

La problématique, c'est que cet hymen semble continuer à avoir une certaine importance, notamment dans le monde médico-judiciaire. Pour savoir si une femme est vierge, il faut la questionner et non pas analyser son vagin. Mais dans le cas d'une procédure pour viol ou agression sexuelle, le rapport médico-légal est demandé et si la femme était vierge, on va s'intéresser à l'état de son hymen. « C'est un examen obligatoire pour la procédure. Si la plaignante indique avoir été vierge avant le viol, le médecin va déplier l'hymen pour voir s'il y a des cicatrices récentes ou si une perte de virginité date d'avant l'agression. En tenant tout de même compte du fait que l'aspect de l'hymen n'est pas un indice fiable à 100 % de la virginité ou non de la personne[13] », explique Isabelle Steyer, avocate au barreau de Paris et spécialisé dans la défense des victimes de viol et de violences conjugales au magazine *Slate*.

Elle explique que lorsqu'il n'y a pas de manifestations physiques de la rupture de l'hymen, les agresseurs l'utilisent comme argument pour appuyer leur innocence. « Il n'y a aucune formation dans les cursus de droit sur la virginité, déjà qu'il y en a peu sur le viol... Je dois donc démystifier le concept de la virginité lors de ma plaidoirie, prendre en compte les préjugés en cours sur le sujet, mais aussi l'analyse personnelle de la plaignante sur sa virginité. Car cela peut se retourner contre elle : si elle pensait que son hymen était intact alors que ce n'était plus le cas avant l'agression, sa parole peut être discréditée. Si au contraire, elle ne se pensait plus vierge, mais qu'elle a par exemple un hymen élastique ou même aucun hymen, la contradiction entre ses propos peut aussi lui nuire[14]. »

On en est encore là. Et pourtant « les études scientifiques montrent que le diamètre de l'hymen chez les jeunes filles ayant été abusées sexuellement n'est pas toujours différent de ce qu'il est chez les jeunes filles n'ayant pas subi d'abus[15] », écrit le médecin Martin Winckler.

Encore en 2021, de nombreux chirurgiens proposent des hyménoplasties pour retrouver un « vagin de jeune fille ». On parle de « revirginisation », une opération qui a été popularisée en 2010 par Paris Hilton, qui a décrété vouloir se « revirginiser ». Il y a actuellement un débat sur les certificats de virginité. Certains médecins en font même si on ne peut pas juger de la virginité d'une femme à travers son hymen. Médicalement, cela ne veut rien dire. Mais certains parents amènent leurs filles pour des « vérifications ». Certaines femmes demandent à leurs médecins de quoi prouver leur virginité à leur futur mari. L'État français a annoncé vouloir pénaliser la pratique du certificat de virginité, et l'État de New York aux États-Unis a annoncé qu'il va poursuivre les gynécos pratiquants des tests de virginité. Je pense qu'on ferait mieux d'éduquer au lieu de pénaliser.

Comme le font les militantes derrière le collectif nantais « Hymen redéfinitions », qui se sont battues en France pour que la définition de l'hymen change dans le dictionnaire ! Il n'y a encore pas longtemps, on trouvait des définitions absurdes de l'hymen dans le dictionnaire. Dans le *Dictionnaire de l'Académie de Médecine* : « Membrane formée, chez la femme vierge, par un repli de la muqueuse vaginale inséré au bord de l'orifice vaginal [...] »

Chez Larousse : « Mince membrane de forme variable, qui obstrue partiellement le vagin des vierges. » Ou chez *Le Petit Robert* : « Membrane qui obstrue partiellement l'orifice vaginal, chez la vierge. »

Désormais, grâce à elles, on peut lire dans le *Dictionnaire de l'Académie de Médecine* :

« D'anatomie variable d'une femme à l'autre, l'hymen est un repli de la muqueuse vaginale situé au bord de l'orifice vaginal. Sa face supérieure est vaginale. Sa face inférieure, vulvaire, est séparée latéralement des petites lèvres de la vulve par le sillon nympho-hyménéal. À partir de la puberté, l'hymen peut être suffisamment souple et élastique pour permettre des rapports sexuels complets sans déterminer de lésion traumatique. Son intégrité n'est donc pas synonyme de virginité. »

Le concept de virginité est de toute façon probablement totalement à réinventer. **Pourquoi ne perdrait-on pas plutôt sa virginité la première fois qu'on a un orgasme avec quelqu'un ? Pourquoi ne perdrait-on pas sa virginité la première fois qu'on fait du sexe oral ? Pourquoi le vagin est-il un orifice qui a la primauté de la virginité ? Une femme lesbienne, est-elle toujours « vierge » ?** Je ne crois pas non…

La journaliste Agnès Giard, du blog *Les 400 culs*, demande : « Est-on "affranchie" parce qu'on s'est fait pénétrer, mais que cela ne vous a procuré aucun plaisir ni aucune émotion ? Est-on encore vierge alors qu'on se masturbe seule pendant dix ou quinze ans sur des scénarios pervers tout en n'ayant jamais fait l'expérience d'une relation sexuelle à deux[16] ? »

LA VIRGINITÉ ET L'ABSTINENCE, DES MOYENS D'ÉMANCIPATION ?

Mais on peut aussi voir la virginité sous un autre angle et se dire que ce n'est pas les hommes qui nous l'ont imposée, mais qu'au contraire, la virginité était un moyen de rébellion féminin. Un moyen d'émancipation, une façon de résister à l'ordre patriarcal. Qu'être vierge et le rester était un acte féministe, qu'il existait un militantisme des vierges. On en a connu des vierges puissantes et guerrières à travers l'histoire, des femmes qui ont fait bouger le monde : Mulan, Geneviève de Paris, Jeanne d'Arc, Élisabeth 1re d'Angleterre. Dans son livre *La Virginité féminine*, l'historienne Yvonne Knibiehler parle de trois déesses grecques,

Athéna, Artémis et Hestia, qui refusent de connaître les hommes intimement et d'avoir des enfants. Elles sont perçues comme des femmes « forteresses », qui sont impénétrables et donc plus fortes. « La frigidité féminine nargue la domination masculine[17] », écrit Yvonne Knibiehler. Pour elle, rester vierge veut dire se viriliser. Pourtant, les hommes « virils » succombent au plaisir, lorsque les femmes doivent y résister pour être « virilisées ». Ce qui, encore une fois finalement, nous empêche de vivre la sexualité sur un pied d'égalité.

Je vous ai parlé un peu plus tôt du dix-neuvième siècle, où l'on demandait aux femmes de rester des oies blanches jusqu'au mariage. De cette idée selon laquelle les femmes devaient rester des êtres purs et ignorants qui ne connaissaient rien au sexe avant le grand soir.

Selon l'historienne féministe Sheila Jeffreys, la plupart des historiens sont complètement passés à côté de la véritable histoire. **Car si certaines de ces femmes étaient vierges ou abstinentes, c'était bien parce qu'elles voulaient l'être, et non pas parce qu'elles étaient puritaines et avaient besoin d'être « libérées ». Au contraire, elles étaient féministes et militantes.** Elle a d'ailleurs écrit tout un bouquin à ce sujet intitulé *The Spinster and her enemies* (« La vieille fille et ses ennemis »).

Elle explique que les historiens racontent souvent que les féministes ne se sont pas intéressées à la sexualité avant la seconde lutte féministe, ce qui est faux, car les suffragettes avaient des avis bien tranchés sur la sexualité ! Elle est donc allée fouiller et a trouvé que de 1880 à 1930, il y a eu des campagnes féministes sur le sujet. **L'idée de ces féministes était qu'il fallait réussir à changer la sexualité des hommes pour protéger les femmes de la domination sexuelle masculine, du viol, de l'inceste, de la prostitution, de la pornographie. Elles faisaient simultanément la promotion de l'abstinence sexuelle. Ces femmes pensaient qu'il ne fallait pas coucher avec les hommes, non pas par pruderie, mais parce qu'elles y avaient réfléchi.** Ces militantes étaient principalement anglaises et elles s'appelaient Josephine Butler, J. Ellice Hopkins et Laura Ormiston Chant, Elizabeth Wolstenholme Elmy et Frances Swiney.

Elles faisaient partie du *Social purity movement*, un mouvement religieux et catho, qui voulait abolir la prostitution et le viol. Ces femmes considéraient la prostitution comme un sacrifice des femmes pour les hommes.

Elles se battaient contre l'idée que la prostitution était un mal nécessaire et disaient que les besoins sexuels des hommes n'étaient pas de nature biologique, mais sociale. Elles pensaient que la solution était d'éduquer les hommes à travers « des clubs de chasteté ». « La femme n'est pas la servante de l'homme pour sa convenance ou son plaisir, que ce soit dans le mariage ou en dehors. La femme ne doit pas être prise de haut, elle est différente, pas inférieure », écrivait J. Ellice Hopkins.

Ces femmes poussaient les femmes à ne pas être coopérantes sexuellement avec les hommes. Elizabeth Wolstenholme Elmy, une militante et autrice, écrivit plusieurs livres faisant la promotion de ce qu'elle appelait « l'amour psychique », elle conseillait aux femmes de ne coucher que pour se reproduire. L'amour n'avait, selon elle, pas besoin de pénétrations incessantes. Les hommes ne méritaient pas plus, car de toute façon baiser n'apportait que des emmerdes : un gosse en plus, une maladie vénérienne, bien peu de plaisir dans cette affaire. Frances Swiney, qui écrivait pour le magazine des suffragettes, accusait les hommes de réduire les femmes à leur fonction sexuelle. Elle trouvait que l'utilisation du corps des femmes par les hommes était abusive, manquait de tendresse. Elle parlait d'une « masculinité malade ». Elle disait que le sperme en excès était un poison virulent. « La croyance selon laquelle les femmes étaient peu portées aux plaisirs charnels était la pierre angulaire de l'idée de supériorité morale des femmes, utilisée pour améliorer le statut des femmes et leur offrir des opportunités plus nombreuses[18] », analyse la chercheuse Nancy F. Cott dans un article sur la sexologie victorienne.

Selon Sheila Jeffreys, face à ces féministes, la riposte masculine a été de créer « la science de la sexologie », dont une des figures fut Havelock Ellis, dont je vous ai déjà touché un mot précédemment. Il fallait absolument redonner aux femmes envie de coucher avec leurs maris... et donc on s'est mis à cette époque à érotiser la femme mariée. On s'est mis à vendre des livres aux femmes sur la sexualité conjugale en leur expliquant comment être aussi douées que des prostituées, en leur vendant l'idée que le sexe était très important pour être un être complet et en bonne santé. Les femmes qui refusaient ce nouveau paradigme étaient donc classifiées comme « frigide », une nouvelle maladie. Aussitôt, des hommes ont pondu des livres à ce sujet, comme Wilhlem Stekel, un pote de Freud, avec son bouquin datant de 1926, *Frigidity in woman in relation to her lovelife*, ou *The Poison of prudery* de Walter Gallichan. « Ces femmes dégénérées sont une menace à la civilisation. Elles provoquent une incompréhension sexuelle et un antagonisme, elles détruisent le bonheur conjugal et se posent comme des êtres moraux supérieurs quand elles sont en fait victimes d'une maladie[19]. »

Que le sexe ne soit pas indispensable à certaines femmes, les hommes ne peuvent le supporter. Les femmes qui refusent de baiser sont forcément malades, car pour les hommes cette idée semble inconcevable, c'est forcément « contre nature ». Emmanuelle Richard a récemment écrit un livre qui s'appelle *Les Corps abstinents*, dans lequel elle a discuté avec celles et ceux qui, comme elle, ne font plus l'amour. Elle écrit à ce sujet : « **Ne pas ou moins participer revient à être tout de suite perçu comme un perdant de la dictature du jouir, un relégué du capitalisme de la séduction. C'est basculer du côté de la honte et d'une prétendue anormalité**[20]. »

Mais les choses changent actuellement avec la toute nouvelle visibilité **du mouvement « asexuel », aussi appelé « ACE »,** qui commence à être considéré comme une orientation sexuelle valide. Il y a différents types d'asexualités, on parle de spectres asexuels. Certains ou certaines ne ressentent aucune attirance sexuelle. D'autres ont une « asexualité grise », c'est-à-dire qu'ils ressentent de l'attraction sexuelle, mais rarement. On parle aussi de « demi-sexualité », la capacité à ne ressentir de l'attraction sexuelle qu'après avoir développé un lien affectif étroit avec quelqu'un. **Les « ACE » font la différence entre la libido, l'excitation sexuelle, l'attirance sexuelle, le désir sexuel, l'attirance sensuelle, l'attirance esthétique, l'attirance romantique, le consentement sexuel, etc.** On peut par exemple avoir de la libido sans excitation sexuelle, ni attirance sexuelle pour qui que ce soit. On peut ressentir une attraction sensuelle ou esthétique pour quelqu'un sans avoir de désir sexuel pour lui, etc.

Cette vie sans sexe choisie, quelques autrices en ont parlé. Virginie Despentes écrit : « Les femmes de mon âge sont les premières pour lesquelles il est possible de mener une vie sans sexe, sans passer par la case couvent. Le mariage forcé est devenu choquant. Le devoir conjugal n'est plus une évidence[21]. »

Dans son *SCUM Manifesto*, Valerie Solanas écrit : « Le sexe ne permet aucune relation. C'est au contraire une expérience solitaire, elle n'est pas créatrice, c'est une perte de temps. Une femme peut facilement, bien plus facilement qu'elle ne pourrait le penser, se débarrasser de ses pulsions sexuelles et devenir suffisamment cérébrale et décontractée pour se tourner vers des formes de relation et des activités vraiment valables[22]. »

Plus subie, dans son livre *L'Envie*, Sophie Fontanel écrit à propos de son abstinence sexuelle : « La nuit, j'étreignais mon oreiller, exactement comme s'il se fût agi d'un être humain à ma portée. J'avais pour lui les égards qu'on a pour celui à qui on ne veut aucun mal. Je le couvais, il aurait fallu me l'arracher des bras pour me le prendre. Oserais-je dire que je l'embrassais ? »

On parle énormément de sexe dans cette société, mais finalement assez peu d'intimité. J'ai remarqué en parlant à de nombreuses femmes que parfois ce qu'elles recherchent dans l'acte sexuel, c'est en fait l'intimité et l'étreinte. « Avoir trop envie d'un câlin est bien pire qu'avoir envie de sexe, car tu peux te masturber, mais tu ne peux pas te faire un câlin à toi-même et ça, c'est de la vraie merde », tweete l'influenceuse @CMacDaddyy.

Le câlin est thérapeutique. Et si les hommes tapent souvent des pieds en disant qu'ils vivent une misère sexuelle, les femmes ne le disent peut-être pas, mais elles vivent souvent de leur côté une véritable misère affective. Elles sont câlin-frustrées. Avoir la tête sur les épaules de quelqu'un, toucher les cheveux n'est pas imitable avec un sex-toy. **On peut se procurer un orgasme toute seule, mais un câl-gasme (un câlin orgasme), c'est impossible. Être privée de toucher peut être plus dur que d'être privée de sexe...**

FILLES FACILES ET SALOPES ÉTHIQUES

Ceci dit, certaines femmes aiment le sexe pour le sexe. **On les appelle les salopes, les nymphomanes, les chaudes, les allumeuses, les dévergondées, les filles faciles... Existe-t-il un mot positif pour décrire une femme qui aime le sexe ?**

On parle de Don Juan, de playboy, d'étalon, quand on parle d'un homme qui multiplie les conquêtes, mais quand on évoque une femme, les mots insinuent que ce qu'elle fait de son corps n'est pas respectable. Vu qu'on parle de queutard, je propose le terme clitarde. Ces dix dernières années, on a aussi dit « tu es une Samantha » en parlant du personnage de Samantha Jones dans la série *Sex and the City*, grande collectionneuse d'hommes.

« **La fille facile est un piège, une invention sexiste, qui empêche l'égalité et handicape deux désirs féminins : celui de dire oui et celui de dire non**[23] », écrit Natacha Henry dans *Les Filles faciles n'existent pas*.

Si on inversait la situation, ça donnerait :

« Un homme facile, c'est quelqu'un qui ne respecte pas sa personne, il couche avec plusieurs femmes sans penser à son avenir. Il ne se préserve pas pour sa future femme ni pour l'honneur de ses enfants. Tout le quartier sait que c'est un prostitué, mais il parle de lui en termes de "guerrier". Un homme facile ne sait pas qu'il ne sera jamais respecté par sa femme, car il aura utilisé toute sa puissance avec les autres et ne saura jamais la satisfaire. Un conseil, un homme qui se respecte doit rester à la maison jusqu'au mariage. Un homme qui se respecte est puceau. Personnellement, je n'épouserai jamais un homme qui n'est pas puceau[24] », écrit la féministe Halimatou Soucko.

Bien sûr, si les hommes ont eu peur des femmes frigides, ils ont aussi eu peur des femmes à gros appétit sexuel. Dans les textes médicaux grecs, on disait que certaines femmes avaient un désir insatiable de sperme. Oh les ogresses ! Oh les mantes religieuses !

À travers l'histoire, à certaines périodes, on a pensé que l'appétit sexuel des femmes était trop intense, que celles-ci étaient trop dirigées par leurs satanés utérus qui avaient des « fureurs utérines ». Je vous ai déjà parlé de ce qui arrivait à celles qui se masturbaient trop. On n'hésitait pas à leur couper le clitoris pour les calmer un bon coup. On les diagnostiquait « hystériques ». L'excision qui se pratique encore dans certains pays aujourd'hui part aussi de cette peur masculine d'avoir une femme qui serait hypersexuelle, donc incontrôlable.

Il faut « soigner son apparence, sans être objet sexuel. Séduire les hommes, en restant discrète. Ne pas castrer, ne pas soumettre. Ne pas être salope, mais faire l'amour comme dans du porno[25] », écrit l'autrice Chloé Hollings dans son livre *Fuck les régimes*.

Heureusement qu'on a depuis créé un concept pour pointer du doigt le fait que la société patriarcale nous humilie sans cesse au sujet de nos sexualités. **Le *slutshaming* consiste à stigmatiser ou à culpabiliser une femme parce qu'elle est trop ouvertement sexuelle dans ses attitudes ou dans sa présentation.**

En 2011, deux femmes organisent à Toronto les premières « SlutWalks », ou marches des salopes. Elles protestent contre les propos d'un officier de police qui a déclaré que si les femmes ne voulaient pas être agressées, alors elles ne devaient pas s'habiller « comme des salopes ».

Avant les SlutWalks, les salopes avaient cependant déjà leur manifeste depuis 1997, *La Salope éthique*, livre écrit par Dossie Easton et Janet W. Hardy. « Salope, oui… mais éthique ! Mais quelle était donc cette créature singulière ? Quelle est cette salope autoproclamée et de surcroît dotée d'un sens éthique ? Héritière du libertinage et de l'amour libre, la salope éthique fait l'apologie du "polyamour" sans pour autant invalider la monogamie. »

Le livre est un guide pour les femmes qui ont envie de donner libre cours à leur curiosité sexuelle en essayant différentes formes d'expression sexuelle et différents partenaires. Pour la salope éthique, « le sexe est l'expression tangible d'une série de phénomènes qui n'ont aucune existence physique : l'amour et la joie, l'émotion profonde, l'intimité, la connivence, la conscience spirituelle, le plaisir incroyable, l'extase transcendante… La salope utopique n'est pas prisonnière de sa raison ». **Le plaisir est une fin en soi. « En d'autres termes, une relation peut être valorisée simplement parce qu'elle garantit le plaisir sexuel. Il n'y a rien de mal à aimer le sexe pour le sexe. »**

DEMISEXUELLE OU HYPERSEXUELLE : UNE AFFAIRE DE FREINS ET D'ACCÉLÉRATEURS SEXUELS

Je dois avouer que je fais partie des femmes qui ont du mal à coucher sans attachement. Je suis plutôt « demisexuelle », voire « asexuelle » par périodes. Coucher avec des gens juste pour le cul ne me motive guère, je n'y vois que des inconvénients. « Et si finalement je trouve qu'il pue ? Et si je change d'avis ? Et s'il me viole ? Et s'il ne sait pas où est le clito ? » La flemme...

J'ai toujours été fascinée par la facilité qu'avaient certaines de mes copines à multiplier les amants d'un soir, à réussir à avoir autant d'attirance sexuelle et à être si insouciantes. Je me suis souvent dit : « Mais comment est-ce possible d'être si différentes ? »

La sexologue Emily Nagoski m'a donné des réponses dans son livre *Come as you are*[26] avec la théorie du « *dual model control* » qui est **un concept qui explique qu'on a à la fois des accélérateurs sexuels et des freins.**

Le SES (*sexual excitation system*) est l'accélérateur de la réponse sexuelle. C'est un système inconscient en toi qui marche sans que tu ne l'actionnes et qui scanne continuellement le contexte dans lequel tu te trouves afin de chercher des infos sexuellement pertinentes pour toi. Ces infos sont des stimulus sexuels qui peuvent être ce que tu vois, entends, touches, goûtes. Le stimulus est repéré par le système d'excitation sexuelle qui envoie alors un message au cerveau qui te met sur « ON ».

Le SIS (*sexual inhibition system*) est ton frein sexuel. Ce système marche comme l'accélérateur, sauf qu'il est inhibiteur. Il repère les dangers potentiels dans ton environnement, dans ce que tu vois, entends, sens, touches, goûtes, imagines... Le système envoie un message au cerveau qui te met sur « OFF ».

Moi, j'ai par exemple un système d'inhibition sexuelle très sensible et un système d'excitation sexuelle hyper lent. Ce qui veut dire que mon système repère immédiatement tous les dangers et les choses déplaisantes. Je repère difficilement ce qui pourrait accélérer mon désir sexuel.

Mes copines qui ont des amants d'un soir ont au contraire un système d'excitation sexuelle très sensible et un système d'inhibition sexuelle faible. Elles peuvent être excitées facilement et repèrent vite le positif, mais parfois elles se retrouvent dans des situations galères, car leur système d'inhibition sexuelle ne leur a pas indiqué le danger...

On peut se demander comment changer son système d'inhibition sexuelle ou son système d'excitation sexuelle. Moi par exemple, j'aimerais bien avoir des freins un peu moins efficaces et un accélérateur un peu plus rapide ! Malheureusement, on ne sait pas vraiment changer les freins ou l'accélérateur, mais on peut essayer de changer le contexte. Dans mon cas, il faut que je comprenne quels sont les contextes qui activent mes freins (exemple : un mec qui me donne rendez-vous après 22 heures, ça me stresse et mon frein est au maximum dès le départ) et que j'arrive à créer des environnements qui me permettent de lever les freins. Je dois apprendre à reconnaître le contexte qui fait que mon cerveau va augmenter sa perception du monde comme un endroit sexy avec des gens sexy.

Cette histoire de freins et d'accélérateurs, je la retrouve dans les témoignages que j'ai reçus sur l'**hypersexualité**. Si certaines vivent bien leur hypersexualité, même si elles admettent souvent que cette hypersexualité pose des problèmes dans le couple, car elles sont incessamment en demande ce qui crée un déséquilibre, d'autres le vivent très mal. **À cause d'un historique d'agressions sexuelles et souvent d'incestes, leurs freins n'existent plus, car ils ont été forcés et leurs accélérateurs ont été habitués à démarrer très jeune, très vite.**

« Mon hypersexualité me gâche la vie. Je suis perdue, des fois ça me plaît, des fois je me dégoûte. J'ai été abusée sexuellement quand j'étais enfant, donc des fois je fais l'amour avec des hommes qui ne me plaisent pas du tout. Je regrette. Ça va être par pulsions, je peux me sentir très sale, et me sentir comme si j'étais violée, même si c'est mon choix. Je me dis je vais voir un type, je vais boire des coups et d'un coup, je me laisse porter, on va chez lui ou chez moi, on fume un joint, et ma chatte d'un coup elle est en feu. Cet été, j'ai forcé, j'ai couché avec plein de mecs qui ne m'intéressaient pas du tout, physiquement et mentalement. C'était tous les deux jours. Je ne prends pas vraiment de plaisir, je gémis, je simule, je me convaincs. Ma vulve appelle, c'est pulsionnel, mais après c'est le néant, c'est vraiment le néant. Tu crois que tu soignes la plaie... »

Dans sa vidéo « Hypersexuality as a Result of Abuse[27] » (« l'hypersexualité comme résultat d'une agression »), la youtubeuse Kati Morton explique que l'hypersexualité peut donner le sentiment d'une reprise de contrôle, « c'est moi qui fais ce que je veux de mon corps ». Elle explique aussi que si on a reçu de l'attention dans l'enfance à travers le sexe, on risque de continuer à rechercher cela, même si ça nous a fait souffrir. Elle dit aussi qu'il existe une dépendance aux hormones relâchées pendant le sexe, comme la dopamine, la sérotonine et la norépinephrine. Les commentaires sous la vidéo sont criants de vérité. « Mon expérience est que mon hypersexualisation est une tentative pour normaliser la maltraitance vécue », dit quelqu'un.

L'hypersexualité peut donc être un choix de vie heureux fait en conscience comme c'est le cas dans *La Salope éthique*, mais il peut aussi être une réponse à un traumatisme qui a besoin d'être rejoué. « La société a plein de systèmes de valeurs pour déterminer quand le sexe est O.K. ou quand ça ne l'est pas. Mais la seule chose qui compte est l'unité de l'esprit, du cœur et du corps[28] », explique un psy à une femme qui souffre d'une hypersexualité post-traumatique dans un article du *Huffington Post*.

Qu'on vive une virginité qui nous a été imposée ou qu'on fasse le choix d'une abstinence militante, qu'on vive une hypersexualité heureuse et assumée ou une hypersexualité traumatisée, trouver sa place en tant que femme entre les clichés de la vierge et de la salope, au milieu des jugements, reste un challenge difficile à gérer dans une société qui critique sans cesse nos sexualités.

BIBLIOGRAPHIE

1. Nagoski Emily, *Come as you are: the surprising new science that will transform your sex life*, Simon & Schuster, 2015.
2. Emmanuelle Camille, *Sexpowerment*, Anne Carrière, 2016.

3. Farida D. (@farida.d.author), Instagram. Disponible sur : https://www.instagram.com/farida.d.author/.

4. Gazalé Olivia, *Le Mythe de la virilité, un piège pour les deux sexes*, Robert Laffont, 2019.

5. Farida D. (@farida.d.author), *op. cit.*

6. Mazaurette Maïa, *Sortir du trou, lever la tête*, Anne Carrière, 2020.

7. Despentes Virginie, *King Kong Théorie*, Grasset, 2013.

8. Nagoski Emily, *op. cit.*

9. Winckler Martin, « L'hymen, mythes et réalités – rappels anatomiques et réflexions éthiques », Martin Winckler, 2014. Disponible sur : http://martinwinckler.com/spip.php?article1140.

10. Knibiehler Yvonne, *La Virginité féminine : mythes, fantasmes, émancipation*, Odile Jacob, 2012.

11. Gazalé Olivia,*op. cit.*

12. Gunter Jen, *The Vagina Bible: The Vulva and the Vagina – Separating the Myth from the Medicine*, Citadel Press, 2019.

13. Evrard Fanny, « Le fantasme masculin de la virginité continue de peser sur la vie des femmes », *Slate*, 2018. Disponible sur : http://www.slate.fr/story/171345/fantasmes-virginite-hymen-tribunal-hopital-sexisme.

14. *Ibid.*

15. Winckler Martin, *op. cit.*

16. Giard Agnès, « Les 400 culs – La virginité : une question d'hymen ? », *Libération*, 2014. Disponible sur : https://www.liberation.fr/debats/2014/10/15/la-virginite-une-question-d-hymen_1811645/.

17. Knibiehler Yvonne, *op. cit.*

18. Cott Nancy, « Passionlessness : An Interpretation of Victorian Sexual Ideology, 1790–1850 », *Signs*, 1978.

19. Jeffreys Sheila, *The spinster and her enemies: feminism and sexuality, 1880–1930*, Pandora Press, 1985.

20. Richard Emmanuelle, *Les Corps abstinents*, Flammarion, 2020.

21. Despentes Virginie, *op. cit.*

22. Solanas Valerie, *SCUM Manifesto*, Colportage, 1967.

23. Henry Natacha, *Les Filles faciles n'existent pas*, Michalon, 2008.

24. Halimatou Soucko (@halimatousoucko), Instagram. Disponible sur : https://www.instagram.com/halimatousoucko/

25. Hollings Chloé, *Fuck les régimes !*, Payot & Rivages, 2017.

26. Nagoski Emily, *op. cit.*

27. Morton Kati, « Hypersexuality as a Result of Abuse », YouTube, 2017. Disponible sur : https://www.youtube.com/watch?v=b93EZ6rHYzo

28. Ripley Katherine, « Sex After Trauma : The Psychology Behind My Promiscuity », *Huffpost*, 2016. Disponible sur : https://www.huffpost.com/entry/sex-after-trauma-psychology-behind-my-promiscuity_b_8587064

SEXTION 3

MÂLE-BAISÉES, CAR LA PÉNÉTRATION EST AU CENTRE DE LA SEXUALITÉ

Fais-la jouir sans ta bite si tu es un homme.

– @wonderclito

À celle qui est trop gaie
Folle dont je suis affolé,
Je te hais autant que je t'aime !
(...)
Ainsi je voudrais, une nuit
Quand l'heure des voluptés sonne,
Vers les trésors de ta personne,
Comme un lâche, ramper sans bruit,
Pour châtier ta chair joyeuse,
Pour meurtrir ton sein pardonné,
Et faire à ton flanc étonné,
Une blessure large et creuse,
Et, vertigineuse douceur !
À travers ces lèvres nouvelles,
Plus éclatantes et plus belles,
T'infuser mon venin, ma sœur !

– Baudelaire

Quand les gens te demandent si tu as couché avec quelqu'un quand tu as des rapports sexuels hétéros, généralement ce qu'ils te demandent c'est « y a-t-il eu une pénétration ? ». Ce que les gens considèrent comme du « vrai sexe », c'est un zizi dans un vagin. Mais moi, je préfère dire un vagin qui prend un zizi…

Dans le Patrix, les caresses, les langues dans la bouche, les léchouilles, les cunnilingus, les fellations, les massages, tout ça ce n'est pas « vraiment du sexe ». C'est seulement une préparation à la pénétration. La sexualité hétérosexuelle passe forcément par le coït.

Il est très compliqué d'être dans une relation avec un homme et de refuser la pénétration. Pour les hommes, la pénétration, ça va de soi ! Ça ne viendrait jamais à leur esprit de dire « Tu aimes la pénétration ou pas ? ». Allez dire à un homme que la pénétration ne fait pas partie de vos pratiques et regardez sa réaction… Allez dites-lui, même si c'est faux, juste pour regarder sa tête ! (Je vous assure, ça vaut le détour !)

Et pourtant, il y a plein de raisons pour lesquelles on peut ne pas avoir envie de pénétration : on peut refuser parce qu'on n'aime pas ça, tout simplement parce que la majorité des femmes ne jouissent pas par le vagin, mais par la stimulation du clito. « Qu'on ait choisi comme incontournable une pratique laissant la majorité des femmes sur le carreau en termes de plaisir ne relève pas de la malheureuse coïncidence[1] », écrit la chroniqueuse sexo Maïa Mazaurette.

On peut refuser parce qu'on a vécu un viol et que ça nous provoque des flashbacks traumatiques. On peut refuser parce qu'on souffre de vaginisme, qu'on a une endométriose trop douloureuse, qu'on est allergique à l'acidité du sperme, qu'on fait des infections urinaires à répétitions post-pénétration.

On peut refuser parce que c'est risqué. On peut tomber enceinte. La pénétration demande de prendre des contraceptifs qui ne sont pas toujours bien tolérés par nos corps et qui sont souvent une charge mentale. Sans oublier le risque des maladies sexuellement transmissibles.

Ça fait beaucoup de raisons de ne pas être fan de la pratique. Alors, on peut se demander : pourquoi si peu de femmes remettent l'acte en question ? **Pourquoi la pénétration est-elle si centrale si elle pose autant d'inconvénients et que la plupart des femmes jouissent en se masturbant sans rien insérer dans leur vagin ?**

La pénétration est particulièrement nécessaire pour se reproduire, mais 99 % du temps, les gens ne font pas du sexe pour pouponner. **On a très**

bien réussi à séparer conceptuellement la sexualité de la reproduction avec la contraception. Mais la pratique sexuelle reste exactement la même que si on cherchait à avoir un enfant. La contraception a sans doute même rendu la pénétration encore plus fréquente, plus incontournable que jamais. Peut-être fallait-il être plus inventif avant sexuellement, pour justement ne pas risquer l'enfant ?

La raison qui fait que la pénétration est au centre de la sexualité est que ce sont les hommes qui définissent ce qu'est « le sexe ». Et la pénétration leur procure beaucoup de plaisir. « Imagine-t-on que si seuls 25 % des hommes avaient du plaisir et arrivaient à jouir par la pénétration d'un vagin avec leur pénis, cette pratique serait aussi générale ?[2] », écrit Martin Page dans son livre *Au-delà de la pénétration*. Bonne question.

Il explique que s'il écrit un livre sur le sujet de la pénétration, c'est parce que « ce sujet-là est si présent qu'il en est invisible ». « La pénétration règne en maître. Elle passe pour naturelle. Personne ne la voit comme socialement construite », écrit-il. « La pénétration est perçue comme la marche normale du monde. Il y a une verge, il y a un vagin, l'être humain est logique, il a décidé de les emboîter ».

Je me suis souvent demandé ce que j'aurais naturellement fait si jamais on ne m'avait pas informée de comment on couchait avec un homme. Aurais-je naturellement deviné ? Si les animaux y arrivent sans lire de livres… mon premier amour et moi, aurait-on fini par s'emboîter ?

Si l'acte est incontournable dans la nature pour se féconder, les animaux n'ont pas l'air de baiser tout le temps. Il y a des saisons de reproduction. **En tant que femme humaine, on nous demande une disponibilité vaginale continuelle. C'est comme si nos vagins appartenaient aux hommes, comme si une fois qu'on sort avec eux, cette partie-là de notre corps est « leur fourreau », leur « range-bite » qui se trouve dans nos corps à nous, et ça, philosophiquement, ça me pose un gros problème.**

Martin Page parle à juste titre de « pénétration précoce », comme on parlerait d'éjaculation précoce, car le corps des femmes n'est pas toujours prêt à être pénétré. Qui n'a pas déjà vécu une pénétration sans être vraiment excitée, ou une pénétration « à sec » qui demande de forcer un peu la porte… ? D'ailleurs, ces pénétrations à sec excitent certains hommes. Au Ghana et dans certains pays d'Afrique subsaharienne, on pratique le « dry sex ». Les femmes utilisent une poudre qui assèche le vagin pour rendre les parois plus chaudes, car les maris n'aiment pas les sécrétions, c'est ce que rapporte un papier de recherche du journal *CrossCurrents*[3].

Les femmes en Occident ont, elles aussi, la hantise de devenir trop dilatées au fil du temps, car l'idée d'avoir un vagin « serré » reste importante. « Ta chatte est serrée, tu as une petite chatte » disent-ils comme si c'était un compliment. L'idéal pour l'homme étant de pénétrer un vagin serré, mais naturellement lubrifié. Ce qui fait que plein de femmes ont honte d'utiliser du lubrifiant de peur d'être taxées de « frigides », car l'homme s'attend à ce qu'à la vue de sa bite, « on mouille » naturellement. Peut-être ne devrait-on d'ailleurs pas en utiliser, car c'est un palliatif qui nous empêche d'écouter ce que nous dit notre corps : qu'il n'est pas prêt !

Je connais beaucoup de femmes qui souffrent sans cesse de mycoses, d'infections urinaires, de MST... ça me questionne. Est-on vraiment faite pour être sans cesse pénétrées... ? Ne faut-il pas questionner cette incessante disponibilité ? La pénétration n'est-elle pas légèrement... compulsive dans cette société ?

Bien sûr, on peut voir de la « beauté » dans la pénétration, on peut le comprendre comme un acte d'amour et un désir de complémentarité et de symétrie entre les sexes. Le seul moment où l'on est enfin un seul sexe, au lieu d'en être deux. Mais dans la pratique et dans le vocabulaire, dont nous avons déjà parlé, on se rend compte que la sémantique décrit plus la pénétration comme quelque chose que les hommes « font » aux femmes qu'un véritable partage.

« Il me semble aussi qu'à force de pénétrer, à force de ne penser qu'à ça, on oublie tout le reste, on ne voit pas l'étendue et l'hétérogénéité du corps. Pénétrer, c'est passer à côté et fuir. C'est penser qu'on fait l'amour alors qu'on s'en débarrasse. J'ai le sentiment qu'on pénètre pour cacher les sexes, ne pas les voir, comme si c'était une honte. C'est un aveuglement[4] », écrit Martin Page.

Il ajoute : « **On croit être libéré, mais en pénétrant, en fait on se planque et on dissimule la sexualité.** Comme il y a peu de temps pour penser l'amour, le pénis dans le vagin est pratique, on tient un certain temps, c'est calibré, il y a un début et une fin bien précis, on accomplit son devoir sans penser et sans imaginer[5]. » Certaines féministes radicales ont renommé la pénétration en appelant ça une « PIV », *penis in vagina* (pénis dans vagin) ou une « SPI », *sexualized physical invasion* (invasion physique sexualisée). La féministe radicale Andrea Dworkin a écrit en 1987 tout un livre sur le sujet intitulé *Intercourse*. Elle parle de la pénétration comme une forme de possession et de domination masculine. « La baise normale avec un homme normal est un acte d'invasion et de possession entrepris dans un mode de prédation [...][6] », écrit-elle.

Le journaliste Dominique Simonnet, qui a écrit *La Défaite des femmes*, la rejoint : « Dans le désir de pénétration du mâle subsiste ainsi une envie sourde de briser le corps de l'autre, une volonté de trouver la jouissance en exploitant la fragilité et en détruisant l'innocence, aspiration destructrice que nous tentons de transcender[7]. »

Andrea Dworkin nous invite à réfléchir à la signification profonde de la pénétration, une réflexion dérangeante que beaucoup de femmes éviteraient selon elle. « Les humains, ce qui inclut les femmes, construisent du sens. Ce qui veut dire que lorsque quelque chose nous arrive, quand on a une expérience, on essaye d'y trouver du sens, des significations à nous ou pour nous. La mesure de l'oppression des femmes est telle que nous ne demandons pas ce que veut dire le coït, l'entrée, la pénétration, l'occupation. [...] Les femmes ne mentent pas seulement à propos de l'orgasme, en simulant ou en disant que ce n'est pas important. Les femmes mentent sur la vie en ne demandant pas à comprendre la signification de cette entrée, de la pénétration, de l'occupation, ces barrières de nos corps que l'on enfreint, du fait d'avoir moins d'intimité : ce qui évite la difficile, peut-être impossible [...] question de la liberté des femelles[8]. »

Dworkin demande : « **Qu'est-ce que ça veut dire d'être la personne qui a besoin qu'on lui fasse cela : qui a besoin d'être désirée comme un objet ; qui a besoin d'être pénétrée, qui a besoin d'être occupée, qui a besoin d'être désirée plus qu'elle n'a besoin de son intégrité, de sa liberté, d'égalité[9] ?** »

Il est vrai que ses questions me retournent le ventre... et me laissent sans voix et surtout sans solution, car il y a quelque chose de terriblement vrai et dur à admettre dans ce qu'elle dit. **Elle explique que dans l'expérience**

du coït, la femme perd l'intégrité de son corps. Elle apprend à érotiser son manque de pouvoir. « Les propres barrières de son corps n'ont plus de sens pour elle, et encore pire, lui sont inutiles[10]. »

« Physiquement, la femme est pendant le coït un espace habité, un territoire littéralement occupé, occupé même s'il n'y a pas de résistance, pas de force, occupé même si elle a dit oui merci, oui plus vite, oui encore. Avoir une barrière à l'entrée de ton corps qui ne peut être enfreinte est différent de ne pas avoir cette barrière, et être occupée dans son corps est différent de ne pas être occupée dans son corps[11] », explique-t-elle. Pour elle, le corps a des conséquences intrinsèques sur la conscience.

« **Être possédée est phénoménologiquement vrai pour les femmes, le sexe en lui-même est une expérience de possession, une érosion du soi.** Cette perte du soi est une réalité physique, pas juste un vampirisme psychique, et comme réalité physique c'est effrayant et extrême, une érosion littérale de l'intégrité du corps et de sa capacité à fonctionner et à survivre[12]. »

Dworkin explique que les femmes vivent leur sensualité dans le fait d'être possédées.

« [...] elles ressentent la possession comme profondément érotique ; et elles valorisent l'annihilation du soi dans le coït comme preuve du désir ou de l'amour de l'homme, de son ineffable intensité[13]. »

CIRCLUSION : QUAND UN VAGIN ENSERRE UN PÉNIS... QUI PREND L'AUTRE[14] ?

Mais on peut aussi voir les choses autrement, et se dire qu'après tout, ce n'est pas nous qui nous faisons pénétrer et que ce sont les hommes qui se font absorber. En 2016, Bini Adamczak propose un mot pour ça : **circlure.**

« La notion de circlusion s'oppose à celle de pénétration. Les deux mots décrivent à peu près le même processus matériel. Mais : d'une perspective opposée. Pénétration signifie introduire ou insérer. Circlusion signifie entourer, enrober ou enfiler par-dessus. En utilisant le terme de circlusion, le rapport d'activité et de passivité est inversé[15] », écrit-elle. « Lorsqu'une vis est vissée dans un écrou, il y a pénétration ; lorsque l'écrou est vissé sur la vis, il y a circlusion. Mais, en réalité, les deux procédés ont lieu simultanément[16]. »

« Quand un vagin enserre un pénis... qui prend l'autre[17] ? », dit la youtubeuse Marinette dans une vidéo qui traite du sujet. « Il n'y a que le patriarcat pour nous faire croire que le contenu possède le contenant[18] ! », ajoute-t-elle.

C'est vrai que jusque-là, je pouvais dire « il m'a pénétrée », mais moi en tant que femme, je faisais quoi au juste ? Eh bien moi, je le circluais ! Il peut donc dire : elle m'a circlué ! Mon vagin a circlu son pénis. **Il a une bite pénétrante, et moi j'ai un vagin circluant.**

« La réceptivité n'est pas une réaction, mais une action[19] », écrit Mazaurette dans son livre qui s'appelle justement *Sortir du trou*. « Même le plus banal des missionnaires exige une technique sexuelle de réception », ajoute-t-elle.

Danièle Flaumenbaum, dans son livre culte *Femme désirée, femme désirante*, parle de réceptivité : « **La notion d'accueil et de réception étant l'essence même du mouvement de la féminité**[20] », dit-elle. Elle parle cependant de nos « corps invaginés et creux » et dit « qu'il faut faire de la place avec bonheur à l'intérieur de nous-mêmes pour recevoir le sexe de l'homme et les forces qu'il transmet[21] ».

En 1943, dans son livre *L'Être et le Néant*, Jean-Paul Sartre écrivait : « L'obscénité du sexe féminin est celle de toute chose béante : c'est un appel d'être, comme d'ailleurs tous les trous ; en soi, la femme appelle une chair étrangère qui doive la transformer en plénitude d'être par pénétration et dilution. Et inversement, la femme sent sa condition comme un appel, précisément parce qu'elle est trouée[22]. »

À l'inverse, Mazaurette pense qu'il faut absolument sortir de ce trou psychologique créé à partir du physiologique. « Nous avons essayé beaucoup de choses, mais nous n'avons jamais renoncé au paradigme du trou, qui réduit les femmes à des orifices, et la sexualité au management de ces orifices. Sortons du trou[23] », écrit-elle. « Le trou est négatif. Le trou demande que l'on se pense en creux : les femmes sont moins ceci ou cela[24] », dit-elle.

On dit que les hommes pensent avec leur bite. Ce qui voudrait alors dire que les femmes pensent avec leur trou ? On dit aux enfants que « les garçons ont un zizi, mais que les filles n'en ont pas », on ne dit pas l'inverse, que les petites filles ont une foufoune et que les garçons n'en ont pas. « Si l'homme est membré, il faut que la femme soit démembrée, femmes-troncs et femme-trous[25] », écrit Mazaurette.

C'est pour ça que connaître son périnée est important. On peut circlure avec du tonus quand on a le périnée musclé ! Le périnée, appelé aussi « plancher pelvien », est un ensemble de muscles qui font comme un hamac qui entoure l'urètre, l'anus et le vagin. Il soutient tous les organes du bas du ventre, et il sert à plein de choses, comme à ne pas avoir d'incontinences, mais aussi à avoir une meilleure vie sexuelle. Car si tu as un périnée plus musclé, tu ressens mieux ton vagin, et ton orgasme n'en sera que meilleur, car quand tu jouis, ton périnée a des contractions. Essaye de contracter ton périnée et tu vas voir que ça va te faire une petite sensation immédiate au clito en cadeau !

Tu peux avoir un périnée trop lâche comme un périnée trop musclé. Un périnée trop relax, ça peut donner des pets de fouffe à répétitions par exemple, une impression de vagin béant, des tampons qui tiennent mal. Un périnée hyper musclé, ça peut créer des douleurs vaginales pendant les rapports, du vagisme. Il existe des rééducations du périnée dans les deux cas. Les exercices de Kegel sont une solution très connue, d'autres utilisent des techniques ancestrales venues d'Asie : des boules de geisha ou des œufs de jade. Un kinésithérapeute spécialisé peut aussi beaucoup aider à travers un toucher et des respirations.

Certaines femmes ont même décidé de devenir des athlètes du périnée, car ce trou n'est pas un trou, c'est un muscle qui peut faire du « kung-fu vaginal », un concept inventé par Kim Anami. Elle peut soulever des noix de coco, des planches de surf, un chandelier et plein de trucs avec son vagin ! Elle met un œuf de jade dans son vagin, le serre au maximum et y accroche un fil qui porte des objets. Mais la championne du monde d'haltérophilie vaginale c'est Tatyana Kozhevnikova, une Russe qui a soulevé quatorze kilos avec son vagin.

Alors, qu'est ce qu'on fait de la pénétration ? On continue, maintenant qu'on sait que la réceptivité peut être musclée, ou on arrête ? Martin Page imagine une campagne d'affichage avec des panneaux qui diraient **« Et si vous ne pénétriez pas pendant un mois ? »**.

Et après tout pourquoi pas, car apprendre aux hommes à faire autre chose ne serait pas de trop. Pour le plaisir des femmes. Mais aussi pour les hommes ! Pour les sortir de la performance, de la pression de bander. La panne leur pend souvent au nez. Les pauvres ont l'impression qu'ils auront la bite dure toute leur vie, mais ils deviennent parfois impuissants. Et là, c'est le drame ! Andrea Dworkin, de son côté, dit que la pénétration n'est plus nécessaire, car on peut se reproduire autrement grâce à la science.

Là où Page et Dworkin se mettent encore d'accord, c'est sur le fait que les hommes sont très puritains de leurs propres trous. L'homophobie part de cette histoire de pénétration. Se faire pénétrer, c'est pour les femmes. « L'abomination est de faire aux hommes ce qui a toujours été fait aux femmes : la pénétration [...][26] », écrit Dworkin. À travers l'histoire, il y a eu tout un tas de lois judéo-chrétiennes anti-sodomie, car pour les hommes, les hommes ne doivent pas être pénétrables. Ils doivent garder leur intégrité physique. Ce qui veut bien dire que les hommes pensent que pénétrer, c'est quelque part soumettre... La virilité exige la pénétration. « Le refus de se laisser pénétrer est aussi obsessionnel que leur exigence de pénétrer les femmes de toutes les façons possibles[27] », écrit la féministe Francine Sporenda.

RENTRER DANS LE TROU AU LIEU D'EN SORTIR, VISITER SON YONIVERSE

Alors, faut-il sortir du trou ? Pour que le trou soit intéressant, il faut peut-être justement véritablement rentrer dedans...

Ces dernières années, j'avais souscrit à la politique du « tout clitoris », grâce aux récentes découvertes sur le sujet, en me disant que le plaisir vaginal était au fond une vaste arnaque et que très honnêtement, la pénétration n'avait jamais été incroyable. **Que ce qui me plaisait finalement dans la pénétration, c'était un mélange de choses assez psychologiques, mais pas très physiologiques. Je ressentais une émotion à**

avoir quelqu'un que j'aimais en moi. J'avais envie de me rapprocher au maximum de la personne, j'étais dans le romantisme, dans l'idée de ne « faire plus qu'un », d'enfouir l'autre en moi. J'étais à la recherche de l'unité, la complétude. Mais quand un mec fait des allers et venues comme un lapin taré, franchement... Donc j'avais fini par conclure que mes belles idées vivaient plus dans ma tête que dans mon vagin, que je trouvais physiquement un peu insensible.

Et puis quand j'étais en Thaïlande, sur mon île tantrique, j'ai entendu parler de Suriya Nikko, une « yoni masseuse », une Allemande d'une quarantaine d'années qui fait des massages du vagin. J'ai d'abord bu un verre avec elle, parce qu'il faut le dire, un massage du vagin, *WTF*? Elle m'explique qu'il y a une dizaine d'années, elle ne ressentait rien quand elle couchait avec un homme, que son corps était comme éteint, qu'elle était inorgasmique et ressentait même parfois des douleurs. Elle a rencontré un praticien qui faisait des « yoni massages », et ça a changé sa vie, car elle s'est rendu compte qu'elle avait accumulé des tensions et des traumatismes dans les tissus de son sexe. Les massages l'ont complètement libérée, ce lui a donné envie d'aider d'autres femmes à son tour.

Elle m'explique qu'elle aide les femmes à faire « une cartographie de leur yoni », à trouver le manuel qui répond à la question « comment je fonctionne sexuellement ? ». Elle reçoit des femmes de dix-huit à soixante-quinze ans. Elle m'explique qu'une de ses dernières patientes avait soixante-douze ans et n'avait pas eu de relations sexuelles depuis trente ans, qu'elle avait peur qu'on pose une main sur elle. Elle reçoit aussi des femmes qui ont été violées. Des femmes asexuelles, des femmes enceintes qui veulent se préparer à vivre « une naissance orgasmique », ou tout simplement des femmes comme moi, des curieuses de leurs sensations. « Les femmes ne s'intéressent pas à leurs organes internes, dit-elle. Mais c'est bien de là que l'énergie monte. » Aussi prof de yoga, son approche du sexe est énergétique et spirituelle, tout en étant terre à terre et anatomique.

J'ai rendez-vous dans son studio de massage à neuf heures du matin pour mon premier yoni massage. Elle m'accueille, on fait quelques respirations, un peu de méditation, puis elle me demande quelles sont mes intentions : en savoir plus sur mon corps. Elle me demande de me déshabiller. À chaque vêtement enlevé, je dois mentionner un poids que je veux enlever de ma vie. Je m'allonge sur un tatami sur le ventre. Il y a une musique calme et de l'encens dans la pièce. Elle commence par un massage du dos, puis des fesses, des jambes. J'ai les yeux fermés. Suriya est très rassurante dans son toucher, elle sait mettre en confiance, je suis relaxée.

Je me retourne, elle me masse les seins, le ventre et le pubis. Je sens qu'elle essaye de faire remonter l'énergie stockée dans le bas de mon bassin jusqu'aux seins. Elle me demande de respirer pour faire circuler cette énergie. C'est le paradis, je sens une sorte de « feu qui monte ». Elle me fait un massage de mon « yoni extérieur », c'est-à-dire de ma vulve. Elle masse d'abord les lèvres extérieures. Elle les pince et les tire un peu et c'est très agréable. Puis les lèvres intérieures. Elle appuie très précisément sur des points sur le pubis et me demande de donner un indice de douleur de 1 à 10. Ce sont des points de réflexologie qui me détendent encore plus. Certains sont un peu douloureux au départ. Elle masse l'intérieur des cuisses et je ressens un peu de résistance quand elle fait ça, car ça me chatouille et ça me rend nerveuse. Suriya utilise vraiment beaucoup d'huile.

Elle me demande si elle peut aller dans mon yoni. J'accepte, je me sens prête. Je plane un peu, je ne suis pas du tout angoissée. Elle présente ses deux doigts à l'intérieur et me demande de les serrer en inspirant. Puis je dois expirer. À chaque expiration, elle rentre ses doigts un peu plus loin. Avec son autre main, elle masse mon clitoris. Elle me propose trois façons différentes de le faire. J'en choisis une qui me convient mieux et qui fait « palpiter mon vagin » selon Suriya.

Dans mon vagin, elle commence la cartographie. Mon vagin est comme une « horloge ». Elle me masse de 6 heures à 12 heures. Puis de 0 à 6 heures. Là aussi, elle appuie sur des points de réflexologie dans mon vagin qui semblent s'appuyer sur des os. Je ne sais trop lesquels.

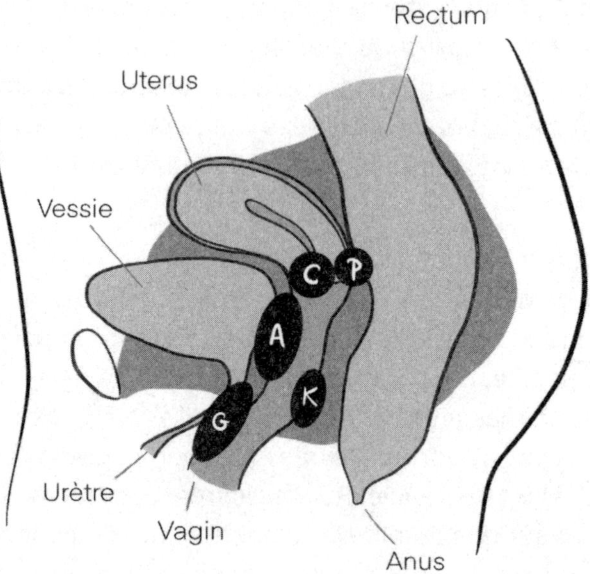

Elle commence par me masser **le point K,** qu'on appelle aussi le point « kundalini », qui est une énergie spirituelle dont on parle dans le yoga. Le point K se trouve dans la partie inférieure du vagin, la partie vers l'anus, à l'entrée du vagin. Vous pouvez l'atteindre en mettant un pouce à l'entrée de votre vagin. Elle me demande ce que ça me fait. C'est agréable, sans plus. Elle s'enfonce un peu plus loin et va toucher **le point P** (point postérieur), qui est du même côté, mais plus loin. Je ressens vraiment un plaisir très calmant, ce point me rend hyper zen. Une onde de bien-être remonte jusqu'à ma tête.

Suriya ne « pénètre pas », dans le sens où il n'y a pas d'allers-retours. Elle masse avec ses doigts des points précis. La sensation est extrêmement différente d'une pénétration. Puis elle va toucher **le point C**, le point « cervix », le col de l'utérus. Je sens qu'elle touche comme un petit donut à l'intérieur, une petite boule que je n'avais jamais vraiment conscientisée. Mes jambes se tendent immédiatement. C'est douloureux. Elle insiste, me demande de respirer fort et appuie fortement à cet endroit pour relâcher les tensions. Je reconnais cet endroit. J'ai toujours détesté les levrettes, car ça cogne là et ça me fait mal. Au bout de quelques minutes, je sens que le point se relâche, et bizarrement je passe de la douleur au plaisir... un plaisir profond, un plaisir qui remonte dans tous le corps. Je suis un peu gênée de ce qu'il se passe dans mon corps, je ne m'y attendais pas du tout. Pendant tout ce temps, son autre main exerce une pression rassurante sur mon pubis et mon clitoris. Comme si elle continuait à toucher « la clé » pour que ma serrure reste ouverte sans forcer...

Toucher le point C est sportif, Suriya doit se mettre dans une position très engagée pour y accéder et continuer de le stimuler, on sent que ses années de yoga servent et que ça lui permet de maintenir des poses inconfortables. Puis elle va toucher le point G, qui est juste à l'entrée du vagin vers le pubis, derrière l'os. Je sens qu'elle touche un endroit rugueux. Puis elle touche **le point A**, qui est un peu derrière **le point G**. La stimulation du point G et du point A est vraiment désagréable pour moi. Ça cogne. Mais elle me demande de m'accrocher, que beaucoup de femmes stockent des émotions négatives ou des traumatismes dans cette zone-là, alors je lui fais confiance. Je veux voir ce qu'il va se passer si elle arrive à délier « le nœud » que je ressens à cet endroit. Je n'ai pas vraiment mal physiquement, mais j'ai des émotions confuses. J'ai envie de chialer et j'ai une pensée qui me dit « le sexe, c'est dégoûtant ». Elle continue et plus ça va, plus ça fait « sploutch-sploutch », j'ai l'impression que je vais lâcher un ballon d'eau ! J'ai soudainement terriblement envie de pisser, et je réalise qu'en fait c'est ça une éjaculation féminine ! Sauf que pour y arriver, il faudrait que je lâche prise totalement, émotionnellement et physiquement. Si j'éjacule, je vais fondre en sanglots, je le sais. Je n'ose pas, je n'y arrive pas.

La fin de la séance qui a duré trois heures arrive. Suriya met les mains sur mon pubis et appuie comme pour fixer l'énergie. Elle me recouvre d'un drap et je reste allongée dans un moment de calme.

Wow !!! Je réalise que ni moi ni aucun homme n'avons jamais pris le temps de visiter mon orifice aussi précisément. Et quelle découverte ! Tous ces points, toutes ces sensations différentes que je n'avais jamais conscientisées, toutes ces possibilités que je n'avais jamais explorées.

« Ce n'est pas un trou, c'est ton yoniverse », me dit Suriya. Pendant la séance, j'ai pris conscience des points dans mon vagin qui me semblaient vraiment reliés à mon clitoris. Par exemple, le point K et le point P semblent y être connectés, car je le sens immédiatement se gorger de sang.

Lorsque le point C m'a paru être connecté à d'autres chemins de plaisir, d'autres nerfs. Et effectivement l'éctocervix en langage scientifique, qui est la partie du cervix accessible par le vagin, est connecté à trois nerfs : le nerf pelvien, le nerf hypogastrique et le nerf vague (lorsque le clitoris est associé au nerf pudental).

C'est la découverte de ce point qui m'a le plus retournée, car j'y ai senti la possibilité d'un orgasme puissant capable de mobiliser tout le corps. Un orgasme dont on parle encore bien peu. L'orgasme cervical nécessite des doigts longs ou une pénétration lente et profonde. La science ne s'est que très peu intéressée à cet orgasme, lorsque des traditions ancestrales comme le tantra ou le tao en parlent depuis toujours. Dans le taoïsme, on dit que le cervix chauffe le centre du cœur et que s'il est activé correctement, il peut activer le chakra couronne, ce qui permet un sentiment profond d'euphorie et d'amour.

Après le clitoris, les femmes ont donc maintenant un gros travail à faire pour redécouvrir cet endroit orgasmique de leur corps, car pour l'instant le col de l'utérus est surtout associé à des problèmes de santé. On vous en parle principalement quand vous avez une maladie sexuellement transmissible de type papillomavirus, qu'on vous demande de faire un frottis ou que vous avez des problèmes de fertilité. Mais l'ennui, c'est que parler de cet orgasme vaginal donnerait alors en partie raison à Freud...

Certaines femmes ont décidé de faire de l'orgasme cervical leur cheval de bataille, c'est le cas d'Olivia, qui a lancé le site selfcervix.com, un site qui propose de nous « reconnecter à notre cervix pour qu'il fasse partie de notre anatomie du plaisir ». Elle dit que se réaccaparer son cervix est un acte d'amour de soi féministe. Son site propose un programme qui pousse les femmes à faire un *clitoral orgasm fast*, un jeûne d'orgasmes clitoridiens de trente jours, afin de reconstruire d'autres chemins neuronaux du plaisir sexuel, afin de créer une nouvelle cartographie du plaisir dans le cerveau. Un petit conseil : si vous souhaitez toucher votre point C, essayez quelque temps avant vos règles, car le col de l'utérus est plus proche de l'entrée du vagin à ce moment du cycle et il sera plus facile d'atteindre « le donut » avec vos doigts. De mon côté, grâce à cette nouvelle cartographie interne, j'ai pu accéder toute seule à l'orgasme cervical.

La pénétration n'a pas besoin d'être au centre de la sexualité, il y a bien d'autres choses à faire à deux, la pénétration n'est pas que soumission, car de façon purement anatomique, sans y chercher forcément de symbolique, on peut y trouver du plaisir. Encore faut-il bien connaître son yoniverse pour le faire connaître à d'autres et vivre des pénétrations qui ne sont pas que des aller-retours sans sensations.

BIBLIOGRAPHIE

1. Mazaurette Maïa, *Sortir du trou, lever la tête*, Anne Carrière, 2020.
2. Page Martin, *Au-delà de la pénétration*, Le Nouvel Attila, 2019.
3. Francoeur Robert, Noonan Raymond, Opiyo-Omolo Beldina, Pastoetter Jakob, « Female sexuality today : Challenging Cultural Repression », *CrossCurrents*, 2004.
4. Page Martin, *op. cit.*
5. *Ibid.*
6. Dworkin Andrea, *Intercourse*, Free Press, 1987.
7. Simonnet Dominique, *La Défaite des femmes : la liberté sexuelle, vraiment ?*, Plon, 2016.
8. Dworkin Andrea, *op. cit.*
9. *Ibid.*
10. *Ibid.*
11. *Ibid.*
12. *Ibid.*
13. *Ibid.*
14. Marinette - Femmes et féminisme, « Dessiner des fleurs avec son vagin - ft. ma sage-femme », YouTube, 2020. Disponible sur : https://www.youtube.com/watch?v=UlJaBKZI_iE
15. Adamczak Bini, « Come on. Discussion sur un nouveau mot qui émerge et qui va révolutionner notre manière de parler de sexe », *GLAD ! Revue sur le langage, le genre, les sexualités*, 2018. Disponible sur : http://journals.openedition.org/glad/1401
16. *Ibid.*
17. Marinette - Femmes et féminisme, *op. cit.*
18. *Ibid.*
19. Mazaurette Maïa, *op. cit.*

20. Flaumenbaum Danièle, *Femme désirée, femme désirante*, Payot & Rivages, 2006.

21. *Ibid.*

22. Sartre Jean-Paul, *L'Être et le Néant : essai d'ontologie phénoménologique*, Gallimard, 2017.

23. Mazaurette Maïa, *op. cit.*

24. *Ibid.*

25. *Ibid.*

26. Dworkin Andrea, *op. cit.*

27. Sporenda Francine, « Le mythe de la pulsion sexuelle incontrolable », *Révolution Féministe*, 2017. Disponible sur : https://revolutionfeministe.wordpress.com/2017/08/06/le-mythe-de-la-pulsion-sexuelle-incontrolable/

MÂLE-BAISÉES, CAR LES HOMMES PENSENT QUE LE SEXE LEUR EST DÛ

LES MYTHES DE LA PULSION SEXUELLE ET DE LA MISÈRE SEXUELLE MASCULINES

Même si la pénétration peut provoquer du plaisir sexuel aux femmes, car notre anatomie tout simplement nous le permet, on ne peut nier que les hommes sont absolument obsédés par l'idée de pénétrer…

Et dans la société, on estime que cette envie de pénétrer n'est pas une simple envie, mais un « besoin ». On parle de « pulsion sexuelle masculine » et même de « misère sexuelle ».

Combien de fois ai-je entendu des gens dire « Mais les hommes ont des besoins sexuels ! » pour justifier la prostitution et le viol ? Comme s'il s'agissait d'une vérité inébranlable qu'on ne pouvait pas remettre en question. **« À toutes les époques, la pulsion sexuelle masculine a été considérée comme irrépressible, prioritaire, légitime, et digne d'être satisfaite dans un corps de femme** (ou parfois d'esclaves hommes)[1] », écrit Dominique Simonnet dans *La Défaite des femmes*.

Que les hommes aient des envies est une chose. Nous aussi, les femmes, avons des envies sexuelles ! Mais nous avons découvert, oh miracle, que nous avons des doigts et qu'ils peuvent tout à fait soulager cette tension ! Sauf que ce que les hommes veulent, ce n'est pas soulager cette tension sexuelle que nous pouvons toutes et tous ressentir, c'est de la soulager dans une femme… « Pour que les hommes se portent bien, ils doivent impérativement éjaculer dans des orifices corporels vagin, bouche ou anus[2] », écrit Francine Sporenda.

Et s'ils n'ont pas accès à un vagin, alors ils se permettent de dire qu'ils vivent dans la « misère sexuelle ». Misère sexuelle, certainement pas. Misère affective, très certainement ! Mais encore faudrait-il qu'ils osent parler d'émotions. Sauf que là, on se retrouve vite face à leur véritable handicap, qui n'est pas de ne pas pouvoir baiser, mais de ne pas être capables de parler de leur besoin d'affection…

Nous les femmes, nous ne saoulons pas la terre entière avec nos envies de cul. Nous n'allons pas crier sur les toits que nous vivons une « misère sexuelle ». Pourtant, nous pourrions le dire, car nous jouissons plus rarement. Alors oui, on peut se faire baiser facilement, mais ce n'est pas pour autant que ce n'est pas misérable !

Avez-vous déjà vu une femme murmurer à un homme dans la rue « j'ai le feu à la chatte, mon cochon ! Viens par là ! » ? Non, quand notre libido nous donne chaud à la culotte, on ne fait pas chier le premier venu avec. Nous ne soumettons pas les hommes à nos « pulsions » par l'argent non plus. Ou de façon très anecdotique. La prostitution destinée au marché féminin est vraiment toute petite comparativement à l'ampleur du marché destiné aux hommes. « Les pulsions sexuelles ne sont donc contrôlables et réprimables que chez les dominé-es[3] », écrit Sporenda.

Il suffit de voir la gueule de la plupart des hommes quand on parle d'abolition de la prostitution. « C'est le plus vieux métier du monde », disent-ils pour justifier la pratique. Non, Jean-Bite, c'est surtout la plus vieille violence du monde.

« On objecte toujours qu'en matière de prostitution, il n'y a rien à faire, qu'il s'agit d'un mal nécessaire, que c'est le plus vieux métier du monde, etc. Pourquoi ? Je réponds à cela qu'il s'agit simplement du fait que, par un accord tacite et dans tous les pays du monde, tout le monde s'accorde à penser que la pulsion sexuelle masculine n'a pas à être contenue, qu'elle doit suivre son cours [...][4] », explique l'historienne Françoise Héritier.

« On trouve normal que les jeunes gens jettent leur gourme, que les hommes s'épanchent dans des corps accueillants, parce qu'ils ne peuvent pas se retenir, que leur désir est irrépressible. Ce postulat inquestionnable est faux. C'est donc lui qu'il faut remettre en question [...][5] », ajoute-t-elle.

L'abolition mondiale de la prostitution est une idée qui fait terriblement peur aux hommes. Leur retirer définitivement le droit d'accès au corps des femmes semble être une idée tout à fait insupportable pour eux. On sent dans leur discours qu'ils se croient dépossédés, car la plupart des hommes pensent que l'accès au corps des femmes, l'expérience d'un orifice féminin peut toujours se monnayer. Jamais ils ne remettent en question le fait d'imposer leurs prétendues « pulsions », qui sont en fait une forme de domination...

« Il baisera n'importe quelle vieille sorcière édentée, n'importe quelle femme même s'il la méprise, et il ira jusqu'à payer pour ça. Et pourquoi toute cette agitation ? Si c'était pour soulager une tension physique, il lui suffirait de se masturber, et puis s'il va jusqu'à violer des cadavres et des bébés, ce n'est sûrement pas pour combler son ego. Alors pourquoi[6] ? », écrit Valerie Solanas dans *SCUM Manifesto*.

Les hommes rejetteront le fait d'aller voir une prostituée sur elle. « Elle le veut bien alors je ne vois pas le problème. » Ils parleront d'elles, pour ne jamais se regarder eux... pour ne jamais parler de l'accès inconditionnel aux corps des femmes qu'ils revendiquent. D'ailleurs, Virginie Despentes le dit très bien : « Ils aiment parler des femmes, les hommes. Ça leur évite de parler d'eux. Comment explique-t-on qu'en trente ans aucun homme n'a produit le moindre texte novateur concernant la masculinité ? Eux qui sont si bavards et si compétents quand il s'agit de pérorer sur les femmes, pourquoi ce silence sur ce qui les concerne ? Car on sait que plus ils parlent, moins ils disent. De l'essentiel, de ce qu'ils ont vraiment en tête[7]. »

Les hommes ont développé tout un discours autour de leur besoin de sexe. Ça serait hormonal, naturel, biologique. On ne peut rien y faire. « Regardez les animaux ! » disent-ils, presque jaloux. « Ils fourrent sans demander permission ! » C'est curieux comme l'homme se vante sans cesse d'être au-dessus de l'animal, comme il est si fier de dominer la nature et de l'asservir. Mais quand ça l'arrange, il redevient aussitôt un véritable bonobo (et encore...) !

Les hommes essayent de faire passer le sexe pour un besoin vital. Comme si c'était aussi important que manger, dormir et avoir un toit. Sauf que ça ne l'est pas du tout. Il n'est jamais rien arrivé à quelqu'un qui n'a pas fourré son pénis dans un autre humain. « La pulsion sexuelle masculine n'est plus simplement naturalisée, elle devient médicalisée, elle relève d'un droit à la santé[8] », écrit Francine Sporenda. « Qui, devant une telle urgence sanitaire, oserait rappeler qu'éjaculer n'est pas un besoin, et qu'aucun homme n'est jamais mort de chasteté[9] », ajoute-t-elle.

« La notion de pulsion incontrôlable sert surtout à déresponsabiliser les hommes : par cette affirmation d'incontrôlabilité, les hommes disent : "quoi que nous fassions, aussi atroces que soient les crimes sexuels que nous commettons, nous ne saurions en être tenus pour responsables : c'est pas nous, c'est nos pulsions"[10]. », dit Sporenda.

Cette idée de la naturalité de la pulsion sexuelle masculine terrorise les femmes. C'est ce qui fait que nous avons peur quand nous rentrons tard le soir. Peur de nous déplacer dans des zones reculées. Peur de voyager seule. Peur de tomber sur « un mâle en rut » qui soudainement perdrait le contrôle... lorsqu'en réalité, la plupart des viols ne se passent absolument pas ainsi. La plupart des violeurs pèsent le pour et le contre dans une situation, ils mesurent le risque avant d'agir. Ils décident de l'heure, du lieu, et de la capacité de la personne à se défendre. C'est pourquoi les violeurs ne violent pas devant tout le monde à 14 h 30 en pleine rue. Mais ils seraient sans doute capables de nous dire que les pulsions choisissent leurs horaires et leurs lieux.

Francine Sporenda explique que « derrière l'argument de la pulsion incontrôlable, ce n'est pas la "nature" qui parle, c'est le patriarcat[11] ». « Être dominant, c'est pouvoir faire passer ses désirs pour des besoins et ses besoins pour des droits[12]. » Et pourtant, la population ne le réalise pas. La population considère souvent qu'il est plus difficile pour les hommes de maîtriser leur désir sexuel que ça ne l'est pour les femmes.

Cette croyance est à la racine de la culture du viol. On induit que les femmes sont toujours responsables du désir qu'elles suscitent. C'est donc à nous de nous habiller « correctement », c'est à nous de tenir les hommes à distance. Et si on échoue, on ne peut donc pas se plaindre de ce qui nous arrive, vu que l'homme, lui, ne peut se retenir. Inconscientes que nous sommes… Françoise Héritier le disait très bien : « Il faut anéantir l'idée d'un désir masculin irrépressible[13]. » Il est là le véritable travail à faire !

Maïa Mazaurette illustre très bien le problème en parlant de **culture de la décharge** : « Cette culture de la décharge déborde bien sûr de la sphère sexuelle. Car ces hommes constamment dégueulants de désir veulent se décharger non seulement de leur trop-plein sexuel, mais de tout, tout le temps. Pour les femmes, ils se déchargent dans le même mouvement du soin aux enfants, du domestique, du ménage, de l'éthique, de leur agressivité, de leur excitation, de leurs angoisses, de leurs frustrations, de leur puérilité, de leur ennui[14] », écrit-elle. « Ces hommes se considèrent comme en charge [...], quand tout ce dont ils sont capables et tout ce à quoi ils aspirent est la décharge. Et bobonne éponge derrière : le sperme, et le boulot[15] », ajoute-t-elle. « Se décharger n'est pas qu'un processus physiologique : on se décharge aussi de ses sentiments, de ses appréhensions. Parce que la plupart des hommes ont besoin d'un trou émotionnel et intellectuel [...][16]. »

Cette idée de cette bite et ses couilles si remplies qui ont besoin de se décharger est très prégnante dans la société. « Notre bite et nos couilles pèsent des tonnes et c'est quelque chose qui nous pèse à tous les moments de notre vie, depuis la plus tendre enfance jusqu'à notre mort[17] », dit un homme interviewé dans le documentaire France 2 *La Virilité* de Cécile Denjean. La culture dit aux hommes que pour « être un homme », il faut penser avec sa bite. En témoignent des phrases typiques comme « Le problème, c'est que Dieu a donné un cerveau et un pénis à l'homme, et seulement assez de sang pour s'occuper d'un à la fois ». Antoinette Fouque parlait d'un pénis en érection imaginaire, et il est vrai qu'on retrouve depuis le paléolithique des figures masculines dites « ithyphalliques », des représentations symboliques du pénis toujours en érection…

Mais la féministe Benoîte Groult s'est amusée à ramener le pénis à sa juste place en écrivant dans son livre *Ainsi soit-elle* : « C'est fragile et capricieux, ça n'obéit pas à son maître, c'est d'une susceptibilité maladive, ça fait la grève sans qu'on sache pourquoi, ça refuse tout service ou ça impose les travaux forcés, ça tombe en panne quand le terrain est délicat et ça repart quand on n'en a plus besoin ; ça veut toujours jouer les durs alors que ça pend vers le sol pendant la majeure partie de son existence[18]... » En parlant des testicules, elle dit : « Et puis ce n'est pas fini : à côté du machin, il y a les machines. Et là, c'est nettement pire. Où elles sont placées, pauvres minouchettes, on dirait deux crapauds malades tapis sous une branche trop frêle. C'est mou, c'est froid, ni vide, ni plein ; ça n'a aucune tenue, peu de forme, une couleur malsaine, le contact sépulcral d'un animal cavernicole ; enfin c'est parsemé de poils rares et anémiques qui ressemblent aux derniers cheveux d'un chauve. Et il y en a deux[19] ! »

Oh, il faut bien en rire...

Pour en revenir à cette satanée « misère sexuelle », l'utilisation de ce concept montre que pour les hommes, le sexe est un dû. Les femmes leur doivent du sexe. « Les femmes ne sont pas des machines dans lesquelles tu mets des jetons de gentillesse jusqu'à ce que du sexe en tombe », écrit la poétesse Sylvia Plath. Les hommes se plaignent souvent de la fameuse *friendzone*. Ils sont « friendzonés » quand ils ont été « trop sympas » avec une femme qui ne veut pas coucher avec eux. Bizarrement, les femmes n'utilisent pas ce vocabulaire quand un homme n'a pas d'attirance pour elles. Nous l'acceptons tout simplement sans faire les misérables.

Mais pour certains hommes, non n'est pas une réponse audible. Sur Internet, les « incels » sont une communauté d'hommes de dix-huit à trente-cinq ans qui sont *involontary celibates*, des célibataires involontaires. Ils tiennent les femmes responsables de leur mal-être, car elles refusent de coucher avec eux. « Quand est-ce qu'on va en avoir du sexe, nous les hommes laids ? Il est temps d'exiger ! Violer une femme c'est horrible, pousser un homme au suicide parce qu'on lui dit non, car il est laid, c'est tout aussi horrible ! Tous les hommes méritent du sexe », peut-on lire sur leurs forums.

Un autre propose « un projet ». Il pense que les femmes devraient payer une taxe aux hommes. « Les femmes célibataires refusant de côtoyer des hommes créent de la misère sexuelle et affective, dit-il. Comme ce n'est pas chouette de faire l'amour si une personne n'est pas consentante, les femmes auraient le droit de refuser, mais alors elles devraient payer une prostituée à l'homme qui leur aura été assigné. »

Un homme qui s'est pris le refus d'une jeune femme lui écrit « un jour un mec te brûlera le visage à l'acide et quand tu auras perdu ta beauté de pute qui te fait vivre sans que tu t'en rendes compte [...], là tu comprendras ce qu'est ma vie, tu pourras peut-être toucher ma souffrance du bout du doigt ». Celui-ci se décrit comme « un jeune enculé de dix-neuf ans, sans amis, dépressif, full puceau, ravagé par les années d'isolement ». L'un d'eux, un certain Elliot Rodger, a tué plusieurs personnes aux États-Unis en 2014 à l'arme à feu, avant de se suicider. Il expliquait dans une vidéo que les femmes l'avaient toujours rejeté, ce qu'il qualifiait de crime.

Il est évident que ces jeunes hommes n'arrivent pas à faire face au rejet. En tant que femmes, nous savons très bien que le rejet peut les faire vriller, c'est pour ça que quand un inconnu nous drague, nous n'osons pas dire « je suis désolée, mais tu ne me plais pas ». Nous savons qu'il vaut mieux dire « j'ai un copain » pour que l'homme en question vous foute la paix, car « être la propriété d'un autre homme » est une raison pour laquelle celui-ci peut avoir du respect. Par contre, le libre ar'bite d'une femme n'est souvent pas une raison valable.

L'HONNEUR DES HOMMES, LE CUL DES FEMMES

Alors, comment faire dans un monde où l'honneur des hommes semble être le cul des femmes ? Comment faire dans un monde où il faut baiser pour être un homme ? « **Ils se baisent à travers les femmes, beaucoup d'entre eux pensent déjà aux potes quand ils sont dans une chatte**[20] », écrit Virginie Despentes.

Dans son livre *For the love of men*, la féministe Liz Plank interviewe Michael Kimmel, un sociologue spécialisé dans le genre. « Beaucoup de la sexualité des femmes est organisé autour de sa relation avec l'homme. Beaucoup de la sexualité des hommes est organisé autour de la relation... qu'il a avec d'autres hommes ! **Le sexe est une compétition homosociale.** Les femmes sont, dans ce modèle, la monnaie de la conversation entre mâles[21] », explique-t-il.

« Les hommes affirment leur pouvoir social sur les femmes et sur les hommes en exerçant une domination sexuelle sur de nombreuses femmes », écrit la philosophe Eva Illouz dans son livre *Pourquoi l'amour fait mal ?*. Illouz parle des travaux de l'historien John Tosh. Celui-ci dit que depuis le mouvement féministe, les femmes se sont insérées dans le monde du travail et dans la ville. Il existe donc beaucoup moins de lieux dédiés aux relations homosociales. Les hommes ont perdu leur autorité au sein du ménage et la solidarité masculine a été fragilisée. C'est dans ce contexte que la sexualité est devenue un marqueur plus significatif de la masculinité.

Eva Illouz aborde aussi les travaux de Francis Fukuyama, un chercheur en sciences politiques. Il dit que la jouissance avec des partenaires multiples a longtemps été l'apanage des hommes riches et puissants. La sexualité était le reflet du statut socio-économique, mais ce n'est plus le cas. Les hommes n'ont plus besoin d'être pétés de fric pour accéder aux corps des femmes. « Ce qui a changé après les années 1950, c'est que monsieur Tout-le-monde a pu vivre une vie fantasmée d'hédonisme et de polygamie sans contraintes, naguère réservée à un petit groupe d'hommes situés au sommet de la hiérarchie sociale[22] », dit-il.

Illouz cite aussi le chercheur Mike Donaldson qui résume parfaitement la situation : « Les femmes fournissent aux hommes hétérosexuels une validation sexuelle et les hommes rivalisent entre eux pour l'obtenir[23]. »

Illouz conclut en écrivant : « [...] la sexualité permet l'acquisition et le maintien du statut social masculin – une arène où les hommes rivalisent entre eux pour l'affirmation de leur statut sexuel[24] » Les hommes se poussent donc entre eux « à collectionner les femmes », car coucher avec beaucoup de femmes sert à gagner un statut auprès des autres hommes, la virilité étant axée sur la performance sexuelle.

FUCKZONE ET *HOOK UP CULTURE*

On a donc vu l'émergence de la *hook up culture*, qu'on peut traduire par culture du plan cul, culture du coup d'un soir, culture pécho. Pécho veut dire « se choper ». On s'attrape et on se relâche. « On s'enorgueillit de ne pas avoir fait connaissance[25] », écrit Mazaurette. « Les hommes ne sont pas peu fiers de leur "sexualité sans sentiments" caractérisée par la froideur affective, l'égoïsme, le plaisir à "faire l'homme" et à contrôler les actes [...][26] », analyse-t-elle.

Dans le livre *Girls & Sex*, Peggy Orenstein explique que l'alcool est au centre de la *hook up culture*. « Être bourré a remplacé l'attraction mutuelle comme le carburant de l'interaction sexuelle à l'université[27] », dit-elle. Si certaines femmes aiment les histoires sans lendemain, d'autres en souffrent sans oser l'admettre, car aujourd'hui il existe une injonction à être « une femme libérée ». Déjà en 1979, Françoise Sagan le disait : « On a aussi peu de liberté maintenant qu'il y a vingt ans : faire l'amour était alors interdit aux jeunes filles ; maintenant c'est presque devenu obligatoire. Les tabous sont les mêmes. »

Si les hommes parlent de *friendzone*, les femmes parlent de *fuckzone*. Se faire « fuckzoner », c'est quand tu veux être pote ou en couple avec un mec, mais que tout ce qu'il veut c'est te baiser. C'est quand la possibilité de te baiser est la seule valeur que tu as pour un mec... et ça fait mal. Une fois qu'on s'est fait « fuckzoner », on peut aussi se faire « ghoster ». C'est-à-dire que soudainement, le mec qui a obtenu ce qu'il voulait ne répond plus jamais... on a été « consommée ».

Les femmes subissent souvent ce genre de comportements, car les femmes intègrent qu'« il ne faut pas faire peur aux hommes ». Il ne faut pas exprimer son besoin d'engagement trop vite. Il faut « rester légère », « savoir s'amuser », « ne pas être prise de tête », ne pas être collante, pour intéresser un homme. De nombreuses femmes font mine de ne pas être heurtées quand un mec ne rappelle pas, même si elles demandent deux cent cinquante fois à toutes leurs amies « Mais tu crois qu'il va me rappeler ? ».

Qui n'a pas souffert du mec qui devient soudainement un glaçon après un rapport sexuel ? Qui vous demande carrément de partir maintenant qu'il a fini, sans bienveillance, ni commander un taxi ?

Surtout que ce n'est pas comme si les hommes étaient forcément clairs et disaient immédiatement qu'ils ne recherchaient que du sexe. Beaucoup d'hommes sont troubles dans leurs intentions. Ils « piègent » les femmes en leur donnant énormément d'attention, leur faisant croire à la possibilité d'une relation. Car ils savent qu'ils auront ainsi plus facilement accès à leur culotte… puis ils disparaissent, car ils se disent que les femmes tombent vite amoureuses après avoir couché. Pourtant, comme j'en ai parlé plus tôt, les femmes sont tout à fait capables d'être hypersexuelles elles aussi et de revendiquer une libido débordante. Mais pour ça, encore faut-il que les règles du jeu entre les deux personnes soient clairement énoncées pour partager un véritable moment de liberté.

Leah Fessler a mené une enquête sur la *hook up culture* auprès de soixante-quinze étudiants aux États-Unis. Cent pour cent des femmes affirmaient préférer le sexe en couple, mais la plupart des femmes admettaient « jouer le jeu ».

« La plupart des jeunes femmes avec qui j'ai parlé prenaient part à la *hook up culture* parce qu'elles pensaient que c'est ce que les garçons voulaient, ou parce qu'elles espéraient qu'un coup d'une nuit mènerait à plus. En faisant ça, on dénie notre pouvoir et on soutient la domination masculine, tout en se convainquant nous-mêmes qu'on agit comme des féministes progressives. Mais s'engager dans la *hook up culture* tout en désirant l'amour et la stabilité est l'action la moins féministe[28] », dit-elle.

Et effectivement, on voit la confusion quand on lit sur le site de dating « Adopte un mec » un article intitulé « 8 bonnes raisons d'assumer le coup d'un soir », où la première des raisons évoquées est « je suis pour l'égalité des sexes[29] ».

C'est tout le problème avec la notion d'égalité. Qui décide du standard ? Car on est égal à quelque chose. Aux hommes. **Les femmes doivent s'adapter à la sexualité masculine pour « égaliser ». On ne demande jamais aux hommes d'être plus sensibles et empathiques, pour « égaliser » la sexualité les femmes.**

Dans le sexe ou en dehors, la dynamique est toujours la même. Il va y avoir des campagnes intitulées « Girls in tech » pour que les femmes aient les mêmes compétences informatiques que les hommes, mais connaissez-vous beaucoup de campagnes intitulées « Boys in nursery », où l'on incite les hommes à devenir sage-femme ? Enfin, sage-homme ! À juste titre, la féministe Gloria Steinem dit : « On a démontré que les femmes peuvent faire ce que les hommes font. Mais on n'a pas démontré que les hommes peuvent faire ce que les femmes font. »

Sur rockiemag.com, une femme écrit : « Je croyais pouvoir désirer un corps sans me soucier de l'être qui y habite, mais non, aucun élan charnel ne me traverse. C'est un fait, je n'aime pas le cul pour le cul. Ça me désole, mais je n'y arrive pas, le feu ne prend pas, et je me transforme en automate bien programmé, à toucher un corps sans aucune passion[30]. »

Je reçois souvent des messages de jeunes filles qui, elles aussi, se désolent de ne pas réussir à détacher leurs sentiments de leur sexualité. Mais pourquoi devrait-on s'adapter à cela si on n'est pas naturellement comme ça ?

Pourquoi ne demande-t-on pas aux hommes de plutôt faire un effort pour reconnecter sentiments et sexualité ? « Si les hommes étaient socialisés à désirer l'amour autant qu'ils sont éduqués à désirer du sexe, nous verrions une révolution culturelle[31] » écrit bell hooks. Et si on demandait plutôt à ce que les choses aillent dans ce sens-là ? Si la vraie révolution était là ? **Pourquoi devrions-nous travailler à nous dissocier si on a la chance d'avoir le cœur et le sexe connectés et de se sentir être une unité ?** Cette injonction à devoir « s'éclater », il faut peut-être y réfléchir.

« S'éclater », mais s'éclater en quoi ? En morceaux ?

MASCUPATHY ET SENTIMENT DE REJET

La réalité est que si les hommes nous demandent d'être capables de nous « morceler », c'est qu'ils ont été morcelés eux-mêmes. L'auteur Randy Flood parle de masculinité toxique, qu'il a renommée « mascupathy ». « On croit qu'il y a un processus de maladie qui s'installe quand on coupe les petits garçons de la moitié de leur humanité dans le but de pourchasser le modèle ultime de la masculinité[32] », écrit-il. Il explique que la société entraîne les jeunes garçons à se couper de leurs émotions. On les empêche d'acquérir une lecture de celles-ci, ce qui fait que la réaction naturelle est donc de rejeter toute émotion. Puisqu'ils ne savent pas les exprimer, ni même les reconnaître, les émotions comme la tristesse, la peur, le sentiment de solitude ou l'anxiété se transforment en haine, la colère étant une émotion masculine acceptable.

« La première violence que le patriarcat demande aux hommes n'est pas la violence envers les femmes. À la place, le patriarcat demande aux hommes de s'engager dans des actes de mutilation psychique envers eux-mêmes, qu'ils tuent les parties émotionnelles d'eux-mêmes[33] », écrit bell hooks dans son livre *The Will to change*.

Le patriarcat tente de convaincre les hommes qu'ils n'ont pas d'émotions alors quand les émotions se pointent, ils en ont honte. C'est pourquoi les hommes se suicident bien plus que les femmes. Ils ne savent pas demander d'aide. C'est aussi pourquoi les hommes meurent plus jeunes que les femmes. Ils sont inattentifs à leurs propres symptômes de maladie. Les hommes ont aussi moins d'amis et il y a aussi plus d'hommes SDF que de femmes.

« Les hommes qui ont déjà entendu parler du mot "patriarcat" l'associent à la libération des femmes, au féminisme, et de ce fait n'assument pas qu'il s'agit aussi de leur propre expérience[34] », écrit bell hooks. « Des centaines de milliers d'hommes n'ont même pas commencé à réfléchir sur la façon dont le patriarcat les empêche de se connaître eux-mêmes, de se connecter avec leurs sentiments, d'aimer[35] », dit-elle.

Tout ça fait que certains hommes sont, comme dit l'écrivain Romain Gary cité par Dominique Simonnet, des châtrés affectifs. « Je parle évidemment des châtrés affectifs, de ceux qui ont "libéré" la sexualité jusqu'à l'impuissance affective et l'érosion des sentiments[36] », écrit-il.

Cette incapacité à gérer leurs émotions explique pourquoi certains hommes, comme les incels, ne peuvent supporter le rejet des femmes. Ils ne sont pas équipés pour y faire face. Il faut admettre qu'en tant que femmes, nous faisons beaucoup moins face au rejet que les hommes. Le rejet ou le risque de rejet a, je le crois, un impact majeur sur la construction psychologique des hommes dès l'adolescence. Le système patriarcal met les hommes en situation de vulnérabilité « non assumée » et dans un risque perpétuel de rejet.

La narration patriarcale fait que « l'homme doit chasser sa proie », c'est lui qui doit faire l'approche, draguer, et pour ça il faut qu'il accepte que le risque est d'être rejeté. Il y a différentes façons pour les hommes de « gérer » le rejet : la colère, la violence, l'indifférence, l'incapacité à lâcher prise. On se retrouve donc avec un certain nombre d'hommes colériques et violents, incapables de s'attacher, incapables de s'engager, des harceleurs qui ne peuvent accepter la réalité du rejet.

C'est logique. La narration de « l'amour romantique », du chevalier qui vient draguer la princesse, est comme une pièce de monnaie. Il y a la face qui brille : celle qu'on raconte. Mais cette même pièce a un autre pendant, qui raconte la violence masculine face à cette responsabilité de « devoir faire la cour », qui les met face à des situations de rejets qui, si elles ne sont pas discutées, les heurtent en réalité très profondément.

Les hommes ne sachant pas et ne pouvant pas discuter et « décortiquer » leurs émotions vis-à-vis du sujet du rejet de par leur éducation patriarcale et de peur de faire face à un autre rejet qui, cette fois-ci, viendrait des autres hommes... réagissent alors violemment par la colère ou la violence, ou sinon se murent dans un système de protection qui les rendra indifférents et détachés.

Il faut aussi comprendre que cette situation de rejet associée à « la valeur de soi », au « moi » et à la notion de « virilité » est relativement récente, dans le sens où il n'y a pas si longtemps, quand un homme était rejeté, il ne l'était pas directement par la femme. Il était rejeté pour sa classe sociale, il était rejeté par « la famille » de celle-ci, et donc son ego n'était pas touché de la même façon.

C'est donc de l'éducation au rejet que nous devons discuter, tout en réimaginant les phases de drague et de séduction de façon plus égalitaire, pour que le poids du rejet soit peut-être mieux réparti, car si les hommes ont « une charge », c'est bien celle du rejet.

Mais actuellement, pour certains hommes, la réponse au rejet est de se tourner vers les conseils des « pick-up artists », des hommes qui donnent des conseils en séduction pour pouvoir coucher avec des filles, à travers des livres comme *The Game* ou *The Mystery* ou des sites comme artdeseduire.com.

« Ce qu'une femme aime ou dit qu'elle aime ne correspond pas nécessairement à ce à quoi elle répond émotionnellement et sexuellement[37] », peut-on lire dans *The Mystery*. Le livre explique aux hommes qu'il ne faut surtout jamais demander à une fille si elle a un copain. Si elle le mentionne, il lui est conseillé de s'en foutre « car il n'existe sans doute pas ».

Le livre parle « d'anti-slut defense », qui est selon l'auteur une défense mise en place pour ne pas passer pour une salope. On explique aux hommes « comment faire sauter cette défense ». On les incite à pratiquer la technique du « neg » qui consiste à « la garder dans une fenêtre entre validation et réjection ». Concrètement, ça signifie dire des choses comme : « Tu portes une jolie robe. » Validation. Puis : « Ça fait trois fois que je t'aperçois avec. » Réjection.

On explique aussi aux hommes comment dépasser ce qu'ils appellent « la LMR : *last minute resistance* », quand une fille change d'avis au dernier moment avant de coucher avec le mec. La technique donnée est de valider le ressenti de la fille. Si elle dit « ça va trop vite entre nous », l'homme doit lui répondre « oui, tu as raison », mais en continuant à la toucher. Si elle dit « on devrait arrêter », il doit lui dire « je sais bébé, je sais, on devrait... » et continuer. Si elle met un véritable stop, alors il doit faire la technique du *freeze out*. L'homme se lève brutalement et va s'asseoir dans une autre pièce. Il fait autre chose, *check* ses e-mails. Il ignore la fille, le but étant de lui communiquer qu'elle « a tout cassé ! ». L'espoir étant que la fille ne recevant plus aucune attention se sente coupable d'avoir plombé l'ambiance et se mette à rechercher à nouveau l'approbation du mec.

Ce genre de contenus maintient les hommes dans l'idée que le sexe leur est dû et que le sexe peut être « forcé ». Le consentement n'est obtenu que par manipulation, ils flirtent de très près avec le viol.

LE FESTIVAL DES COMPORTEMENTS SEXUELS ABJECTS

Cette masculinité toxique et ces conseils poussent les hommes à avoir des comportements sexuels abjects. Malgré le fait que ce soit illégal et punissable par la loi, beaucoup d'hommes envoient par exemple des « **dick pics** », des photos de leur bite non sollicitées. On appelle ça du « cyberflashing ». Faute de mieux, on viole l'œil de la femme, on lui impose la vue de son sexe par surprise à travers un texto, un message ou un e-mail. C'est une forme d'exhibitionnisme numérique assez populaire, une violence sexuelle digitale. Une étude américaine a détaillé les motivations des hommes qui envoient des photos de leur bite en questionnant 1087 d'entre eux.

Un tiers l'a fait « dans l'espoir que la personne voudra avoir une relation sexuelle » et la moitié « dans l'espoir de recevoir le même type d'image en retour ». Un expéditeur sur deux le fait dans le but « d'exciter la destinataire » ou pour « manifester son attirance sexuelle pour quelqu'un ». Un agresseur sur cinq considère d'ailleurs que « c'est une façon normale de flirter » ou qu'en en envoyant suffisamment, quelqu'un finira par répondre favorablement. Un sur quatre le fait, car il est « fier de l'aspect de son pénis et veut le partager avec d'autres » ou parce qu'« envoyer des photos de son pénis l'excite ». Un sur dix, car il « n'a pas confiance dans l'aspect de son pénis et espère que quelqu'un va répondre positivement pour booster son estime de soi ». Quelques expéditeurs, 7 %, « aiment l'idée de mettre en colère quelqu'un contre qui ils sont en conflit » ou « apprécient le pouvoir de forcer quelqu'un à regarder leur pénis sans son consentement », et 5 % « n'aiment pas le féminisme, et envoyer des photos de pénis est une façon de punir les femmes qui essayent de prendre le pouvoir aux hommes » peut-on lire dans un article du *Figaro*.

J'ai moi-même parlé avec quelques mecs qui envoient des *dick pics* en leur demandant le pourquoi du comment. L'un d'eux m'a particulièrement marquée en m'expliquant que même si la fille répondait en le traitant de tous les noms « c'était une forme d'attention ». Au moins, les femmes répondent ! Ce qui montre un énorme problème de socialisation masculine, car si certains sont incapables d'obtenir une réponse par un autre biais, c'est qu'il y a une véritable faille.

Un autre phénomène particulièrement problématique et irrespectueux des femmes, et qui surfe lui aussi sur les principes de la culture du viol, est le « **stealthing** ». C'est le fait de retirer la capote pendant l'acte sans le dire à sa partenaire. En 2017, la juriste américaine Alexandra Brodsky a mis le mot dessus[38]. Elle a mené une enquête sur un campus, ce qui lui a permis de décortiquer ce comportement à la frontière du viol et de faire émerger le concept de « consentement conditionnel ».

On peut être d'accord avec le fait d'avoir un rapport sexuel, mais seulement à certaines conditions. Si les conditions ne sont pas respectées, alors le consentement est brisé. La France n'a pour l'instant aucune jurisprudence au sujet du *stealthing*, car le problème n'a pas encore été rapporté devant les tribunaux. En Suisse, un homme a été condamné pour *stealthing*, lorsqu'un autre a été acquitté.

Les hommes qui « stealth » expliquent leur comportement par le fait que cela leur donne plus de plaisir sexuel et que le risque les excite. Le fait de « répandre leur sperme » est une autre raison évoquée. Le site Pornhub, avant le grand nettoyage qui a eu lieu début décembre 2020, regorgeait de vidéos avec des titres comme « As-tu joui en moi ? Il retire la capote pendant la baise » ou « Elle ne sait pas que j'ai joui en elle ». Il y a même un genre pour cela intitulé « impregnation fantasy » (fantasme de fécondation).

Évidemment, les femmes qui vivent ce cauchemar sont traumatisées. Elles ont peur d'être enceintes et d'avoir des MST et doivent parfois subir des traitements contre le VIH.

Dans le même genre, certains hommes éjaculent dans la bouche des femmes « par surprise ». Plein d'articles en ligne nous informent que le sperme « serait bon pour la santé ». Le sperme aurait une valeur nutritive, avec de la vitamine C et de la B12 et serait un allié antivieillissement qui agit contre l'anxiété. Étrangement quand je tape « valeur nutritive de la cyprine » sur Google, je ne trouve rien. Walou.

Tout ça n'est donc pas sans rappeler qu'un certain nombre d'hommes refusent de mettre une capote lorsqu'il s'agit du seul contraceptif avec une charge partagée des deux côtés. « La capote je ne suis pas fan », disent-ils. J'ai demandé à mes *followers* les excuses les plus courantes qu'elles ont entendues et ce fut un véritable festival de la mauvaise foi.

« Ça me fait débander », « Il n'y a pas de capotes à ma taille », « Juste un aller-retour et après je la mets », « Oh ça va, je suis clean », « Je pensais qu'on se faisait confiance maintenant », « Je te respecte trop pour te faire l'amour avec une capote », « Jouir en toi c'est plus romantique », « Non, mais seulement avec toi, avec les autres je me protège », « Quoi ? Tu ne me fais pas confiance ? », « Hein ! Tu as une maladie ? »

INCLUSION SEXUELLE ET DROIT AU SEXE

Mais revenons à nos moutons. Je parlais donc à l'origine du fallacieux concept de misère sexuelle et de pulsions sexuelles masculines. Je disais que, pour moi, le sexe ne devrait pas être un dû, que le sexe n'est pas un « besoin », mais un simple bonus.

La question est donc : « y a-t-il un droit au sexe ? » Amia Srinivasan s'est posé cette question dans un essai publié dans le *London Review of Books*. « Personne n'est obligé de désirer qui que ce soit, et personne n'a un droit à être désiré, mais qui est désiré et qui ne l'est pas est une question politique [...][39] », écrit-elle. Selon elle, certaines personnes sont sexuellement exclues, ce qui nous ramène à la souffrance exprimée par les incels.

Devrait-il y avoir un droit à l'inclusion sexuel ? Dans son livre *La Fin du couple*, la philosophe Marcela Iacub propose un monde où il y aurait « un droit à un minimum sexuel ». Elle parle des « laissés-pour-compte du sex appeal[40]. »

À titre perso, j'ai du mal avec ce concept de « droit au soulagement sexuel ». Les médias parlent souvent des personnes handicapées qui devraient avoir le droit d'accès légal à des prostitués. Je trouve ça complètement faux-cul que le monde entier s'intéresse soudainement au sort des personnes handicapées quand il s'agit de cul. Je vous rappelle qu'il n'y a même pas d'ascenseurs dans la plupart des stations de métro de France et de Navarre ! Il faudrait peut-être s'intéresser à l'accessibilité à la plupart des bâtiments si le sort des personnes en situation de handicap nous intéresse tant, ce qui leur permettra aussi de rencontrer des gens plus facilement ! Cependant, j'ai moi-même eu accès à cette masseuse de yoni qui m'a beaucoup aidée, donc j'ai bien conscience que les choses ne sont pas noires ou blanches, et qu'il peut y avoir un aspect thérapeutique à la sexualité. Mais je maintiens que ça n'était pas une nécessité.

Le débat ne date pas d'hier. **Au dix-septième siècle, le philosophe Charles Fourier imaginait un projet « érotico-sociétaire »**. Selon lui, on a enfermé l'amour dans le couple, ce qui est une erreur et un manque fondamental de générosité. **Il imagine « un amour philanthropique », ou les gens pratiqueraient le sexe comme « une œuvre pieuse » envers**

ceux qui n'ont pas les dispositions physiques pour le faire. Par amour pour son ancien, on devrait coucher avec les vieux.

Pour lui, l'orgie est un besoin naturel, « un amour transcendant » pour l'humanité, qui crée un esprit unitaire qu'il nomme « unitéisme ». **Bref, Fourier fantasme les restos du cœur du sexe.** « On ne coucherait pas seulement pour soi, mais également pour faire un don à la collectivité. Cette démarche permettrait à chacun d'avoir une libido épanouie. Donner du sexe, comme reverser une partie de notre salaire aux impôts, ou consacrer du temps à une cause caritative[41] », explique Marcela Iacub, convaincue par l'œuvre de Fournier. En voilà une qui rendrait les incels heureux !

TESTOSTÉRONE ET AUTODESTRUCTION DU SPERME

Sauf que si les hommes ou les femmes ne jouissent pas, il ne va absolument rien leur arriver ! Quand on dit que « les hommes ont des besoins », on le justifie par la testostérone, l'hormone qui serait responsable des pulsions sexuelles. Dans une méta-étude qui date de 2016[42], on a comparé plusieurs études sur le taux de testostérone des agresseurs sexuels et le taux de testostérone d'hommes qui n'ont jamais agressé. Il n'y a pas de différence entre les deux. Les agresseurs ne produisent pas plus de testostérone.

Très peu de datas indiquent que la violence sexuelle envers les femmes est due à la testostérone. Il y a un lien entre la testostérone et la violence. Sauf que la testostérone ne serait pas la cause de la violence, mais le résultat. Par exemple, selon une étude du Knox College[43], quand on donne un pistolet à un homme, sa testostérone augmente bien plus que si on lui donne un piège à souris. En gros, ce n'est pas la testostérone qui va te faire te battre avec quelqu'un, mais tu vas relâcher de la testostérone si tu as besoin de te battre.

La testostérone serait peut-être le résultat de la violence. Dans un article du *Scientific American*, le scientifique McAndrew observe que « la testostérone est générée pour préparer le corps pour répondre à la compétition[44] ».

Et si un homme ne se vide pas les couilles, que va-t-il se passer ? Le corps est bien fait. Le sperme a une faculté d'autodestruction ! Tous les soixante-quatorze jours, le sperme est renouvelé, car les hommes ont des cycles hormonaux. Le seul avantage au fait d'éjaculer, à part le plaisir et faire des gosses, serait que, selon une étude de 2016[45], des éjaculations fréquentes diminuent le risque de cancer de la prostate. Le sujet est cependant controversé. **Bref, l'abstinence chez les hommes ne provoque pas de dégâts collatéraux, le pénis ne s'atrophie pas et les couilles n'explosent pas !**

PRÉVENIR LA « PULSION SEXUELLE » MASCULINE

Mais allez, au bénéfice du doute, imaginons que ces messieurs ne puissent VRAIMENT PAS se retenir. Imaginons que tout ce que je dis est faux ! Juste pour le fun ! Je veux bien, mais la question est donc « comment gère-t-on cela ? ». « Si l'on doit se décharger partout, cela s'appelle de l'incontinence[46] », écrit Maïa Mazaurette.

On en fait quoi de cette incontinence si celle-ci est une menace constante pour les femmes ?

La castration ne semblerait-elle pas être une solution pour les calmer ?

Excusez-moi, je suis en train de rire jaune, mais alors jaune fluo ! J'ai découvert en me renseignant sur le sujet qu'en France, si un violeur ou un violeur récidiviste est puni par la loi, on peut lui proposer un traitement qui fera office de « castration chimique » pour qu'il ne puisse plus se comporter comme un agresseur sexuel. Mais pour ça, IL FAUT LUI DEMANDER SON CONSENTEMENT !

AHAHAHAHAHAHAHA !!! MAIS QU'EST-CE QU'ON SE MARRE !!!

Donc le mec viole, c'est-à-dire qu'il s'en bat les couilles du consentement de la femme, mais on va quand même lui demander son consentement à lui pour mettre sa bite au pas ? Mais dans quel monde vit-on ?

Surtout que la castration chimique n'est absolument pas une castration à vie. Quelques mois après la fin de la prise de traitement, le zizi se relève. Quand les mecs acceptent, c'est généralement parce que la castration chimique équivaut à une réduction de la peine... « J'ai accepté le traitement parce que je voulais une libération conditionnelle ou au moins un aménagement de peine[47] », dit un violeur au magazine *Vice*.

Sans en arriver là, on fait quoi au juste des mecs qui sentent qu'ils ont « besoin » de mettre leur bite dans des trous qui ne les ont pas sollicités ? **La société propose quoi pour éviter le viol ? Parce que si la pulsion masculine existe, alors qu'est-ce qu'on fait pour la prévenir ?**

À part nous dire d'éviter les minijupes, on met quoi en place ? **Existe-t-il des politiques de prévention de la délinquance sexuelle ?** Il faut prendre le problème en amont, avant le féminicide, avant le viol, avant l'inceste, avant le harcèlement. Après, c'est déjà trop tard. Donc un mec qui tape sur Google « Je ressens l'envie d'agresser sexuellement une femme » ou « Je pense que je suis pédophile », il trouve quoi ?

Eh bien pas grand-chose...

En France, on est très en retard sur la façon de traiter le sujet. L'Australie a mis une *hotline* en place pour les mecs qui déraillent (mensline.org.au). L'Angleterre a créé des cercles d'« accountability » pour les violeurs pour empêcher la récidive (circles-uk.org.uk). Le site officiel du gouvernement québécois liste les associations d'aide aux agresseurs sexuels pour les aider à ne pas commettre l'irréparable. Le Québec appelle ça des centres d'intervention en délinquance sexuelle (cidslaval.com). Tout ça financé par les gouvernements. Après de multiples recherches, j'ai fini par tomber sur le FFCRIAVS, la fédération française des centres ressources pour les intervenants auprès des auteurs de violences sexuelles (ffcriavs.org).

Autant vous dire qu'il n'y a aucune chance pour qu'un mec prêt à craquer tombe un jour dessus tellement le site a un référencement pourri. Le site s'adresse aux professionnels qui traitent surtout des gens déjà passés à l'acte, et pas directement aux gens qui sont peut-être encore rattrapables...

Pourtant depuis 2019, une ligne d'appel existe qui s'adresse aux personnes attirées par les enfants, mais bonne chance avant d'en entendre parler (numéro : 08 06 23 10 63). L'organisation a pourtant conscience d'être en retard. « Un outil semblable existe depuis 1992 en Angleterre et 2005 en Allemagne. En France, la prévention en matière de violences sexuelles sur les mineurs est encore un sujet difficile à aborder, selon lui, à cause de "la dimension émotionnelle" qui vient obturer la réflexion », dit-elle.

Ceci dit, le Covid aura au moins servi à quelque chose, depuis avril 2020 une ligne d'écoute pour hommes violents a été ouverte par le gouvernement, en lien avec la fédération nationale d'accompagnement des auteurs de violences (fnacav.fr). Il s'agit pour les hommes d'appeler avant de frapper (numéro : 08 019 019 11).

On peut s'imaginer que l'État ne donne que peu de moyens au FFCRIAVS, car l'organisation semble bien consciente des limites de ses propositions. Dans un rapport écrit en 2018, elle fait un état des lieux de la situation, tout en explorant ce qui est proposé à l'étranger.

Le rapport parle du « seul programme de prévention à destination des hommes qui a mis en évidence une diminution objective des violences sexuelles », il s'agit du programme RealConsent. « Grâce à un programme construit en six sessions de trente minutes, il a pour objectif d'augmenter les connaissances et les compétences pour intervenir de manière sécurisée, corriger les erreurs à propos des normes sociales, agir sur les attitudes concernant le viol, améliorer les connaissances sur le consentement et les compétences de communication et l'empathie pour les victimes, tout cela dans le but de réduire l'occurrence des violences sexuelles. » Ce programme a été mis en place sur des campus américains, financé par les universités américaines (cultureofrespect.org/program/realconsent).

En France, l'université de Lorraine a collaboré avec le CRIAVS pour créer « une pépinière en prévention des violences sexuelles » (pep-en-vs.org). Des étudiants ont par exemple imaginé un jeu vidéo qui permet de se mettre dans la peau d'un agresseur. Le but est que le joueur comprenne ce qu'il s'est passé pour qu'il voie que la personne qu'il incarne a fait quelque chose de mal, pour sensibiliser le joueur.

Le reste des initiatives viennent d'associations privées et sont centrées sur la pédophilie.

Troubled desire (troubled-desire.com/fr) est outil d'autogestion en ligne pour les personnes attirées sexuellement par les enfants et les jeunes adolescents. PedoHelp (pedo.help) est un projet international de prévention de la pédophile portée par l'association Une vie. L'association L'Ange Bleu (ange-bleu.com) propose une méthode de groupes de parole réunissant victimes et pédophiles. L'association Colosse aux pieds d'argile (colosseauxpiedsdargile.org) a pour mission la prévention, la sensibilisation et la formation aux risques pédophiles en milieu sportif.

C'est fou de se dire qu'au début du vingtième siècle, il y avait en réalité plus d'initiatives que maintenant à travers les *male purity campaigns*, campagnes de « pureté masculine », dont je vous ai déjà touché mot plus tôt. Bon O.K., c'était religieux, mais des hommes expliquaient aux hommes pourquoi le viol et l'inceste, c'était pas bien, pourquoi la prostitution était une violence. Selon Nick Owen, chercheur à l'université d'Oxford, en 1914, l'« alliance of honour », une ligue de jeunes hommes anglais, regroupait plus de 43 000 hommes. On ne peut pas en dire autant à l'heure actuelle.

Ils font quoi aujourd'hui les hommes pour bouger les autres hommes dans le bon sens ? Pas des masses...

À la suite de la deuxième lutte féministe, c'est un groupe d'hommes qui a commencé à parler de « masculinité toxique » en lançant le mouvement « Mythopoetic » dans les années 1980. L'idée était de regrouper des hommes à travers des ateliers ou des retraites thérapeutiques pour « sauver la masculinité » et la faire passer de toxique à une « deep masculinity », c'est-à-dire une masculinité protectrice et spirituelle. Sauf que la logique de la protection va de pair avec la logique de la prédation. Il n'y a pas besoin de protecteurs s'il n'y a pas de prédateurs... m'enfin, on fera l'impasse là-dessus.

En France, il y a l'association Zéro Macho (zeromacho.wordpress.com) qui lutte contre le sexisme et pour l'égalité. « Messieurs, on ne va pas se mentir. Pour que les choses changent, il va falloir qu'on change », écrivent-ils sur leur site. Il y a Francis Dupuis-Déri, qui est un professeur de sciences politiques au Québec, qui a écrit le *Petit Guide du « disempowerment » pour hommes proféministes*. Il y a la CHAP : Coopération des hommes pour l'abolition du patriarcat. À l'initiative de celle-ci, Didier Charuel dit : « Les hommes doivent s'attaquer eux-mêmes à la déconstruction de leurs privilèges. » Il y a le compte Instagram « Les garçons parlent » (instagram.com/lesgarconsparlent), il y a le podcast *Papatriarcat* (papatriarcat.fr) de Cédric Rostein qui se demande comment développer une parentalité éclairée et affranchie du patriarcat. Il y a Grand Corps Malade qui chante :

> « Veuillez accepter mesdames, cette déclaration
> Comme une tentative honnête de réparation
> Face au profond machisme de nos coutumes, de nos cultures
> Dans le grand livre des humains, place au chapitre de la rupture
> Vous êtes infiniment plus subtiles, plus élégantes et plus classes
> Que la gent masculine qui parle fort, prend toute la place
> Et si j'apprécie des deux yeux quand tu balances ton corps
> J'applaudis aussi des deux mains quand tu balances ton porc »

Et c'est exactement ce que les femmes demandent. Non pas que la masculinité n'existe plus, mais que celle-ci ne soit plus malade et obnubilée par sa bite. **On demande une masculinité consciente où « les hommes deviennent des observateurs de leurs comportements au lieu d'être perdus dedans », comme dit Liz Plank.** On demande à ce que les hommes comprennent que les violences sexistes que subissent les femmes viennent des souffrances non conscientisées et non énoncées des hommes.

« Parfois, les gens entendent masculinité toxique et pensent que le terme est anti-hommes. Ça ne l'est pas. C'est anti-dire-aux-hommes-qu'ils-doivent-réprimer-leurs-émotions-et-être-dominants-pour-qu'on-considère-qu'ils-sont-des-vrais-hommes. C'est pro-hommes. Des hommes pensants, résilients, forts, géniaux », écrit la journaliste Amanda Jetté Knox sur Twitter.

That's it !

BIBLIOGRAPHIE

1. Simonnet Dominique, *La Défaite des femmes : la liberté sexuelle, vraiment ?*, Plon, 2016.

2. Sporenda Francine, « Le mythe de la pulsion sexuelle incontrôlable », *Révolution Féministe*, 2017. Disponible sur : https://revolutionfeministe.wordpress.com/2017/08/06/le-mythe-de-la-pulsion-sexuelle-incontrolable/

3. *Ibid.*

4. Lanez Emily, « "La domination masculine est encore partout", Entretien avec Françoise Héritier », *Le Point*. Disponible sur : http://1libertaire.free.fr/FHeritier05.html

5. Egalitaria, « Féminisme prosexe : un bel emballage pour un cadeau empoisonné », Egalitaria, 2018. Disponible sur : https://egalitaria.fr/2018/05/26/feminisme-pro-sexe-un-bel-emballage-pour-un-cadeau-empoisonne/
6. Solanas Valerie, *SCUM Manifesto*, Colportage, 1967.
7. Despentes Virginie, *King Kong Théorie*, Grasset, 2013.
8. Sporenda Francine, *op. cit.*
9. *Ibid.*
10. *Ibid.*
11. *Ibid.*
12. *Ibid.*
13. Cojean Annick, « Françoise Héritier : "Il faut anéantir l'idée d'un désir masculin irrépressible" », *Le Monde*, 2017. Disponible sur : https://www.lemonde.fr/societe/article/2017/11/05/francoise-heritier-j-ai-toujours-dit-a-mes-etudiantes-osez-foncez_5210397_3224.html
14. Mazaurette Maïa, *Sortir du trou, lever la tête*, Anne Carrière, 2020.
15. *Ibid.*
16. *Ibid.*
17. Denjean Cécile, « Infrarouge : La virilité », France 2, 2019. Disponible sur : https://www.france.tv/france-2/infrarouge/1066739-la-virilite.html
18. Groult Benoîte, *Ainsi soit-elle*, Grasset, 2000.
19. *Ibid.*
20. Despentes Virginie, *op. cit.*
21. Plank Liz, *For the love of men: a new vision for mindful masculinity*, St. Martin's Press, 2019.
22. Illouz Eva, *Pourquoi l'amour fait mal : l'expérience amoureuse dans la modernité*, Seuil, 2012.
23. *Ibid.*
24. *Ibid.*
25. Mazaurette Maïa, *op. cit.*
26. *Ibid.*
27. Orenstein Peggy, *Girls & Sex: navigating the complicated new landscape*, Harper, 2016.
28. hooks bell, *All about love : new visions*, William Morrow, 2018.

29. Adopte un mec, « 8 bonnes raisons d'assumer le coup d'un soir ! », Adopte un mec. Disponible sur : http://www.labduponey.com/lab/article/10-bonnes-raisons-dassumer-le-coup-dun-soir

30. Rockie, « Je n'aime pas "le cul pour le cul" et ça me désole », *Rockie*, 2020. Disponible sur : https://www.rockiemag.com/temoignage-plan-cul-apres-relation-longue-6512/

31. hooks bell, *All about love : new visions*, William Morrow, 2018.

32. Flood Randy, Donalson Charlie, *Mascupathy : understanding and healing the malaise of American manhood*, 2014.

33. hooks bell, *The Will to change: men, masculinity, and love*, Atria Books, 2004.

34. *Ibid.*

35. *Ibid.*

36. Simonnet Dominique, *op. cit.*

37. Mystery, *The Mystery method: how to get beautiful women into bed*, St. Martin's Press, 2007.

38. Brodsky Alexandra, « "Rape-Adjacent": Imagining Legal Responses to Non-consensual Condom Removal », *Columbia Journal of Gender and Law*, 2017. Disponible sur : https://papers.ssrn.com/abstract=2954726

39. Srinivasan Amia, « Does anyone have the right to sex ? », *London Review of Books*, 2018. Disponible sur : https://www.lrb.co.uk/the-paper/v40/n06/amia-srinivasan/does-anyone-have-the-right-to-sex

40. Iacub Marcela, *La Fin du couple*, Stock, 2016.

41. Barnett Emily, « Marcela Iacub : "Il faudrait instaurer un minimum sexuel obligatoire" », *Grazia*, 2016. Disponible sur : https://www.grazia.fr/culture/livres/marcela-iacub-il-faudrait-instaurer-un-minimum-sexuel-obligatoire-831626.

42. Wong Jennifer, Gravel Jason, « Do Sex Offenders Have Higher Levels of Testosterone? Results From a Meta-Analysis », *Sex Abuse*, 2018.

43. Klinesmith Jennifer, Kasser Tim, McAndrew Francis, « Guns, Testosterone, and Aggression: An Experimental Test of a Mediational Hypothesis », *Psychol Sci*, 2006.

44. Mims Christopher, « Strange but True: Testosterone Alone Does Not Cause Violence », *Scientific American*, 2007. Disponible sur : https://www.scientificamerican.com/article/strange-but-true-testosterone-alone-doesnt-cause-violence/

45. Rider Jennifer, Wilson Kathryn, Sinnott Jennifer, Kelly Rachel, Mucci Lorelei, Giovannucci Edward, « Ejaculation Frequency and Risk of Prostate Cancer: Updated Results with an Additional Decade of Follow-up », *European Urology*, 2016.

46. Mazaurette Maïa, *op. cit.*

47. Gadegbeku Romuald, « Avec la castration chimique, le corps devient une deuxième prison », *Vice*, 2018. Disponible sur : https://www.vice.com/fr/article/kzk8wm/avec-la-castration-chimique-le-corps-devient-une-deuxieme-prison

SEXTION 4

MÂLE-BAISÉES, CAR NOUS AVONS HONTE DE NOS CORPS ET DE NOS SEXES

> La repossession de nos corps apportera un changement essentiel à la société humaine. Nous avons besoin d'un monde dans lequel chaque femme est le génie présidente de son propre corps.
>
> **– Adrienne Rich**

TOUT FAIRE POUR ÊTRE BAISABLE

Comment voulez-vous que les femmes aient une sexualité épanouie quand la société nous fait sans cesse croire que nos corps ne sont pas assez bien, assez beaux ? Comment voulez-vous que d'autres gens aiment nos corps, si on ne les aime pas nous-mêmes ?

« Nous éduquons nos petits garçons à voir leur corps comme un outil pour appréhender leur environnement, nous éduquons nos petites filles à voir leurs corps comme un projet qui a constamment besoin d'amélioration[1] », dit Caroline Heldman dans son TEDx « The Sexy Lie ».

Et pour être « baisable », il faut sans cesse « s'améliorer ». « Sans cesse sous le regard des autres, elles sont condamnées à éprouver constamment l'écart entre le corps réel, auquel elles sont enchaînées, et le corps idéal dont elles travaillent sans relâche à se rapprocher[2] », écrit Pierre Bourdieu dans son livre *La Domination masculine*.

Quelle femme n'a pas déjà passé au moins une journée entière à se rendre « baisable » ? Épilation, exfoliation de la peau, maquillage, ongle, parfum… qui n'a pas déjà été éperdument déçue d'avoir passé tout ce temps à se préparer pour « rien » ?

Il vous a plantée et il n'a à aucun moment réalisé à quel point une femme se prépare, car elle ne se croit pas désirable sans corriger, voire éradiquer sa nature femelle, cette nature poilue, odorante, sauvage…

Camille Laurens parle merveilleusement bien de cette pression à être baisable dans son livre *Celle que vous croyez* : « Moi en fait, si vous voulez tout savoir, ça me dégoûte, tout ce qu'une femme doit faire pour plaire, pour être séduisante. Bien sûr je le fais, je le fais à mon corps défendant, je l'ai toujours fait même très jeune, je n'ai jamais été la dernière à acheter des crèmes de beauté à deux cents euros ni des robes hors de prix, décolletées et tout, comme ma mère, à me payer des séances d'épilation chez l'esthéticienne, qui faisaient un mal de chien, à quinze ans je me suis même acheté un gel anticellulite avec mon premier salaire de baby-sitter, je me souviens, je m'en mettais sur les mollets parce que mon petit copain les trouvait trop gros. Non, pour être tout à fait juste, ce qui me fait vraiment horreur, ce qui me rend amère, c'est que ça marche, que ce soit la seule chose qui marche. Je me souviens, quand je voyais un homme apprécier ma silhouette dans un tailleur moulant et lorgner mes fesses avant de venir me parler, j'étais à la fois contente et infiniment triste. J'aurais voulu être aimée pour moi-même, vous comprenez ? Sans la gym, sans les fringues, sans le rouge à lèvres. Qu'il me rencontre, moi, et pas l'objet artificiellement créé de son attente[3]. »

Certaines femmes diront qu'elles prennent plaisir à cette préparation pré-baise. Camille Emmanuelle écrit : « Je ressentais tout de même un certain plaisir dans ces contraintes. Le plaisir de me conformer à ce qu'on attendait de moi[4]. » « Une femme modèle son image comme un préalable indispensable à son entrée dans le monde[5] », écrit Camille Froidevaux-Metterie.

Pour baiser, il faut bien vouloir se conformer à un certain modèle de féminité, qui est attendu par la plupart des hommes. Et cette attente fait que les femmes ont parfois tendance à confondre leurs désirs sexuels avec leurs envies d'apparaître comme désirables. « Mon premier souvenir sensuel remonte à la première fois que je me suis rasé les jambes. Quand j'ai passé les doigts sur la peau lisse, j'ai compris l'effet que cela ferait à la main qui la caresserait[6] », explique une jeune fille à l'autrice Naomi Wolf dans son livre *The Beauty Myth*.

« Chaque femme doit apprendre toute seule, à partir de rien, à se sentir sexuelle (bien qu'elle apprenne constamment comment "avoir l'air" sexuelle). On ne lui fournit aucune contre-culture de désir féminin tourné vers l'extérieur, aucune description de la présence complexe et curieuse de ses sensations génitales ou de la manière dont elles enrichissent continuellement sa connaissance de son corps. Abandonnée à elle-même, elle n'a guère de choix : elle doit absorber les fantasmes de la culture dominante et les faire siens[7] », dit Naomi Wolf.

Elle ajoute : « Les livres et les films qu'on leur propose expliquent ce que ressent le garçon la première fois qu'il touche les cuisses d'une fille, sa première vision de ses seins. Les filles écoutent, assises, les jambes timidement croisées, les seins réduits à l'état d'objets : elles apprennent à se détacher de leur corps et à l'observer de l'extérieur. Il n'est pas surprenant qu'ainsi traité, leur corps, qui devrait leur sembler former un tout, leur devienne étranger et comme découpé en morceaux. Les petites filles s'initient non pas au désir de l'autre, mais au désir d'être désirées. »

Il y a cette terrible idée qu'une femme « qui ne prendrait pas soin d'elle-même » manquerait de respect pour elle-même. Une femme qui ne se conforme pas au modèle de féminité ne s'aimerait pas elle-même, elle se « négligerait », elle manquerait de volonté... C'est d'ailleurs le message pervers que fait passer la marque L'Oréal à travers son « Parce que vous le valez bien ». Mais Naomi Wolf remet les pendules à l'heure en disant : « Nous n'avons pas à toujours dépenser de l'argent et à avoir faim (...) pour devenir sensuelles. Nous l'avons toujours été. Nous avons besoin de cesser de croire que nous devons mériter le fait d'être sexuellement attirantes, nous l'avons toujours mérité. » Non, la sexualité avec un homme ne devrait pas être une forme de « récompense à la conformité »...

J'ai lu un *post* anonyme sur Internet qui disait : **« On attend des vagins qu'ils soient chauves, hyper doux, qu'ils sentent la lavande et qu'ils aient le goût de la mangue, mais en attendant il y a plein de couilles poilues, décolorées, suantes et salées qui demandent à être dans des bouches. »**

Nous vivons dans un monde où l'on nous rabâche « qu'il faut souffrir pour être belle », où il y a une véritable tyrannie de l'apparence, et où l'on demande aux femmes de s'auto-surveiller. « L'idéal de minceur induit bien un état de conscience particulier, qui aboutit à une auto-surveillance permanente chez les femmes, à laquelle il faut ajouter toutes les autres pratiques de beauté (aller vérifier régulièrement son maquillage, surveiller sa coupe de cheveux, contrôler ses expressions pour ne pas avoir trop de rides, ne pas oublier d'appliquer sa crème pour la peau avant de se coucher, etc.). L'idéal de la minceur, et les idéaux de beauté de manière générale, enseignent donc bien aux femmes le contrôle d'elles-mêmes et l'autodiscipline. Qui doit être contrôlé et discipliné ? Les subordonnées[8] », écrit Noémie Renard sur son blog antisexisme.com.

Ce logiciel d'autodiscipline et de haine aiguë de son corps ne disparaît donc pas soudainement quand on couche avec quelqu'un... Il reste. On s'inquiète de ses seins qui pendent quand on est sur le dessus, on s'inquiète de sa cellulite, de ses bourrelets ou de sa maigreur, de son odeur, de sa repousse de poils, de la taille de ses lèvres vulvaires... de tout. Et par conséquent, on a du mal à être dedans.

« Bien sûr que la critique de nos propres corps interfère avec notre bien-être sexuel. On ne peut pas comprendre la satisfaction sexuelle des femmes sans penser à la satisfaction de son corps. [...] Et les femmes ne seront pas totalement, complètement satisfaites de leurs vies sexuelles tant qu'elles ne seront pas satisfaites de leur propre corps[9] », écrit la sexologue Emily Nagoski.

Mona Chollet a écrit un livre entier, *Beauté fatale*, sur le sujet de la beauté, dont elle parle comme une véritable aliénation. « Les conséquences de cette aliénation sont loin de se limiter à une perte de temps, d'argent et d'énergie. La peur de ne pas plaire, de ne pas correspondre aux attentes, la soumission aux jugements extérieurs, la certitude de ne jamais être assez bien pour mériter l'amour et l'attention des autres traduisent et amplifient tout à la fois une insécurité psychique et une autodévalorisation qui étendent leurs effets à tous les domaines de la vie des femmes[10]. »

Le résultat, c'est que les femmes vivent avec un sentiment de culpabilisation constant. Nous vivons une insatisfaction chronique vis-à-vis de nos corps, nous les regardons à travers un miroir déformant plein d'angoisses…

À titre perso, je suis fatiguée de devoir être féminine.

Ce mot représente pour moi un effort.

Un déguisement.

De la douleur.

Des injonctions.

Qui coûtent cher.

Qui prennent du temps.

Qui sont une charge mentale.

Des attitudes, des comportements.

Une performance du quotidien.

Une grande comédie.

Une petite voix dans la tête qui nous demande constamment de nous confiner aux normes de féminité.

Qu'on inculque et réclame à nous les femmes, qui sommes profondément aveugles de notre propre domestication, heureuses imbéciles, consommatrices naïves de notre propre oppression.

Je suis une femme et le concept de « féminité » m'étouffe quotidiennement. Évidemment, on a le droit de se faire jolies par choix, de « prendre soin de soi », mais on ne devrait pas être considérées comme une demi-femme parce qu'on ne le fait pas. Et pourtant, je me sens profondément femme, au plus profond de mes entrailles, alors je propose le concept de « femellité ».

C'est la femellité qui est ma véritable nature, et non la féminité. Ma femellité, ce sont mes humeurs, mes hormones, mon sang qui coule chaque mois, l'odeur de ce sang, les caillots, mon syndrome prémenstruel, ce sont les poils sous mes bras et sur mes jambes, c'est le duvet sur ma bouche, ce sont les vergetures sur mes cuisses, ce sont mes seins qui gonflent et se dégonflent au fil des cycles, c'est mon vagin qui se nettoie tout seul et produit des pertes blanches, c'est mon visage sans maquillage, ce sont mes ongles avec de la terre dessous, c'est toutes les stratégies que je dois mettre en place pour éviter de me faire violer, c'est l'enfant qui pourrait grandir en moi, c'est la douleur interminable d'un accouchement, c'est les bactéries vaginales qui deviendront le microbiote intestinal de ma progéniture, c'est le lait qui pourrait couler de mes seins, c'est tout ce qui fait que je vis l'expérience d'être née femelle, sans y ajouter aucun artifice ni aucune injonction.

« On ne naît pas femme, on le devient », disait de Beauvoir. Par cette phrase, elle décrochait alors la femme de sa femellité pour raccrocher le mot *femme* au concept de féminité.

Le français est une langue qui ne permet pas une dissociation entre le fait d'être une femme et la féminité. Comment parler de ce qui nous fait être femme, sans utiliser le terme féminité ? Impossible en français. En anglais, on distingue *womanhood* de *feminity*. *Womanhood* est la condition d'être une femelle adulte. *Feminity* serait un ensemble de caractères qui seraient prétendument spécifiques aux femmes, lorsqu'il s'agit en réalité d'un concept, que les femmes ont certes adopté, mais qui est devenu une norme oppressive.

Alors pour reprendre de Beauvoir, je dirais plutôt : on ne naît pas féminine, mais on le devient. Femmes comme hommes peuvent devenir féminine/féminin. La féminité peut être vécue comme une oppression de la part des femmes ou comme un choix de la part des hommes.

On naît femelle, on ne peut pas le devenir. La société essaye de gommer notre femellité, au profit de la féminité. (Cachons les règles, cachons l'accouchement, demandons aux femmes de gérer leurs émotions et leurs cycles !)

On vit dans un monde où la plupart des hommes ont appris à aimer et désirer la féminité, mais pas les femmes… et la femellité. Ce qui est donc un énorme problème dans la sphère sexuelle… **Je suis une femme, une femelle, et je revendique ma femellité, je suis fémeline plus que féminine.**

Dans le livre *Femmes qui courent avec les loups*, Clarissa Pinkola Estés écrit :

« Juger des caractères physiques hérités d'une femme ou en dire du mal équivaut à créer des générations de femmes anxieuses et névrosées.

En portant un jugement à caractère destructeur sur la conformation héréditaire d'une femme, en l'excluant, on lui vole des trésors psychologiques et spirituels, on la dépouille de l'orgueil du type physique qui lui a été transmis par ses ancêtres, on rompt brutalement le lien d'identité féminine qu'elle avait avec le reste de sa famille. » Elle ajoute : « Si on lui dit de haïr son propre corps, comment pourrait-elle aimer celui de sa mère, qui a la même forme que le sien ? Celui de sa grand-mère, celui de ses filles ? Comment pourrait-elle aimer les corps d'autres femmes (et hommes) proches qui ont hérité des formes et de la configuration corporelles de leurs ancêtres[11] ? »

« **Détruire le lien instinctif de la femme à son corps naturel, c'est lui ôter toute confiance et l'inciter à donner plus de valeur à son apparence qu'à son identité réelle**[12]**.** » Clarissa Pinkola Estés parle de « la femme sauvage », celle qui a « une bonne relation avec sa forme originelle » et qui ne « renonce pas à la joie du corps naturel ».

Si dans la sexualité, on est déconnectée de cette part de sauvage, alors on est domestiquée même dans cette activité.

À l'inverse de mon propos, de nombreuses femmes défendent la féminité en disant que toutes ces pratiques (maquillages, épilations, chirurgies) sont bel et bien un choix. Je ne sais pas si on peut dire que c'est un choix lorsqu'on est évidemment bien mieux traitées quand on s'y conforme. Est-ce un choix de m'épiler les jambes pour un rendez-vous galant, si je sais que 90 % des hommes feront les dégoûtés à l'idée de coucher avec moi si j'ai les jambes poilues ? Bien sûr que « je me sens mieux » quand je suis épilée…

Pour expliquer ce « choix », Mona Chollet précise que le « complexe mode-beauté » est le seul dans la société à prendre au sérieux une certaine culture féminine. Elle cite la philosophe Séverine Auffret qui explique qu'« au fil de l'histoire, les femmes ont développé une culture particulière, qui tient au rôle qu'on leur a donné, aux positions dans lesquelles on les a cantonnées – un peu comme les esclaves ont été amenés à développer certaines valeurs qui n'étaient pas celles des maîtres, ou comme le prolétariat, lui aussi, s'est constitué une culture propre, de résistance à la culture dominante. Il me semble qu'il y a là une richesse qui ne doit pas être reniée, mais au contraire revendiquée[13]. » On peut aussi se dire que l'esthétisme rend la vie tout simplement plus belle, plus sensuelle, ce que les hommes, eux, ont parfois du mal à faire, et que dénier ces activités, c'est rejeter la philosophie de vie artistique et hédoniste féminine qui se cache derrière.

« Loin de l'assimiler au statut d'objet, cette démarche d'ornement la fait advenir comme un sujet[14] », explique Froidevaux-Metterie. « Il [le souci esthétique] la signale comme la valeur qu'elle se confère en tant qu'être digne d'être orné. Comprise en ces termes, la volonté d'embellissement obéit à une logique proprement inverse de celle de l'aliénation, elle témoigne d'une libre appropriation de soi qui est aussi projet de coïncidence à soi[15] », écrit-elle.

Cependant, j'ai tendance à croire qu'il faut tout de même se rappeler à qui bénéficient nos angoisses corporelles aujourd'hui, dans cette société capitaliste et industrielle. Souvent, les actionnaires des grands groupes de beauté sont des hommes. « À chaque fois que je déteste mon corps, je me rappelle qu'il y a des millions de vieux mecs blancs et riches qui bénéficient de ma haine de moi et il y a une chose que je hais ce sont ces vieux hommes blancs et riches, donc direct je change d'idée, car je ne vais pas leur donner cette satisfaction ! », écrit le profil Soybeanbaby sur Tumblr. « Tu as payé entre un et cinquante dollars qui ont fini dans les poches d'un homme blanc qui n'a pas besoin de faire la moitié de ce que tu fais pour être considéré comme acceptable dans le monde du business », écrit le profil Khiroshige. Un autre profil anonyme renchérit : « Rappelle-toi que tu te sens comme ça pour une raison, qu'il y a des industries qui font des milliards de dollars sur tes insécurités et que tu as vu des milliers de publicités faites par ces industries depuis ton enfance. Ton manque de confiance en toi a été manufacturé. »

Je pense aussi qu'il est urgent de regarder ce qui nous rend sexy et désirables aux yeux des hommes. Que veut symboliquement dire cette féminisation du corps fémelin ?

Pierre Bourdieu, dans *La Domination masculine*, parle de la féminisation du corps féminin comme « une tâche immense et un sens interminable ». Naomi Wolf parle de « triple journée de travail ». Bourdieu dit aussi que la féminité est « une impuissance apprise ». « Elles existent d'abord par et pour le regard des autres, c'est-à-dire en tant qu'objets accueillants, attrayants, disponibles. On attend d'elles qu'elles soient "féminines", c'est-à-dire souriantes, sympathiques, attentionnées, soumises, discrètes, retenues, voire effacées. Et la prétendue "féminité" n'est souvent pas autre chose qu'une forme de complaisance à l'égard des attentes masculines, réelles ou supposées, notamment en matière d'agrandissement de l'ego[16]. »

Virginie Despentes le dit d'une autre façon : « Il y a une fierté de domestique à devoir avancer entravée, comme si c'était utile, agréable ou sexy. Une jouissance servile à l'idée de servir de marchepieds. Les femmes adressent aux hommes un message rassurant : "n'ayez pas peur de nous." Ça vaut le coup de porter des tenues inconfortables, des chaussures qui entravent la marche, de se faire péter le nez ou gonfler la poitrine, de s'affamer. Jamais aucune société n'a exigé autant de preuves de soumissions aux diktats esthétiques, autant de modifications corporelles pour féminiser un corps. En même temps que jamais aucune société n'a autant permis la libre circulation corporelle et intellectuelle des femmes. Le surmarquage en féminité ressemble à une excuse suite à la perte des prérogatives masculines, une façon de se rassurer, en les rassurant. "Soyons libérées, mais pas trop. Nous voulons jouer le jeu, nous ne voulons pas des pouvoirs liés au phallus, nous ne voulons faire peur à personne." Les femmes se diminuent spontanément, dissimulent ce qu'elles viennent d'acquérir, se mettent en position de séductrices, réintégrant leur rôle, de façon d'autant plus ostentatoire qu'elles savent que, dans le fond, il ne s'agit plus que d'un simulacre[17]. »

Noémie Renard donne aussi de multiples pistes pour comprendre la symbolique de la féminité. Elle parle de la symbolique de la minceur. Être mince, c'est quoi ? C'est avoir un corps qui ne prend pas beaucoup de place. C'est aussi manger moins. Donc, être plus faible. Et vu que trop manger est perçu comme un manque de discipline, être grosse devient une laideur morale. Le rôle de la femme est d'être la nourricière, celle qui allaite et fait la bouffe pour la famille, pas celle qui bouffe. L'autre, Naomi Wolf, écrit : « Une culture qui fait une fixation sur la minceur des femmes n'est pas une obsession à propos de la beauté des femmes, c'est une obsession à propos de l'obéissance des femmes. Faire des régimes est le sédatif le plus puissant de l'histoire des femmes, une population silencieusement folle est une population docile[18]. »

Une autre caractéristique de la féminité, c'est que les femmes ne doivent pas être trop musclées, car une femme avec des muscles, ce n'est pas attirant. Car une femme avec des muscles peut se défendre ? Et que les hommes fantasment en réalité sur un modèle de faiblesse et d'impuissance ?

Noémie Renard parle aussi du corps féminin qui se déplace avec difficulté. Elle parle des talons qui réduisent fortement la mobilité, qui diminuent la vitesse de marche et qui forcent les femmes à faire des petits pas. La jupe aussi empêche des enjambées trop grandes et de prendre trop de place, car on ne peut écarter les jambes.

« Est-ce vraiment un hasard si les chaussures et vêtements "sexy" et "féminins" sont ceux qui restreignent la mobilité des femmes, et leur donnent une démarche peu assurée ? On peut supposer que c'est justement cette vulnérabilité conférée par ces vêtements, cette démarche incertaine et instable, qui est érotisée et qui rend donc les femmes "belles"[19] », écrit-elle. « Les talons étaient les indices décisifs de l'accessibilité des femmes, puisque, perchées, on ne peut pas partir en courant[20] », écrit Sophie Fontanel dans *L'Envie*.

L'idéal de la jeunesse fait aussi grandement souffrir les femmes. On inculque aux femmes la peur du vieillissement, processus inévitable. **On fait du temps l'ennemi des femmes...** Les antirides se vendent par millions... et on rejette les vergetures, les rondeurs, la cellulite, les poils, les règles, qui sont des signes de maturité sexuelle. On fait croire aux femmes qu'elles vieillissent mal, lorsque comme le dit la scénariste Carrie Fisher : « Les hommes ne vieillissent pas mieux, ils ont juste le droit de vieillir », ou comme le dit Camille Laurens : « Les hommes mûrissent, les femmes vieillissent[21]. »

Le vieillissement est considéré comme pathologique chez les femmes, on parle notamment de la ménopause comme s'il s'agissait d'une maladie de carences hormonales, une dégénérescence, au lieu d'un processus naturel et sain qu'on pourrait au contraire célébrer ! La sociologue Cécile Charlap parle de la ménopause comme une construction sociale. Elle explique que, par exemple, au Japon avant les années 1990, il n'y avait pas de terme pour parler spécifiquement du vieillissement des femmes. Et dans certaines ethnies, les femmes ménopausées étaient très respectées et pouvaient enfin accéder à des positions de pouvoirs, car perçues presque comme des hommes désormais.

Il y a un véritable silence sociétal sur ce passage de la vie d'une femme, alors qu'une femme passe désormais presque la moitié de sa vie comme femme « post-reproductive » (de trente à cinquante ans !)! On pense que le corps fécond est la norme, à tort. Les seuls discours sont médicaux. Depuis les années 1960 et le livre à succès *Feminine forever* du docteur Robert Wilson, les traitements hormonaux de substitution sont devenus populaires « pour rester des vraies femmes ». On nous fait savoir que sinon, on va devenir hyper irritable, moche, avec un vagin sec ! Et par conséquent, on s'imagine que c'est la fin de la vie sexuelle pour les femmes, au lieu de se dire que hey justement, si le vagin est un peu plus sec, ce qui semble tout de même logique, ce n'est pas forcément des hormones qu'il faut prendre pour l'irriguer, c'est peut-être du clito qu'il faut un peu plus s'occuper ! Et puis, c'est peut-être l'heure de la liberté qui a sonné...

La poétesse Maya Luna écrit : « La vieille femme n'est pas un objet de désir. Et parce qu'elle ne l'est pas, elle est libre. Elle est libre d'affirmer son propre désir. D'être le sujet du désir. Dans un monde où l'on fait l'éloge des femmes pour être des objets du désir. Le plus de lubricité tu crées, le plus de valeur tu as. La vieille bique glousse seule comme seules le font les femmes avec du pouvoir. Son sexe lui appartient. Elle n'a pas besoin d'un mari ou d'un homme. Elle ne possède pas la beauté d'une jeune fille ni le jus fertile et reproducteur de la mère. Et il aimerait la jeter pour ça. À quoi peut bien servir une femme sans sexe à utiliser ? Elle ne saigne plus. Elle ne peut plus porter d'enfants. Son sexe ne croît plus et ne décroît plus avec la lune, prenant et perdant de l'énergie à chaque marée. Non. Elle est pleine. Le portail vers son sang a été scellé. Elle boit le nectar. Elle se baigne dans une obscurité lumineuse. Elle est assise à l'intérieur d'une bombe alchimique. Une source de pouvoir nucléaire. Son sexe est diamant pressé et poli par des années de raffinement. Son sexe est ce qui fait que le vent bouge. Son sexe est le centre de la sagesse. Elle a passé toutes les phases de l'initiation de la femme. Elle aussi a été enveloppée sous le même voile de mensonges où tu es ensevelie en ce moment. Cette lourde toile faite de conditions sociales qui sert de baptême à toutes les femmes. Sois agréable. Souris. Sois jolie. Sois désirable. Elle a réussi à se défaire de cette toile. Elle a libéré son sexe de toutes ces histoires. Elle a réussi à passer de l'autre côté. Elle est libre. Et une femme libre est une femme dangereuse[22]. »

Et pourtant, les femmes âgées sont désexualisées et il est commun qu'un homme quitte sa femme pour se prendre une jeunette...

Le problème, c'est qu'on met en valeur des caractères enfantins chez les femmes... « Lèvres minimales, vagins étroits, hymens intacts, peau de bébé, membres et vulves glabres, jeunesse éternelle, petits corps fragiles, comment se fait-il que nous ne reconnaissions pas que c'est essentiellement la description d'un bébé ou d'une toute-petite ? », écrit le profil Tumblr Reddressalert.

Et derrière tout cela, il y a de la douleur. Des aiguilles de botox, des cicatrices de chirurgie, des poils arrachés par millions, des mois à avoir faim...

« La douleur est une partie essentielle du processus d'aliénation et ce n'est pas accidentel. S'épiler les sourcils, s'épiler les aisselles, porter une gaine, apprendre à marcher sur des talons, avoir son nez refait, se lisser ou boucler ses cheveux – ces choses font mal. La douleur, bien sûr, apprend une importante leçon : rien n'est jamais trop cher, aucun processus n'est trop répulsif, aucune opération n'est assez douloureuse pour qu'une femme soit belle. La tolérance à la douleur et la romantisation de cette tolérance commencent ici, à la préadolescence, dans la socialisation, et préparent les femmes à des vies de maternité, d'abnégation de soi, toujours plaisantes pour leurs maris. L'expérience adolescente de douleur d'être une femme lance la psyché féminine dans un moule masochiste et force les adolescentes à se conformer [...][23] », écrit la militante féministe Andrea Dworkin dans son livre *Woman Hating*.

Être « désirable, sexy et féminine » pour les hommes et la société, ça serait donc ça ?

Être physiquement faible, être restreinte dans ses mouvements, cultiver un corps enfantin, et accepter la douleur comme notre destin...

LA HAINE DE SON CORPS JUSQUE DANS SA CULOTTE

La haine de nos propres corps se glisse évidemment jusque dans nos culottes. De nombreuses femmes détestent leur vulve, elles la trouvent « affreuse », elles en ont honte. L'industrie pornographique met principalement un type de vulve en avant, une vulve en forme de pêche, imberbe, rose clair, où rien ne dépasse, une vulve « pure fente ». Les jeunes femmes désirent donc cette vulve stéréotypée et sont très complexées lorsqu'elles ont une vulve qui va vers l'extérieur, avec des « petites lèvres » qui dépassent.

Je n'aime pas ce terme « petites lèvres ». Nous manquons de vocabulaire pour parler correctement de nos sexes de femmes, car certaines « petites lèvres » sont en fait plus grandes que ce qu'on appelle « les grandes lèvres », c'est pour ça qu'elles dépassent. Ce vocabulaire nous fait sentir anormales.

Sur le réseau social TikTok, des ados se sont récemment mis à parler de « innie » ou de « outie », en utilisant des émojis pour illustrer ces deux types de vulves.

- Pour les « innies » (qui pourrait se traduire par « vulve en intérieur »), ils utilisent un émoji hotdog ou un émoji pèche.
- Pour les « outies » (qui pourrait se traduire par « vulve en extérieur »), ils utilisent un émoji papillon ou un émoji avec des ailes.
- Le clitoris est lui représenté par une clé.

Des chercheurs ont mis en avant dans une étude[24] **le concept de *genital self image*,** l'image de soi sexuel, qui se mesure à travers l'évaluation de l'aspect de ses organes génitaux, son odeur et son fonctionnement, en expliquant que celui-ci joue sur l'estime qu'on a de soi. Une étude[25] portant sur 657 femmes de quinze à quatre-vingt-quatre ans a révélé qu'il était impossible d'établir une norme en termes de vulve. La longueur des « petites lèvres » peut aller de 0,25 centimètres à 7,5 centimètres.

De mon côté, je me suis inquiétée de ma vulve à partir du moment où j'ai vu un porno. À l'adolescence, j'ai commencé à me dire que je n'étais pas normale. Mes lèvres me semblaient trop grandes, disgracieuses et très élastiques. Je me rappelle même avoir demandé à mon médecin pourquoi je pouvais voir des sortes de petits grains bizarres dedans si je tirais dessus. Le médecin n'a pas su me répondre et se fut pendant longtemps une source de stress. Puis ces grains ont disparu. J'ai depuis appris qu'on appelle cela des grains de fordyce. Ce sont des glandes qui sécrètent du sébum, une substance hydratante. Rien d'inquiétant ! Je pensais aussi que mes lèvres étaient trop foncées comparées à la couleur de ma peau. Puis j'ai appris qu'on avait plus de mélanine dans les régions où les hormones sexuelles s'expriment davantage. Aujourd'hui, certains produits servent à se blanchir la vulve...

À vrai dire, il y a peu de situations où l'on voit le sexe des autres femmes... du coup, la vulve standard du porno devient vite « la norme », lorsque ce n'est pas du tout le cas dans la réalité vu qu'il existe une véritable diversité. C'est pourquoi j'ai trouvé mon expérience en Thaïlande, mentionnée plus tôt, vraiment intéressante.

Il faut aussi dire que j'ai régulièrement entendu des hommes dire des horreurs sur les femmes qui ont des lèvres qui dépassent. Du style « elle a des escalopes », ou encore « elle a un chewing-gum séché entre les jambes ». J'ai même des copines qui m'ont déjà demandé « toi, ta chatte c'est du genre dindon/chou-fleur ? » pour me demander si j'avais une vulve avec des lèvres qui dépassent. J'ai même dû expliquer très sérieusement à une amie que les lèvres extérieures n'ont rien à voir avec à quel point on a pu se masturber dans l'enfance. Elle pensait très sérieusement qu'on pouvait lire à quel point une femme se touche à travers l'anatomie de sa vulve...

L'idée qu'on puisse lire l'histoire sexuelle d'une femme à travers l'anatomie de celle-ci a la vie dure, et n'est pas sans rappeler l'obsession de l'hymen. On va remettre les pendules à l'heure pour les ignorants : **la longueur des lèvres internes des femmes n'a absolument RIEN de RIEN à voir avec l'activité sexuelle de la femme.** Certains pensent qu'une fille vierge aura par exemple plus tendance à avoir une vulve en intérieur. Une fille peut être vierge et avoir des lèvres qui sortent et c'est tout à fait normal, c'est une simple question d'anatomie.

D'ailleurs, quand un mec ne respecte pas ton sexe, s'il te fait une remarque sur la taille de tes lèvres, explique-lui un petit truc : « Tu vois tes couilles, mec ? Tu vois le petit trait au milieu de tes couilles ? En langage scientifique, on appelle ça la suture du raphé du scrotum. Bon bah ce trait, c'est l'endroit où se seraient divisées tes couilles en deux lèvres, si tu avais été une femme… Eh ouais. Donc, regarde bien tes couilles, regarde bien ce trait, et rappelle-toi qu'à neuf semaines dans l'utérus de ta mère, tes lèvres sont devenues tes boules ! » C'est ce qu'on appelle des traits homologues en biologie de l'évolution. Les traits homologues sont des traits qui ont les mêmes origines biologiques, mais qui peuvent avoir des fonctions différentes…

Certains pensent aussi que des lèvres qui dépassent sont le signe d'une « vieille chatte », lorsque c'est en réalité le contraire. On sait qu'à la ménopause, les lèvres parfois rétrécissent. J'ai découvert le très bon site gynodiversity.com et il permet justement entre autres de regarder des vulves par âge ! Impossible de différencier la vulve d'une femme de dix-huit ans ou de quarante ans. Le site classe aussi les vulves par textures, symétrie ou asymétrie, couleurs, forme de clitoris, etc. C'est passionnant, et tout à fait décomplexant ! D'autres projets en ligne contribuent à décomplexer les femmes comme @thevulvagallery sur Instagram, Hilde Atlanta a dessiné plus de mille vulves différentes.

Si certaines sont complexées par leurs vulves à lèvres longues, dans certains pays, on désire en avoir. C'est le cas en Ouganda où l'on pratique l'étirement des petites lèvres… Les hommes estimant que les longues lèvres leur procurent plus de plaisir sexuel, on fait donc endurer cela aux femmes…

Différentes vulves...

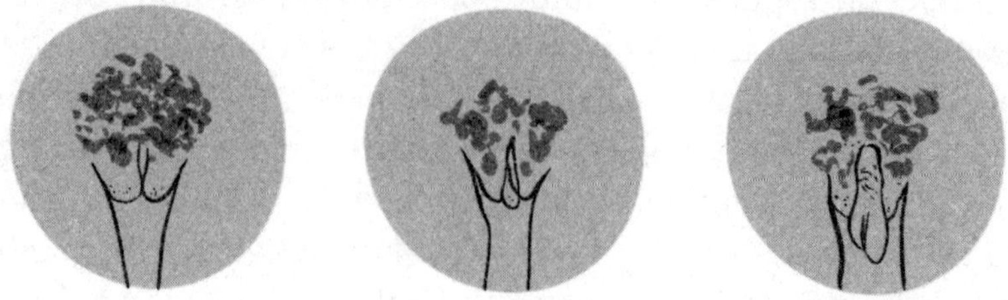

Différentes lèvres...

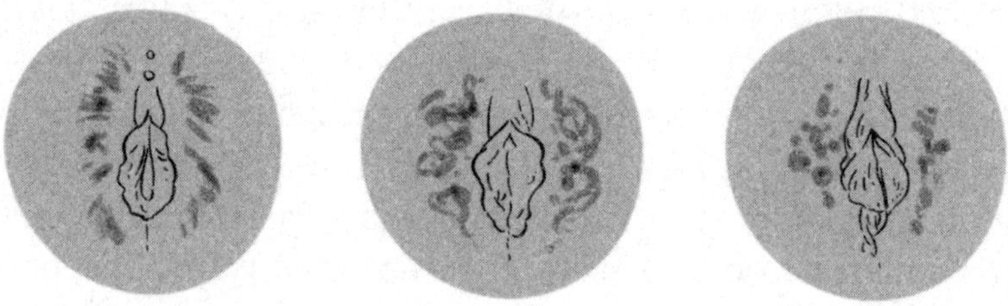

D'ailleurs, ce dégoût des grandes lèvres en Occident est assez intéressant quand on pose un regard post-colonialiste dessus. On peut y voir quelque chose de raciste quand on sait que, pendant l'ère colonialiste, certaines femmes africaines étaient connues comme des bêtes de foire en Europe pour leur « tablier hottentot », c'est-à-dire leurs vulves à grandes lèvres. C'est le cas de la Sud-Africaine Saartjie Baartman. On disait de son sexe qu'il était à mi-chemin entre celui d'un orang-outan et d'un humain et on imagine à partir de cette anatomie que les femmes noires sont « hypersexuelles ».

En 1927, Havelock Ellis, père de la sexologie, disait : « Il est probable que les lèvres et le clitoris soient proéminents chez les races inférieures, comme ils le sont chez les singes[26]. » Je vous avais déjà dit que ce type était une enflure. Évidemment, ces grandes lèvres en faisaient bander plus d'un, c'est ainsi qu'on a vu naître « l'ethno-pornographie ». Les grands pontes de l'époque déclareront que les grandes lèvres sont donc soit le signe d'une femme de race inférieure, soit d'une Européenne perverse, hystérique, probablement lesbienne, qui se masturbait comme une maboule. Les petites lèvres seraient « un signe d'évolution ». Encore en 1976, un certain Radman écrivait dans l'*Obstetrics and Gynecology journal* que les lèvres qui dépassent sont en lien avec la race et les déviances, notamment chez les femmes orientales, ce qui pourrait être un signe de prostitution ou de manque de propreté. Pauvre type !

Pour en revenir à Saartjie Baartman, morte captive en 1825 à Paris, sachez que l'anatomiste Georges Cuvier s'est empressé de découper sa vulve et de la conserver dans du formol. Prenez une grande inspiration, car ce que je vais vous dire est à gerber. La France a conservé sa vulve au Muséum d'Histoire naturelle, puis au Musée de l'Homme jusqu'en 2002, année où le corps de celle-ci a enfin été rendu à l'Afrique du Sud…

Pour en revenir aux grandes lèvres qu'on étire en Ouganda, c'est évidemment une forme de mutilation sexuelle, ce que nous, Occidentaux, considérons comme une oppression. Par contre, quand ce sont des femmes occidentales qui demandent à se faire faire une « labiaplastie » ou « nymphoplastie » (on leur coupe les petites lèvres si elles dépassent de la fente vulvaire) bizarrement, on ne considère plus ça comme une mutilation sexuelle, mais comme un choix éclairé, une émancipation…

Certaines de mes *followers* me confient songer à cette opération. « Je bloque sur la taille de mes lèvres, j'en suis même venue à faire croire que je n'étais pas trop branchée cunni pour que les mecs ne les voient pas. » Pour ces femmes, se faire opérer, ça serait donc s'émanciper et vivre une vraie liberté sexuelle.

Il existe en France un « groupe de recherche et d'innovations en restauration génitale » qui s'appelle le GRIG (grig.org). Pour faire simple, c'est eux les champions de la labiaplastie pour que les femmes aient des chattes dignes des films de cul. Je suis allée regarder qui en sont les membres. Qui sont les gens qui font la promotion d'une telle opération ? Intéressant, il y a onze hommes et une femme… « Opération patriarcale », me souffle-t-on à l'oreille !

La gynécologue Jen Gunter explique dans son livre *The Vagina Bible* que la littérature sur la chirurgie plastique conseille une opération pour les lèvres de plus de trois centimètres, ce qui représenterait 50 % des femmes…

Elle dit aussi que 75 % des femmes se pensent anormales. Tu m'étonnes… Je n'ai pas de chiffres plus récents, mais entre 2015 et 2016, la société internationale de chirurgie plastique a noté une hausse de 45 % des labiaplasties.

L'opération est remboursée par la Sécurité sociale en France si la femme a « une hypertrophie des lèvres », des lèvres qui seraient disproportionnées, sinon elle coûte entre deux mille et quatre mille euros. Mais qu'est-ce que cela peut bien vouloir dire, si on ne peut pas dire qu'il y a une norme... ? Parfois, les lèvres frottent trop dans la culotte et gênent pour faire du vélo par exemple. **Mais attendez, les hommes ont bien des organes qui pendent à longueur de temps, non ? Est-ce qu'on leur dit d'aller se faire couper leur bordel pour autant ? Les choses qui pendent seraient pathologiques quand elles sont féminines, mais pas quand elles sont masculines ?**

DEHORS-DEDANS, DESSUS-DESSOUS, DUR-MOU

Cette idée que les choses qui vont vers le dedans sont féminines et que les choses qui vont vers l'extérieur sont forcément masculines remonte à loin. Au seizième siècle, on pensait que « les organes génitaux de l'homme et de la femme étaient isomorphiques[27] ». C'est-à-dire qu'on imagine le vagin comme un pénis tourné vers l'intérieur, on dit que les ovaires sont des testicules féminins et que l'utérus est l'équivalent du scrotum. Si l'homme est à l'endroit, la femme est à l'envers...

On dit de la femme qu'elle manque de chaleur et de sécheresse, c'est pourquoi ses organes génitaux restent à l'intérieur d'elle-même. « Les organes génitaux de la femme sont tournés vers l'intérieur, on en déduit qu'elle est prédisposée à vivre confinée à l'intérieur, à faire des travaux d'intérieur, à aménager son intérieur », explique Olivia Gazalé. « L'inverse, la fière extériorité du sexe masculin le destine tout naturellement au dehors, aux travaux d'extérieur et à la conquête de nouveaux territoires », dit-elle. Elle ajoute : « Cette légitimation par la nature (ou naturaliste) des inégalités entre les sexes les renforce considérablement : si la hiérarchie entre les sexes procède d'un ordre cosmique immuable, alors il est impossible (et vain) de la remettre en question. »

Pierre Bourdieu parle d'un long travail de « socialisation du biologique et de biologisation du social ». Il écrit : « La différence biologique entre les sexes, c'est-à-dire entre les corps masculin et féminin, et, tout particulièrement, la différence anatomique entre les organes sexuels, peut ainsi apparaître comme la justification naturelle de la différence socialement construite entre les genres, et en particulier de la division sexuelle du travail. »

On pense les sexes masculins et féminins par opposition.

Dehors, dedans.

Dessus, dessous.

Actif, passif.

Mobile, immobile.

Dur, mou.

Sec, humide.

Plein, vide.

Et c'est ainsi qu'on voit le rapport de domination apparaître...

Ce rapport de domination, on l'observe d'ailleurs dans la façon dont on raconte comment on fait les bébés. **On imagine un ovule passif, qui se fait prendre d'assaut et pénétrer par un vaillant spermatozoïde, le grand vainqueur d'une course folle !** On dit que papa l'actif plante une graine dans le ventre de maman la passive. Comme si la mère était un réceptacle, une marmite dans laquelle les hommes plantent des mômes ! On dit d'ailleurs qu'une femme « porte un enfant ». Non. Son corps fait un enfant pendant neuf mois. Il a été scientifiquement prouvé que l'ovule et le sperme sont actifs, il s'agit d'une rencontre. C'est ce que rapporte la chercheuse Emily Martin dans un texte intitulé « L'ovule et le spermatozoïde » qui date de 1991, où elle explique comment les stéréotypes de genre polluent la façon dont on raconte la science.

L'ovule choisit aussi son sperme, elle l'attire, et pourtant on dit que « l'œuf est fécondé » comme si l'ovule ne faisait rien. On s'est rendu compte que si on tue l'ovule avec une aiguille, le spermatozoïde n'arrive pas à le pénétrer. Emily Martin reprend le texte de deux scientifiques qui racontent que « le spermatozoïde lance un filament et harponne l'ovule », et se demande pourquoi ne pas plutôt appeler cette action « construire un pont ou lancer une corde[28] » ? Peut-être parce que la gestation est féminine et qu'à travers le langage, l'homme a essayé de se redonner de l'importance. La sexologue Emily Nagoski explique très bien le phénomène :

« La culture adopte des faits biologiques et essaye de leur donner un sens. On métaphorise sur les parties génitales, en se demandant à quoi elles nous font penser, plutôt que de penser à ce qu'elles sont, on superpose un sens culturel dessus [...][29]. »

Pour illustrer cela, je me dois de sortir un tweet qui m'a fait mourir de rire de @JulieTblm : « Quelqu'un peut m'expliquer pourquoi les couilles sont synonymes de force alors qu'un simple coup de pied peut mettre un homme à genou et le vagin synonyme de faiblesse alors qu'on en sort des humains entiers ? »

Emily Nagoski ajoute : « Pourquoi est-ce qu'on parle des hommes comme étant durs et des femmes comme étant mouillées, quand d'un point de vue biologique, les parties génitales mâles et femelles sont toutes les deux mouillées ? C'est culturel, encore une fois. » Eh oui, le liquide pré-éjaculatoire, ça mouille, et le sperme n'en parlons pas, et pourtant, on ne dit jamais d'un garçon qu'« il mouille ».

En parlant d'être mouillé, il faut mouiller, mais pas trop quand même. On en parle de la pression d'avoir le vagin « serré » pour satisfaire monsieur ? De cette panique féminine à l'idée d'avoir le vagin large ? Du point du mari après une épisiotomie qui a longtemps été une pratique médicale pour « ravoir un vagin de jeune fille » ? Du langage sexuel, du « ah comment t'es trop serrée, je kiffe » comme si c'était forcément un compliment lorsqu'il s'agit peut-être en fait d'un manque de lubrification et d'une pénétration précoce ? Il y a tout un tas de clichés absurdes sur « les vagins larges » et franchement il y a de quoi se demander pourquoi certains hommes pensent que les vagins s'élargissent si tu couches avec trente mecs différents, mais restent serrés si tu couches trente fois avec la même personne !

Cette idée d'avoir le vagin serré fonctionne en miroir avec l'injonction pour les hommes d'avoir une grosse bite dure. Pour avoir l'impression d'avoir un gros pénis, il vaut mieux pénétrer un petit vagin qui a une petite vulve. Faudrait surtout pas que les femmes aient un *vagina dentata*, le mythe du vagin à dents qui engloutit les hommes... Les femmes elles-mêmes fantasment sur l'idée d'être « petite » et de se faire « défoncer par une grosse bite ». Si on parle « d'impuissance », mot à changer de toute urgence, c'est donc qu'on considère que la puissance réside dans le pénis. Et plus le vagin est petit, plus l'homme a l'impression d'être puissant...

Sur YouTube, les vidéos pour « rétrécir » son vagin pullulent, il faudrait se mettre de l'eau citronnée, du beurre de karité et un tas d'autres trucs à l'intérieur. « Quand le vagin s'élargit, les hommes ne sentent pas grand-chose et ça peut faire qu'ils peuvent commettre l'infidélité », dit une YouTubeuse. Et si vous êtes déjà allé sur un site porno, vous avez sûrement vu des publicités qui promettent aux hommes de les aider à allonger leur pénis...

Au sixième siècle, l'époque où le *Kamasutra* a été écrit, les gens avaient l'air moins paumés que maintenant. Dans ce bouquin, il est expliqué que ce qui compte ce n'est pas la taille, c'est la compatibilité physique. On classe les vagins et les pénis en trois tailles. Il y a des vagins « biches » c'est-à-dire petits, des vagins « juments » c'est-à-dire moyens, des vagins « éléphants » c'est-à-dire grands. Il y a des pénis « lièvres », des pénis « taureaux », et des pénis « chevaux ». Il suffisait d'être lucide sur ce qu'on avait entre les jambes et de trouver chaussure à son pied...

MÉCONNAISSANCE DE « LA MOUILLE » : CYPRINE, PERTES BLANCHES ET ÉJACULATION FÉMININE

Revenons à nos histoires de mouille. **Les femmes sont embarrassées quand elles mouillent « trop », car les femmes ont une grande méconnaissance de leur corps, de leurs systèmes de sécrétions, et de la possibilité d'éjaculer.** Mais les femmes sont aussi embarrassées quand elles ne mouillent pas assez, ce qui montrerait apparemment qu'elles ne sont pas excitées. Or ce n'est pas vrai, car mouiller ne veut pas forcément dire être excitée. Certaines femmes mouillent quand elles se font violer et pourtant c'est bien ce qu'elles désirent le moins au monde...

Il existe un phénomène de non-concordance qui a été mesuré par des chercheurs. Les chercheurs ont distingué ce qu'ils appellent « la réponse génitale » de l'excitation. Mouiller est une réponse génitale. Cette réponse génitale peut être automatique à quelque chose qui est « sexuellement pertinent ». « Un stimulus peut être sexuellement pertinent, mais non attirant, explique Nagoski. Ton sexe te dit "c'est un restaurant", mais ça ne veut pas dire que c'est le resto où tu veux manger ! [...] Un pénis dans un vagin est sexuellement pertinent, mais ça peut ne pas être attirant, non voulu et pas bien vu », dit-elle. On peut donc mouiller sans être excitée, comme les hommes qui bandent sans excitation le matin. Et on peut aussi ne pas mouiller, ressentir du désir, mais être excitée. Le corps et l'esprit ne se coordonnent apparemment pas toujours parfaitement.

Les femmes ont souvent honte des sécrétions qu'elles trouvent dans leur culotte. On est encore dans la croyance que rien d'humide ne devrait sortir de là, sauf si c'est pour y accueillir le sexe d'un homme. De nombreuses femmes se sentent honteuses des « croutes blanchâtres » qu'elles retrouvent dans leur culotte en fin de journée (à titre perso j'appelle ça de la cocaïne de chatte... voilà ce que ça donne si tu grattes), et certains hommes ne savent apparemment pas de quoi il s'agit. « "Il m'est arrivé que certains hommes pensent que les pertes étaient de la mouille et me méprisent pour mon excitation", me glisse Charlotte, vingt-quatre ans, étudiante, à qui l'un d'eux avait, à leur vue, déclaré avec répugnance : "Tu es une vraie piscine" » rapporte un article de *Slate*[30]. Dans cet article, des femmes racontent à quel point elles ont honte de leurs pertes blanches. « Oups, il ne faut pas qu'il voie que j'ai taché mon slip » ou « va falloir à un moment que j'enlève mon protège-slip sans qu'il s'en rende compte ni casser l'ambiance ».

Cette impression d'être crade, cette insécurité féminine, l'industrie de l'hygiène intime l'a très bien comprise. On nous vend donc de multiples solutions « pour rester fraîche et clean », lingettes, serviettes, savons spéciaux pour la chatte. Vous avez déjà vu un savon spécial bite qui pue au Monoprix, vous ? Moi pas...

Des marques se spécialisent là-dedans et proposent des déos pour foufounes comme Two Lips (twolips.vip), Deo Doc (deodoc.se), The perfect V (theperfectv.com) en nous expliquant que les glandes apocrines se trouvent sous les aisselles et au niveau de la vulve et que par conséquent, il est grand temps de réguler la transpiration sous le pantalon aussi. Perso, j'ai pas attendu ces marques, j'avoue avoir mis du parfum sur mes parties intimes quand j'étais adolescente... car j'étais angoissée de ne pas sentir la rose.

Les femmes meurent de peur de « sentir les fruits de mer ». **Les moqueries du genre « la chatte, ça sent la moule », ou « c'est une vraie marée » en ont blessé plus d'une**. Une étude qui date de 1975 a établi qu'il y avait plus de deux mille cent effluents odorants du vagin. Bouquet de senteurs ! La cause principale des odeurs est les bactéries. Nos odeurs sont créées en partenariat avec nos bactéries, car le vagin abrite un microbiote vaginal. C'est normal d'avoir un sexe qui sent une odeur particulière. Bien sûr attention, une odeur épouvantable peut signifier qu'il y a une infection.

Aux États-Unis, les femmes se mettent souvent du talc sur les parties intimes dans le but de rendre la zone moins humide... on parle de « **poudrage génital** ». Sauf que pour certaines, la pratique semble avoir tourné au cauchemar, vingt-deux femmes ont attaqué la marque Johnson & Johnson en disant que ce talc leur a provoqué un cancer des ovaires. Celles-ci ont gagné le procès et ont obtenu des millions de dollars. Cependant, en juillet 2020, une grande synthèse d'études a montré qu'on ne pouvait pas prouver que l'utilisation de talc augmente le risque de cancer. Allez savoir où est la vérité.

S'il faut se nettoyer la vulve, ce qui semble évident, il faut quand même rappeler que par contre, non, le vagin n'est pas sale. Pas besoin de se doucher l'intérieur. D'ailleurs je me dis qu'on n'utilise peut-être pas le mot « chatte » pour rien. Parce que jusque-là, je me disais « et pourquoi pas un canari pendant qu'on est ? ». Mais une chatte, ça se lave tout seul, c'est autonettoyant. Comme un vagin, c'est autonettoyant de l'intérieur. C'est pour ça qu'on a des pertes blanches. Allez les cellules mortes, dehors !

Parlons un peu des différents systèmes de lubrification justement, pour ne plus confondre pertes blanches, cyprine, mouille... Il n'y a que comme ça que les complexes s'évanouiront !

En gros, l'humidité qui provient de votre vagin peut avoir cinq sources différentes.

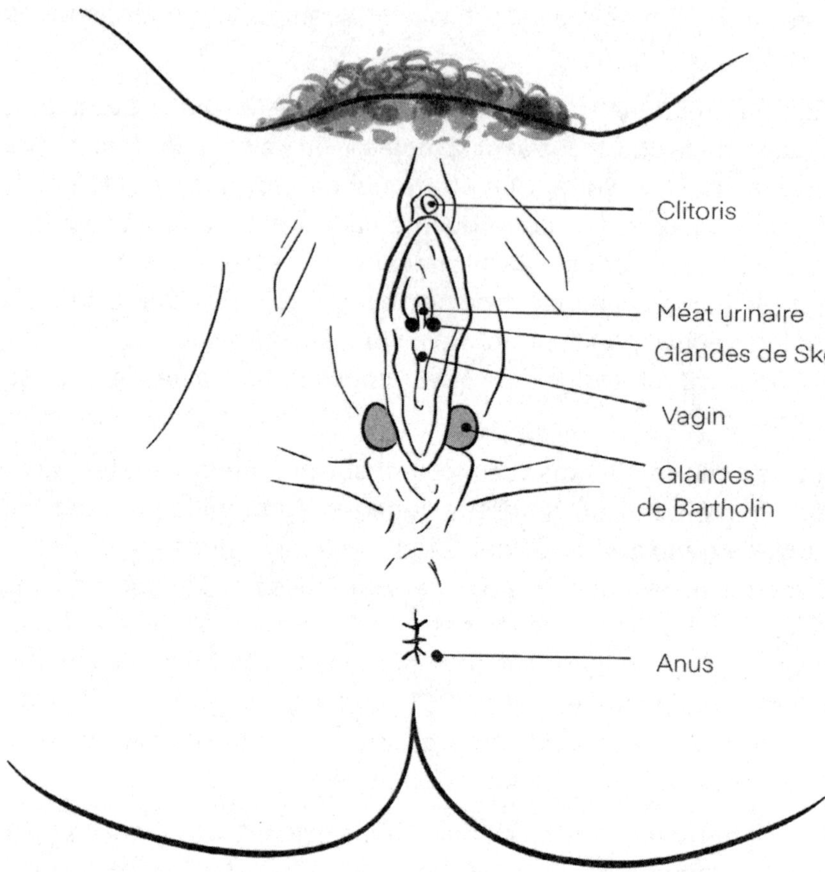

1/ Les glandes du canal cervical qui se trouvent au niveau du col de l'utérus, vraiment au fond du vagin, font de la « **glaire cervicale** », ou « pertes blanches ». Cette glaire, elle peut avoir plein de gueules différentes selon le moment dans le cycle. Parfois, elle est hyper gluante, on dirait un blanc d'œuf cru ! Ça annonce la phase de fertilité optimum. Quand tu vois des croutes sèches, c'est sans doute quelques jours après tes règles. Il y a aussi une phase collante, c'est le moment où tu n'es théoriquement pas fertile. Il y a une phase « crémeuse », juste avant la phase ovulatoire. Si ça te chauffe, renseigne-toi sur la symptotermie, c'est une technique de contraception qui te permet de t'auto-observer en partie à travers ta glaire...

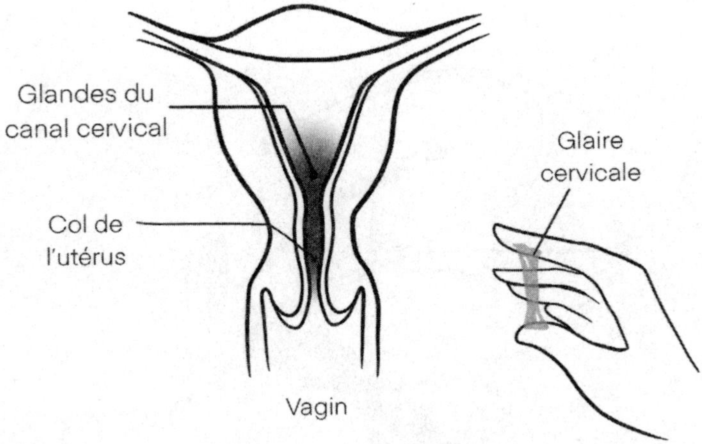

2/ Passons à ce qu'on appelle « **la mouille** » ou « **la cyprine** ». Ça, c'est un mix de trucs. Il y a un liquide qui vient des parois vaginales qu'on appelle « **transsudation vaginale** ». C'est un peu de la sueur vaginale qui sort des pores du vagin quoi... Ensuite, il y a deux glandes importantes au niveau de ton sexe, les glandes de Bartholin et les glandes de Skene.

3/ Les glandes de Bartholin sont des petits pois qu'on trouve de chaque côté de la partie postérieure de l'orifice vaginal inférieur. Ce n'est pas hyper loin de ton anus. J'ai essayé de les palper, mais franchement ce n'est pas évident de les trouver. Quand tu es excitée sexuellement, les glandes de Bartholin produisent un petit jus maison pour que l'entrée de ton vagin soit hydratée. Moi, je pense que les miennes ne marchent vraiment pas bien. Je peux être mouillée dedans, sans doute parce que ma transsudation est au top, mais l'entrée de mon vagin, c'est un peu la sécheresse. Certaines femmes doivent subir une ablation des glandes de Bartholin, car il y a une infection, mais ça ne ruine pas forcément leur vie sexuelle pour autant.

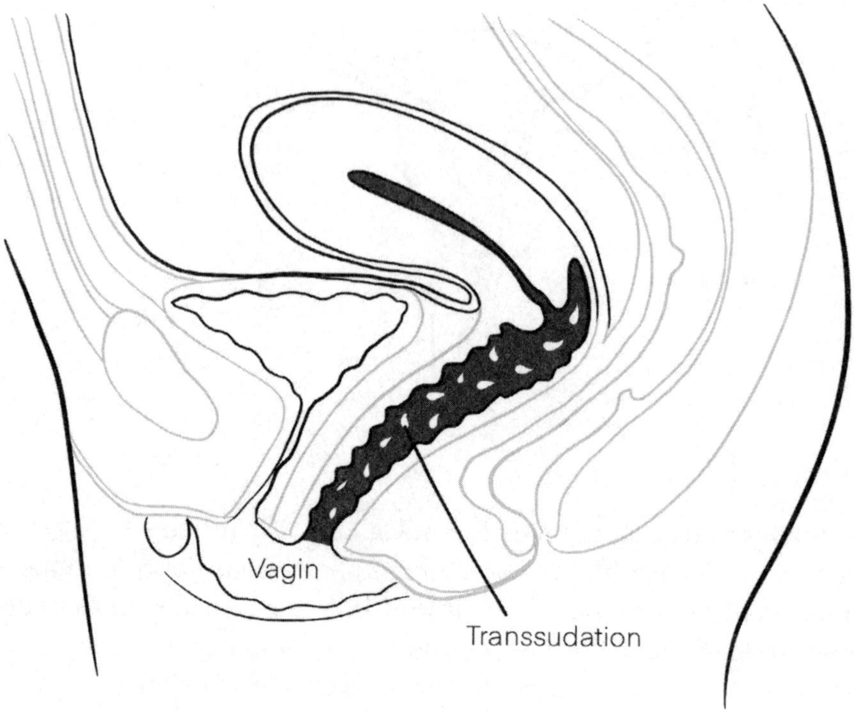

4/ Les glandes de Skene, c'est la version féminine de la prostate ! Oui oui, les femmes ont une prostate. Enfin pas toutes, apparemment. Allez savoir pourquoi, c'est aléatoire. Cette glande lâcherait son jus qu'on qualifie d'éjaculat au moment de l'orgasme. On dit que l'éjaculation féminine viendrait de là. Éjaculation féminine à ne pas confondre avec « femme fontaine ». Je vous explique ça sous peu. Les glandes de Skene correspondent anatomiquement à la zone du fameux « point G », zone controversée qui vient du nom de Ernst Gräfenberg, le sexologue qui l'aurait découvert.

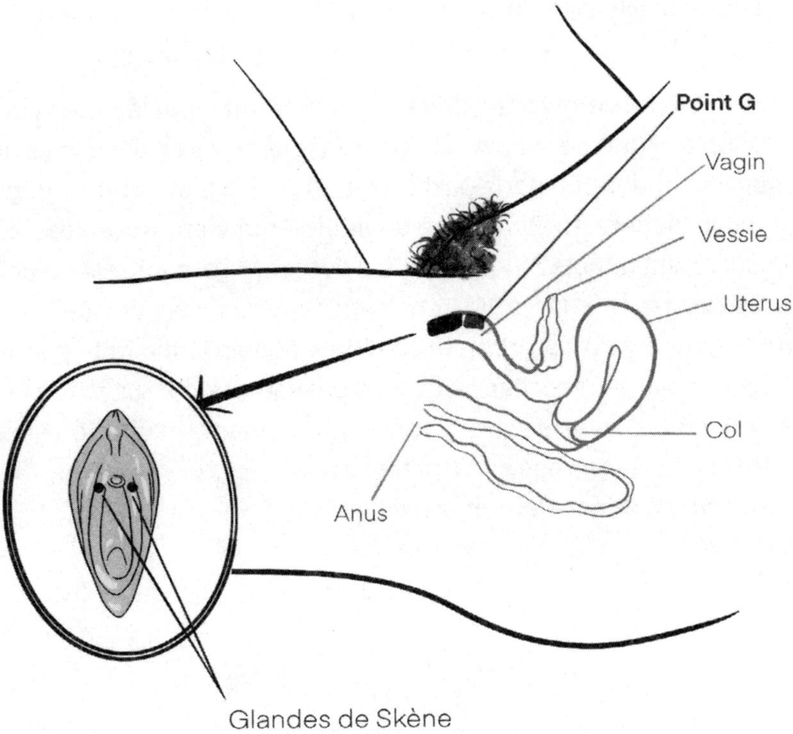

Les glandes de Skene sont nommées d'après le gynécologue Alexander Skene. Les glandes de Bartholin, d'après Caspar Bartholin ! Bref, les organes de nos sexes ont des noms qui ont appartenu à des hommes… Je trouve ça malaisant. Décolonisons nos chattes, bordel !

Pour revenir aux glandes de Skene, as-tu remarqué que parfois après le sexe, tu as envie de pisser, mais que tu n'y arrives pas facilement ? Ça, ce serait parce que tes glandes de Skene gonflent autour de ton urètre !

Cette histoire de point G en lien avec les glandes de Skene a pas mal évolué depuis les années 1950. En 1980, c'est l'infirmière Beverly Whipple qui remet la lumière dessus en écrivant un livre à son sujet. Un vrai buzz, car évidemment, le point G, vu que c'est dans le vagin, ça arrange plus les hommes que le clito hein… On s'en est bouffé des articles vantant les mérites du point G.

Grâce à l'urologue Helen O'Connell, on sait désormais que le point G serait une zone à l'interconnexion du vagin, de l'urètre et du clitoris interne, ce qu'on appelle « le complexe clitoro-urétro-vaginal ». On pourrait donc jouir du clitoris interne via la stimulation vaginale du point G.

5/ Quant aux « **femmes fontaines** », les femmes qui lâchent vraiment beaucoup de liquide au moment de l'orgasme, ce qu'on appelle en anglais le *squirting* et dont on parle parfois comme un plaisir intense et guérisseur, elles lâcheraient en réalité **un liquide qui vient de la vessie**. On le sait seulement depuis 2014, quand les docteurs Samuel Salama et Pierre Desvaux ont mené une étude sur sept femmes. Ces dernières ont dû uriner avant de se masturber. Grâce à une échographie faite pendant ce temps-là, on a pu regarder ce qu'il se passait et on s'est rendu compte que, très vite, la vessie se re-remplissait pendant l'excitation sexuelle ! Une fois que les femmes *squirtaient* pendant leur orgasme, les muscles de la vessie se relâchaient et elle se vidait !

Femme qui « skirte »

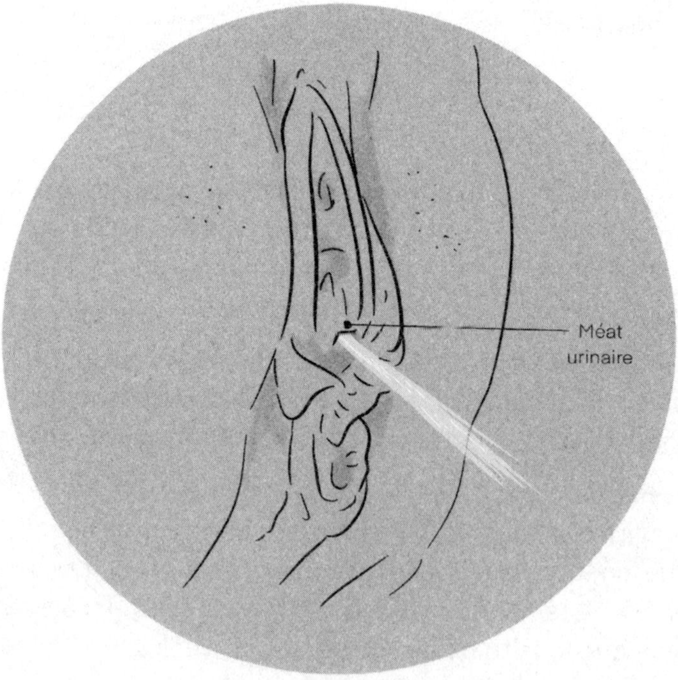

On ne sait pas vraiment pourquoi la vessie de certaines femmes se remplit autant quand elles sont excitées, mais non ce n'est pas un dysfonctionnement, c'est juste le fonctionnement sexuel de certaines femmes. Certains médecins parlent tout de même « d'incontinence coïtale orgasmique », ce qui rend ce plaisir très négatif.

Le phénomène n'est pas neuf, le *Kamasutra* et certains textes taoïstes ancestraux parlaient déjà des femmes fontaines. Au Rwanda, le *kunyaza*, le fait de faire jaillir l'eau des femmes, est une pratique courante et appréciée par la population. Ceci dit, la pratique se retourne parfois contre les femmes, car si celle-ci n'est pas fontaine, l'homme peut se vexer. Par conséquent, une fois de plus pour plaire aux hommes, certaines femmes se procurent des plantes qui les aideraient à « libérer l'eau en elles ». En Angleterre, vu que le *squirt* est considéré comme de la pisse, il est interdit de montrer des femmes qui *squirtent* dans des pornos.

Voilà pour les cinq systèmes de lubrification. Ceci dit, il y a encore deux types de glandes qui créent des sécrétions au niveau de votre sexe. Les glandes sébacées et apocrines, qui sécrètent sébum et huile… et qui sont en lien avec nos poils pubiens !

S'ÉPILER LE PUBIS : SE MUTILER ?

On se mutile le sexe en retirant sans cesse nos poils pubiens… Que d'heures passées à épiler son sexe pour qu'il soit chauve ou dans une forme ticket de métro ! Quand ça repousse, ça gratte, y a des poils incarnés, des boutons, des coupures, des éraflures, on dirait un hérisson pourri, ou une moquette dégueulasse ! **On parle « d'hygiénisme » en disant que les poils seraient « sales » sur les femmes, mais ce n'est pas beaucoup plus sale tout ça ? La gynéco Jen Gunter explique qu'il y a quatre fois plus de risques d'avoir une MST de peau comme un herpès ou un papillomavirus sans poils pubiens.** Mona Chollet parle de « négation de l'animalité ».

Tout ça pour avoir l'air de quoi ? D'une jeune fille prépubère ? Non parce qu'il faudrait quand même qu'on se rappelle que les femmes qui n'ont pas de poils dans la nature ne sont pas des femmes, ce sont des enfants. **L'épilation rend la femme symboliquement mineure, et ça n'inquiète personne ?**

Dans *Les Monologues du vagin* d'Eve Ensler, on peut lire : « Pourquoi je ne voulais pas me raser le vagin ? Je lui ai dit que c'était très bizarre. Mais que quand je n'avais plus de poils, là, en bas, je me sentais toute petite, et que je ne pouvais pas m'empêcher de parler comme un bébé, et que ma peau était très irritée, au point que même les crèmes apaisantes n'y faisaient rien. » Dans le livre *Histoire d'O*, Pauline Réage écrit : « Il la voulait épilée parce que seulement ainsi elle était tout à fait nue. »...

Une enquête du collectif « Liberté, pilosité, sororité » menée sur 6458 femmes révèle que huit sur dix déclarent que leur pilosité leur inspire une émotion négative. Et 50,9 % des femmes ressentent de la honte ! Mais dans quel enfer vivons-nous pour haïr autant nos corps naturels, pour nous sentir si indignes ! Seulement 2,7 % révèlent n'avoir jamais subi d'effets secondaires ou de blessures. Il est évident que les femmes souffrent de cette haine d'elles-mêmes à un niveau psycho-social, physique, et mental, car oui c'est une énorme charge mentale, car ça repousse sans cesse ! De quoi bien vous occuper la tête, pour rien... De quoi niquer votre vie sexuelle aussi ! Oh mon dieu, je ne suis pas épilée, j'ai honte, je ne veux pas qu'il me voie négligée comme ça ; ou comment se couper de sa spontanéité.

Il ne s'agit pas d'un acte de rébellion à deux balles de refuser de s'épiler le sexe. C'est juste que les poils sur une femme, c'est un état naturel. Aussi simple que ça. Mes poils, c'est moi, c'est ma partie sauvage, c'est ma nature, et j'en ai ma claque de devoir constamment amputer une partie de moi-même, une partie de « mon animal » pour... quoi ? Pour qui ? Au nom de quoi ? J'en ai ma claque d'être « domestiquée ».

Les poils, c'est intéressant. Ça ressemble aux plantes. Ça pousse dans tous les sens. Y en a un qui part à droite. L'autre à gauche. Y en a qui vont droit, d'autres qui spiralent. Il y a une forme de « code » dans les poils, ou une forme de hasard, qui ramène au fait qu'il existe une intelligence du corps, qui existe hors de notre *scope*. C'est accepter qu'on ne contrôle pas tout, il y a une partie qui émerge de sa peau qui est un peu hasardeuse et donc quelque part magique. Regarder ses poils, c'est comme regarder les lignes de ses mains, ses empreintes digitales, ou regarder les « veines » d'une feuille, c'est regarder la part « psychédélique » de la nature, qui émerge de notre épiderme.

Une des filles qui me suit en ligne m'a dit une fois une chose très intéressante au sujet des poils : « J'ai vraiment l'impression que si on demande aux femmes d'enlever leurs poils, c'est pour rester des proies. Il est prouvé que les poils retiennent la transpiration pour éviter qu'elle goutte sur nous et pour réguler la température du corps. Ils ont une utilité évidente. La transpiration est un transmetteur de phéromones, composé qui influence la physiologie et les comportements. Si je suis attirée par quelqu'un, mes phéromones le lui font savoir, je suis donc ACTIVE dans ma séduction. En disant aux femmes qu'il ne faut pas avoir de poils et d'utiliser tout un tas de déodorants, aux composants chimiques souvent troubles, pour "sentir bon", la société leur demande donc de se couper de cette nature "désirante-active" et de devenir "désirée-passive" : une proie quoi. Pour moi, garder mes poils, c'est bien plus que de retrouver mon propre corps naturel, c'est une énonciation publique de ma capacité d'action, de ma prise de décision. Je veux pouvoir choisir à qui j'envoie mes signaux de séduction, et pas juste attendre mon tour d'être choisie ! »

La bonne nouvelle, c'est qu'après vingt ans de mode de sexe glabre à cause de cette industrie pornographique de poison, une étude de l'IFOP de 2019[31] nous informe qu'il y a une forte progression de femmes qui ne s'épilent plus le sexe : 24 % des femmes, contre 15 % en 2013 ! Certains comptes Instagram tentent de décomplexer les femmes à ce sujet comme @libertepilosite, @parlonspoils ou @soyeuses.

DES SEINS EN CAGE EN MANQUE DE SENSATIONS

Nos seins sont eux aussi totalement enfermés dans des carcans. Libérons-les, car on peut jouir des seins, et on ne le dit pas assez souvent ! Dans le taoïsme, il existe une pratique qui s'appelle le *breast massage*, on apprend à donner de l'amour à sa poitrine et éventuellement à atteindre le nirvana avec.

Dans notre culture, nos seins sont enfermés dans des coques rigides et standardisés, lorsque nos seins changent de forme au cours du cycle. Il n'y a qu'un sein acceptable : il est rond, uniforme, il ne tombe pas. Camille Froidevaux-Metterie a écrit un livre entièrement dédié aux seins.

« Les seins demeurent ainsi enfermés dans leur double rôle de signal et de déclencheur, désinvestis dès lors que la zone génitale entre en scène[32]. » Elle explique que souvent, les femmes sont très tôt dépossédées de leurs seins, qu'ils sont destinés à exciter les hommes et à nourrir les enfants, toujours voués aux autres. « Une partie de notre corps nous est arrachée pour être offerte à d'autres[33]. »

De nombreuses femmes préfèrent d'ailleurs porter des soutiens-gorge à coque pour « cacher leurs seins », surtout leurs tétons, car elles craignent que cela les expose à plus d'agressions sexuelles. Dans une étude de l'IFOP[34], 20 % des Français estiment que le fait qu'une femme laisse apparaître ses tétons sous un haut devrait être, pour son agresseur, une circonstance atténuante en cas d'agression sexuelle. Le téton fait peur, car celui-ci est intelligent, il change d'allure selon la situation et il sait quel temps il fait !

Dans la mythologie grecque, l'une des déesses s'appelait Baubô, on dit que ses yeux se trouvaient à la place de ses mamelons et qu'elle pouvait voir avec ! **« Voir avec ses mamelons est indubitablement un attribut sensoriel. Les mamelons sont des organes psychiques, qui réagissent à la température, à la pluie, à la colère, au bruit. C'est un organe des sens au même titre que les yeux »**, écrit Clarissa Pinkola Estés dans *Femmes qui courent avec les loups*. Dans la mythologie, on parle aussi de la déesse Déméter, « mère de la terre », déesse de l'agriculture, qui, lorsqu'elle vécut un grand malheur, eut « les mamelles séchées ». De la nécessité de se rappeler de la puissance intuitive et du langage subtil de nos seins...

« Le paradoxe, c'est que si les seins jouent un rôle dans la vie amoureuse et sexuelle dans ses débuts, dans ses préliminaires puisqu'ils servent d'appâts, d'attraits en quelque sorte, eh bien ils disparaissent ou quasiment dans la relation sexuelle. C'est en tout cas ce qu'ont raconté les femmes que j'ai rencontrées. Il y a très peu d'hommes qui prennent soin des seins une fois que la relation est engagée. Ils ont été vaguement caressés, un peu titillés[35] », raconte Camille Froidevaux-Metterie.

Elle cite Iris Marion Young qui dit qu'il faudrait « **éprouver nos seins non pas comme de simples objets destinés à satisfaire le désir masculin, mais comme le terreau d'un désir spécifiquement féminin.** L'expérience vécue des seins étant aussi l'expérience de leur variabilité et de leur singularité, ce qui devrait importer bien davantage que leur apparence, c'est leur sensibilité et les sensations qu'ils procurent[36]. »

LE CLITORIS, LE GRAND OUBLIÉ

> Le clitoris a huit mille nerfs, alors si tu veux me taper sur les nerfs, choisi l'un deux !
>
> **– Anonyme**

Bon, je vous ai déjà parlé du clitoris à droite et à gauche dans ce livre, mais je vais en remettre une couche, car si on est mâles-baisées, c'est en grande partie car ce petit organe a été longuement ignoré ou mutilé. Cette partie de notre corps a subi beaucoup de haine…

Le clitoris, c'est un organe érectile féminin, qui possède un gland, un prépuce et un tas de nerfs. Mais pas que ! Ce gland et ce prépuce, c'est le « petit bouton », la partie visible que tu peux toucher.

Un clito, c'est grand, mais principalement en interne (ceci dit, certaines peuvent avoir de grands glands de clito !), ça peut mesurer jusqu'à onze centimètres en dedans. Il y a donc une partie interne du clitoris (95 % environ), avec deux grandes « jambes » rondes qui entourent le vagin, qu'on appelle les bulbes vestibulaires, qui sont accompagnées de deux choses qui ressemblent un peu à des jambes, qu'on appelle les piliers racines. Les bulbes, les piliers et le gland sont des tissus érectiles qui se gonflent quand tu es excitée et donc ça crée une zone érogène autour du vagin !

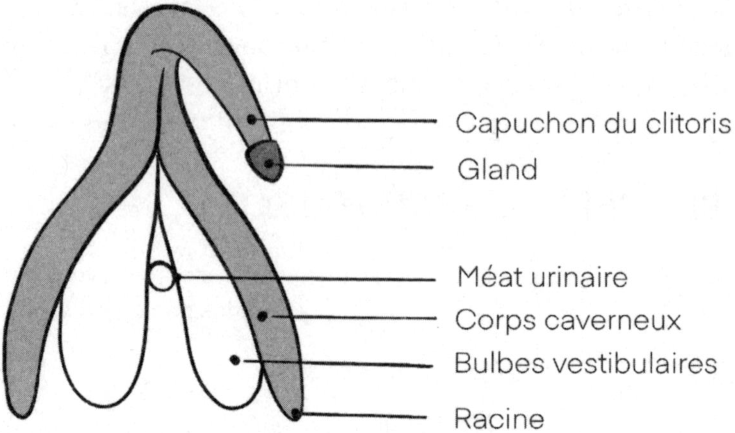

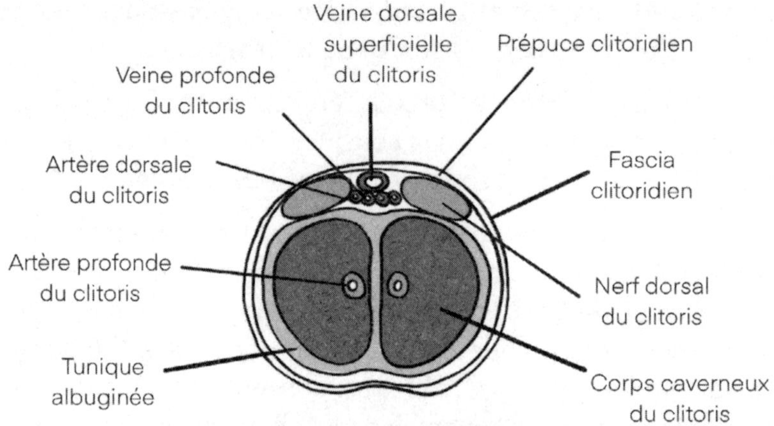

DÉCOUPE DU CLITORIS

Le clitoris ne sert qu'à donner du plaisir. À rien d'autre ! Sa stimulation peut provoquer l'orgasme. Cet organe ne sert qu'à ça. Et ça, par conséquent, ça la fout mal pour la gent masculine, car les femmes n'ont pas besoin du sexe masculin pour jouir.

En 1550, certains l'appelaient « le mamelon du diable ». Ahahah. Va falloir expliquer aux hommes un petit truc : *clitoris*, en grec, à la base ça veut dire « clé ». Clé de la sexualité féminine, mon garçon !

Donc, si tu as un petit souci avec les langues étrangères, je te propose désormais de nommer **le clitoris = la clé-toris. Ou la clé aux orifices...**

Le malheur, c'est qu'il n'y a pas que les hommes qui ne sont pas au courant. En 2016, une étude du Haut Conseil à l'égalité nous informait qu'une adolescente de quinze ans sur quatre ne sait pas qu'elle a un clitoris. Et 83 % des filles de 4e et de 3e ignorent sa fonction érogène. Pas vraiment étonnant, vu qu'en France, il n'y a qu'un seul manuel de SVT sur huit, celui des éditions Magnard, qui montre un clito aux collégiens. Les autres éditions ont donc décidé de représenter le sexe de la femme sans. On marche sur la tête !

Apparemment, quand on parle du système reproductif, on n'a pas besoin de montrer le clito parce que vu que ça ne sert à rien pour faire des mômes, à quoi bon encombrer les pauvres élèves d'une info en plus ! Sauf que je trouve cette logique totalement « culture du viol », car je ne vois pas bien pourquoi une femme voudrait se faire pénétrer s'il n'y a aucun plaisir à la clé... une bien belle vision patriarcale du sexe.

En 2018, plusieurs féministes françaises ont décidé de faire une campagne pour que le clitoris soit obligatoirement présent dans tous les livres de SVT. Le gouvernement français a fini par répondre à la demande en esquivant celle-ci, en disant que « les éditeurs ont entière liberté et responsabilité en ce qui concerne la conception[37]... » en conseillant aux militantes de contacter les éditeurs si elles souhaitaient que ça bouge ! Un foutage de gueule royal !

Comme si ce n'était pas la responsabilité du gouvernement d'imposer que le sexe de la femme soit intégralement représenté dans l'Éducation nationale ! Imaginons un peu si on représentait un pénis sans gland dans tous les livres scolaires... ça semblerait lunaire.

Cette invisibilisation du clitoris ne vient évidemment pas de nulle part, ça fait des siècles que c'est ainsi. Je vous ai déjà parlé plus tôt des deux gus qui se sont partagé la « découverte » du clitoris au seizième siècle : Matteo Realdo Colombo et Gabriel Fallope. Bon, à cette époque, c'est plutôt pas mal, car Colombo déclare que « c'est le siège du plaisir de la femme ». Bravo mon petit père ! Avant ça, certains grands médecins, comme Avicenne, pensaient que c'était une excroissance pathologique.

Les siècles qui ont suivi « la découverte » des deux gus n'ont pas été très favorables au clito, comme je vous l'ai déjà expliqué. On nous a imposé des ablations du clito, des clitorectomies, car on nous a dit qu'on était hystériques perverses si on kiffait se toucher le clito. On nous a dit que ça faisait forcément de nous des lesbiennes.

En 1844, on a quand même un mec, un certain Kobelt, qui se réintéresse à l'anatomie du clito, il le dissèque et c'est le premier à parler neurologie du clito. On a donc cru que ça allait s'arranger, mais voilà qu'au dix-neuvième siècle, Sigmund Freud raconte à la terre entière que les femmes qui se masturbent le clitoris sont vraiment des grosses gamines qui rêvent d'avoir un pénis ! Il déclare que seul l'orgasme vaginal fera de nous des femmes ! Encore une belle façon de mettre l'organe aux oubliettes !

Il a fallu attendre les années 1970 pour qu'on reparle du clitoris de façon positive grâce à la révolution féministe et à des livres comme *Nos corps, nous-mêmes* du collectif de Boston, *Le Mythe de l'orgasme vaginal* de Anne Koedt, ou le *Hite Report* de Shere Hite.

Puis des années 1970 aux années 2000, le féminisme perd de sa popularité et le clitoris avec. C'est une période de *backlash* (retour de bâton), c'est comme ça que Susan Faludi, la journaliste qui a gagné le prix Pulitzer avec son livre *Backlash, la guerre froide contre les femmes*, nomme cette période de contre-assauts du féminisme où le porno prend une grande ampleur et où la pénétration regagne une fois de plus du terrain. Dans les années 1980, on ne nous parle plus que du point G, les hommes sont rassurés !

En 1968, année où le premier homme marche sur la lune, voilà qu'une femme (pas trop tôt !), l'urologue australienne Helen O'Connell, décide de prendre les devants, elle dissèque un clito et remet son anatomie sur le devant de la scène ! En 2005, le clitoris passe sous une IRM ! « Les recherches d'O'Connell montrent comment "les bulbes, le corps et les piliers" forment le groupe de tissus érectile qu'est le clitoris[38] », écrit Delphine Gardey dans *Politique du clitoris*.

En 2009, c'est en France que ça se passe ! Le clitoris passe une échographie grâce aux gynécos français Pierre Foldes et Odile Buisson, ce qui permet d'en connaître encore plus ! On se rend compte que le clito est en lien avec le fameux point G et c'est à partir de là qu'on parle du complexe clitoro-urétro-vaginal !

Celle qui va aussi donner un grand coup dans la fourmilière, c'est Odile Fillod, activiste féministe française et chercheuse. En 2016, **elle réalise**

le premier clitoris en 3D à taille réelle, qu'elle met à disposition en open source. « Elle cherche à le rendre visible et intelligible au plus grand nombre[39] », écrit Delphine Gardey. Bah oui, parce que sans son travail, personne ne saurait à quoi ressemble un clitoris, lorsque tout le monde sait à quoi ressemble un pénis. C'est grâce à elle que le clitoris est devenu « une icône » qu'on voit sur les T-shirts, les sacs, sous forme de colliers, tagué sur les murs des villes, etc.

Dans *Jouir*, la journaliste Sarah Barmak nous rapporte les propos de Pierre Foldes : « La bibliographie médicale nous dit la vérité sur notre mépris des femmes. Depuis trois siècles, on trouve des milliers de références à la chirurgie du pénis, rien sur le clitoris, hormis quelques cancers ou en dermatologie. Et rien pour lui rendre sa sensibilité. L'existence même d'un organe du plaisir est niée, médicalement[40]. »

Et ce n'est pas **Jessica Ann Pin**, que j'ai découverte sur Instagram[41], qui vous dira le contraire. Cette activiste de trente-quatre ans qui vit au Texas se bat tous les jours pour faire en sorte que l'anatomie correcte du clitoris soit inscrite dans les livres d'anatomie de médecine. À dix-sept ans, Jessica pense que son sexe est anormal, elle a une vulve qui va vers l'extérieur, et elle lit sur des sites qu'avoir de grandes lèvres la rend masculine, que c'est dû à un trop-plein de testostérone, que seules les femmes qui se masturbent trop ou qui sont vieilles ont des lèvres comme ça, et elle se met à complexer. Elle décide donc d'aller voir un chirurgien esthétique qui lui fera une labiaplastie. Le chirurgien coupera non seulement ses petites lèvres, mais aussi une partie du capuchon de son clitoris pour rendre le tout plus « esthétique ». À la suite de l'opération, Jessica se rend compte qu'elle a perdu toute sensibilité au niveau du clitoris. Seize ans après cette opération, elle ne ressent toujours rien.

Après l'opération, celle-ci retourne voir son médecin qui lui dit qu'il ne voit pas le rapport avec l'opération, qu'il n'y est pour rien. Il dément avoir opéré son clitoris, pourtant il est évident qu'il y a eu réduction du capuchon clitoridien. Jessica le soupçonne d'avoir abîmé les nerfs de son clitoris et tombe en dépression. « C'est un vrai traumatisme. Je compare cela à avoir été violée », me dit Jessica au téléphone.

Jessica décide donc de comprendre ce qu'il s'est passé. **Elle se met à ouvrir des livres d'anatomie pour comprendre comment fonctionne le**

clitoris et découvre, choquée, que les nerfs qui se trouvent sous le capuchon du clitoris ne sont pas représentés dans les livres de chirurgie. « Le clitoris n'est pas couvert dans les livres d'urogynécologie, me dit-elle. Son innervation est omise dans la section des nerfs pelviens. Il est seulement dit que le clitoris s'engorge. Mais comment ? Il n'y a aucune info, aucune planche anatomique. »

Ce qui explique pourquoi son chirurgien a fait une erreur, et pourquoi tant d'autres risquent de mutiler à vie des femmes. « D'après ce que j'ai vu, la sécurité des labiaplasties dépend surtout de l'habileté et de la technique des chirurgiens. Les mauvais résultats et leurs causes doivent être étudiés. Malheureusement, trop de chirurgiens non formés ou "cavaliers" effectuent des labiaplasties sans comprendre les effets secondaires ou les complications potentiellement graves. Le chirurgien doit être conscient des défaillances potentielles de son opération et se doit d'utiliser une technique méticuleuse pour l'exécuter. Sinon, des douleurs intenses et des difficultés sexuelles et préorgasmiques peuvent survenir[42] », écrit Gary Alter, le chirurgien qui a opéré Jessica...

Parlerait-il de lui-même ?

À la suite de ce traumatisme, Jessica passe son temps à essayer d'inclure dans les planches anatomiques des livres de médecine américains les nerfs du clitoris ! Elle écrit aux maisons d'édition, aux chirurgiens, aux internats de médecine, elle se rend avec des flyers dans les conférences de gynécologie en essayant de faire comprendre aux professionnels de santé la gravité qu'il y a à ne pas détailler cette partie du corps.

Jessica pousse même le bouchon plus loin. Son père est chirurgien, et elle réussit à le convaincre de mener une étude en mai 2020 sur dix cadavres et de disséquer leur clitoris afin de pouvoir prouver ce qu'elle avance. « On connaît le système neurovasculaire du clitoris depuis que Kobelt l'a décrit en 1844. Il suffit de ciseaux et d'un cadavre pour le connaître, surtout que les nerfs sont particulièrement larges », m'explique-t-elle.

« Imagine un monde où l'anatomie neuro-vasculaire du pénis serait ignorée dans les livres médicaux et où les chirurgiens feraient des opérations sans même apprendre où sont les nerfs et le système vasculaire du pénis », ajoute-t-elle. **S'il y a un *orgasm gap*, il y a aussi un *anatomy gap*** et c'est ce que Jessica pointe brillamment du doigt ! Elle m'explique que la médecine parle du plaisir sexuel comme si ce plaisir n'était pas en lien avec une anatomie fonctionnelle, comme s'il était totalement subjectif. Comme si c'était un problème « psycho et relationnel ».

« L'orgasme féminin consiste en une série de contractions. C'est un phénomène perceptible, mesurable, enregistrable. L'excitation physiologique est aussi mesurable. L'engorgement et l'érection du sexe féminin sont aussi mesurables que ceux du sexe masculin. » Il faut couvrir l'anatomie du clitoris aussi précisément que n'importe quelle partie du corps, et il semble dingue de devoir encore le dire. Jessica a réussi, grâce à ses actions et à son histoire, à faire évoluer certains livres américains d'anatomie ! Mais qu'en est-il pour le reste du monde ?

Y a-t-il déjà eu un gynéco qui vous ait fait un examen du clitoris ? Jamais. Et si vous n'arrivez pas à jouir, personne ne vous fera une IRM du clito non plus ! Non, **le métier de « clitorologiste » n'existe pas**. Certains très rares médecins osent prendre la parole à ce sujet. C'est le cas de Rachel S. Rubin qui est urologue. « Un examen rapide peut détecter un phimosis clitoridien. Arrêtez de dire aux femmes que c'est dans la tête. Comment se fait-il qu'en 2020, personne ne sache comment examiner un clito[43] ! » tweete-t-elle.

Les maladies du clito, ça existe et il y a un souci du clito qui est hyper simple à vérifier, qui te mettra sur une piste, dont on ne parle jamais. Un clito, c'est comme un pénis, ça doit pouvoir se décalotter.

Un clito, ça a un capuchon. Et parfois ce capuchon n'est pas « amovible », il est 100 % fixe, et tu ne peux pas voir « ton clito en dessous ». Si c'est ton cas, tu as peut-être plus de mal à jouir que d'autres femmes, voire tu n'y arrives pas. C'est ce qu'on appelle un phimosis clitoridien, ou une adhésion du capuchon clitoridien. Et non ce n'est pas dans ton esprit, et non tu n'es pas frigide. Apparemment, un quart des femmes qui souffrent de dysfonction sexuelle aurait peut-être un phimosis, c'est ce que rapporte une étude… Mais si personne n'examine jamais nos clitos, nous ne risquons pas de le savoir !

CLITORIS À RÉPARER, CORPS RACISÉS : UNE SEXUALITÉ À DÉCOLONISER

Bizarrement, le clitoris, on le connaît très bien quand on veut s'en prendre à lui ! L'humanité s'est bien renseignée au sujet de comment faire pour le couper ! Quoi de plus efficace, pour mâle-baiser une femme, que de lui couper son organe du plaisir ?

L'excision, c'est-à-dire l'ablation partielle ou totale du clitoris et des petites lèvres, est encore pratiquée dans vingt-neuf pays. En Afrique, au Moyen-Orient, en Asie, ainsi qu'à travers la diaspora en Occident. Selon l'ONG « Excision, parlons-en », au moins deux cents millions de femmes ont subi une forme de mutilation sexuelle dans le monde.

L'excision se fait souvent dans l'enfance ou à l'adolescence. Ce sont les mères qui s'occupent de faire exciser leurs filles par des exciseuses pour qu'elles soient « mariables », c'est un rite de passage. « Elle tire avec ses doigts, le plus possible, ce minuscule morceau de chair et coupe comme si elle tranchait un morceau de viande de zébu. Malheureusement, il lui est impossible de la faire en un seul geste. Elle est obligée de scier. Les hurlements que j'ai poussés me résonnent encore aux oreilles. J'ai pleuré, crié[44] », écrit l'écrivaine Kadhy dans son livre *Mutilée*.

En coupant le clitoris des femmes, on contrôle leur sexualité en espérant que ça empêche les relations sexuelles avant le mariage, l'infidélité et que ça garantisse l'honneur du futur époux.

Dans *Le Mythe de la virilité*, Olivia Gazalé parle du mythe du *vagina dentata*, le vagin à dents, prêt à engloutir un pénis, mythe qu'on retrouve dans certaines cultures. Elle explique que le clitoris est une des « dernières dents du vagin », « sans doute la plus redoutable de toutes ». « Alors, pourquoi se priver d'une sécurité supplémentaire[45] ? » questionne-t-elle en parlant de l'excision.

Les mythes créés pour valider la pratique de l'excision sont nombreux. Par exemple, l'excision rendrait apparemment les femmes plus fertiles. « À l'ouest du Nigeria, il est considéré comme tabou que la tête du bébé touche à la naissance le clitoris de sa mère, d'où dans ces régions, la pratique de l'excision. Dans d'autres parties de l'Afrique, on croit qu'enlever le clitoris de la future mère protège contre la naissance d'enfants mort-nés[46] », écrit la journaliste Caroline Balma-Chaminadour dans *Le Livre (très sérieux) du clitoris*. Dans certains pays, les clitoris séchés seraient vendus sur le marché sous forme de « poudre de virilité »...

« Ces guerres tribales, comme la pratique de l'excision, sont la conséquence de l'agressivité et de l'égoïsme des hommes. Je n'aime pas dire cela, mais c'est pourtant vrai. Ils agissent ainsi parce qu'ils sont obsédés par leur territoire, leurs possessions, et les femmes sont dans cette dernière catégorie, aussi bien sur le plan culturel que légal. Peut-être que si on émasculait les hommes, mon pays deviendrait un paradis ! (...) Si on leur tranchait les parties génitales, et qu'on les laissait ensuite errer sans soins, saigner à mort ou survivre, peut-être comprendraient-ils pour la première fois ce qu'ils font subir aux femmes[47] ! », écrit Waris Dirie, qui a subi l'excision, dans son livre *Fleur du désert*.

« **Je pense que le corps que Dieu m'avait donné à ma naissance était parfait. Les hommes m'ont volé, ôté ma force et laissée infirme. On m'a dérobé ma féminité. Si Dieu avait jugé que certaines parties de mon corps étaient inutiles, pourquoi les aurait-il créées[48] ?** » écrit Waris Dirie.

L'excision a été décrite pour la première fois en Occident par l'anthropologue Annie de Villeneuve en 1937, mais ne retient l'attention publique que dans les années 1960 où des médecins et anthropologues postcoloniaux s'insurgent contre cette pratique. Depuis, de nombreuses ONG se battent pour que cette pratique prenne fin dans le monde, à travers des programmes éducatifs et l'organisation de cérémonies publiques d'abandon, où les familles convaincues affichent publiquement l'arrêt de cette charmante pratique.

Dans son livre *Politique du clitoris*, Delphine Garney pointe toutefois cette attitude de « sauveur blanc ». « Médecins, officiers, administrateurs, hommes de sciences, se sont progressivement persuadés qu'il était de leur mission de sauver ces femmes des coutumes et traditions "barbares" imposées par les hommes de leurs sociétés. Là s'exerçait une forme particulière de la domination occidentale, l'exaltation d'une virilité scientifique[49] », explique-t-elle.

La France est actuellement l'un des pays du monde les plus spécialisés dans la reconstruction chirurgicale du clitoris, opération qui est

entièrement remboursée par l'assurance maladie. Delphine Garney questionne cette exception française en se demandant s'il ne s'agirait pas d'une forme de néo-colonialisme.

La technique de reconstruction clitoridienne a été développée par Pierre Foldes dans les années 1980 dans un cadre de médecine humanitaire. Il y a désormais une quinzaine d'unités de soins en France. Dans les excisions, seulement 1 % du clitoris est retiré, il est donc possible de récupérer de la sensibilité en décollant le ligament qui retient le reste du clitoris interne de façon à l'avancer. En France, 120 000 femmes ont subi une mutilation sexuelle.

La France est aujourd'hui à la pointe de la recherche au sujet de cet organe, avec un des livres médicaux les plus précis sur le sujet *Anatomic Study of the Clitoris and the Bulbo-Clitoral*, livre de renommée internationale dans le monde scientifique, écrit par deux chercheurs de la faculté de médecine de Marseille.

On peut alors se demander : La France n'essayerait-elle pas de se racheter ? Et de quoi ?

La France se sent soudainement drôlement responsable de la santé sexuelle des femmes qui sont originaires d'anciennes colonies. Il faut dire que les femmes natives des pays colonisés par la France n'ont pas toujours été bien traitées par les Français. Loin de là… Si la tradition de l'excision est barbare, l'attitude des colons français l'a été tout autant ! Eh oui, si de très nombreuses femmes racisées sont mâles-baisées, c'est parce que la sexualité a bien besoin de se décoloniser…

« Le corps de l'autre, l'autochtone, l'indigène, le natif a été colonisé au même titre que la terre[50] », explique Pascal Blanchard au sujet de son livre *Sexe, race et colonies*, livre qui montre à travers mille deux cents images la domination raciale sexuelle dans les colonies.

« De fait, pour prendre le contrôle d'un territoire, la violence politique et militaire ne suffit pas. Il faut aussi s'approprier les corps, en particulier celui des femmes, la colonisation étant par définition une entreprise masculine. La meilleure manière de faire comprendre aux hommes que l'on a vaincus que l'on est maître chez eux, c'est de s'installer non seulement dans leurs maisons, mais aussi dans le sexe et le ventre de leurs femmes[51] », complète Christelle Taraud, qui a aussi contribué à ce livre.

Dans une interview sur *Mediapart*, Pascal Blanchard parle notamment du livre du docteur Jacobus *L'Art d'aimer aux colonies*. Aux colons, ce livre décrivait le corps des femmes des pays qu'ils allaient coloniser. « Il décrit à longueur de page le format des clitoris, leurs corps, comment leur faire l'amour et la différence entre une petite Mauresque du Maghreb, une Congaï d'Indochine ou une jeune Africaine du Sénégal[52]. » Ce livre fut un carton d'édition, avec plus de trente rééditions, de la fin du dix-neuvième siècle jusqu'à la fin des années 1930.

Au cours du dix-neuvième siècle, de nombreuses cartes postales où l'on voit des femmes locales dénudées sont produites et envoyées en Europe, ce qui construira un véritable imaginaire sexuel colonial qui façonnera les mentalités occidentales, et cela jusqu'à aujourd'hui encore.

« La violence des fantasmes projetés sur les populations colonisées est donc sans limites, puisque le corps de l'"Autre" est lui-même placé en dehors du champ licite des normes, plus proche de l'animal et du monstre que de l'humain, plus en affinité avec la nature qu'avec la culture. Ceci explique pourquoi le corps de l'"Autre" est pensé simultanément comme symbole d'innocence et de dépravations multiples : un corps qui excite autant qu'il effraie. Dans ce contexte, les femmes "indigènes" sont revêtues d'une innocence sexuelle qui les conduit avec constance au "péché" ou à une "dépravation sexuelle atavique" liée à leur "race", confortant la position conquérante et dominante et du maître et du colonisateur.

L'existence de ces femmes "Autres", toujours vues comme faciles, lascives, lubriques, perverses et donc forcément insatiables, permet aussi de construire, en miroir, l'image de l'épouse blanche idéale, pudique et chaste, réduite à une sexualité purement reproductive[53]. », peut-on lire dans *Sexe, race et colonies*.

Mais tout cela n'est pas que du passé, car l'imaginaire érotique colonial est encore hyper présent actuellement, notamment dans le porno. Les femmes noires sont ultrafétichisées. Certains hommes les considèrent « exotiques », ils s'imaginent que ce sont des « tigresses » au lit, « solides comme le bois d'ébène », des « bêtes de sexe ». Pour dénoncer cela, on parle désormais spécifiquement de « mysogi-noire » et certains comptes Instagram dénoncent ces clichés comme @femmesnoiresvs_datingapps[54].

Dans la mouvance décoloniale, il émerge aussi actuellement un courant afro-brésilien qui s'appelle « **l'osunalité** » qui remet la sexualité féminine et la spiritualité au centre d'un point de vue non blanc et qui est inspiré d'Oshun, une déesse africaine de la sexualité. Beyoncé en parle dans sa chanson *Lemonade* et certaines influenceuses afro-américaines comme EvYan Whitney en font la promotion sur Instagram. La spécialiste de cette mouvance est cependant la docteure Hepworth Clarke qui se qualifie de « **decolonial eroticologist** ». Elle propose d'assister des femmes dans leur processus « d'auto-décolonisation sexuelle ». Celle-ci s'est intéressée aux formes de sexualité africaines précoloniales, qu'elle appelle les sexualités « Sanfoka ». « Qu'était l'érotisme africain avant l'impact des influences occidentales[55] ? » demande-t-elle dans son essai intitulé *Revenir à mes sens : une exploration auto-ethnographique décoloniale de l'osunalité*. Elle y parle de pénétration spirituelle par des entités, de danse qui mène à une transe sexuelle, de sentir l'érotisme du soleil sur soi, d'écosexualité et d'amour avec les dieux et les déesses.

Si les femmes noires sont fétichisées, les femmes asiatiques et les femmes maghrébines ne sont pas en reste. Certains hommes pensent que les femmes asiatiques sont plus « dociles », qu'elles « crient comme des Asiatiques au lit », qu'elles savent faire des massages, qu'elles ont des vagins plus serrés, qu'elles sont plus « enfantines »... Ils fantasment sur l'image de la femme mi-épouse, mi-servante, innocente et douce pour le soldat envoyé en Indochine. La culture manga vient perpétuer ces clichés.

Quant à la femme maghrébine, le porno l'a requalifiée de « beurette ». C'est l'une des requêtes pornographiques les plus populaires en France. Il s'agit là aussi d'un **fantasme postcolonial,** on est passés du fantasme de la Mauresque au fantasme de la beurette. « Le mythe de la Mauresque aux seins nus est l'une des plus grandes productions de cartes postales qui aient pu exister. On en dénombre des dizaines de milliers de Damas au Caire en passant par Bagdad, Rabat, Casablanca, Alger, Oran ou Tunis, montrant toutes la même chose, ces femmes nues ou à demi vêtues[56] », explique Pascal Blanchard. Sauf que depuis, le fantasme a évolué et cible désormais la fille d'immigré, la « rebeu » de banlieue, la fille de quartier. Pour Yasin, interviewé par *Les Inrocks*, « une beurette, c'est une fille maghrébine qui se maquille trop, qui parle en "wallah" à la chicha, qui baise à droite à gauche, une pute quoi[57]. »

Pascal Blanchard raconte que le fantasme de la beurette découle du fantasme de « Fatima, la jeune fille qui ne rêve que d'une chose : s'émanciper en quittant l'homme arabe pour celui qui accueille, qui intègre, c'est-à-dire l'homme blanc[58] ». Il explique que dans l'imaginaire du Français, « l'homme arabe fouette ou bat sa femme. Donc, déjà, elle doit s'émanciper de lui, mais vers qui ? Vers l'homme blanc qui, lui, est protecteur, et en plus, comme ce sont des femmes lascives et qui s'offrent naturellement à lui, elles ont une sexualité par définition débridée, puisqu'on le démontre depuis dix générations par la peinture. C'est gagnant-gagnant pour tout le monde. Et là, d'un seul coup, le mythe de la "beurette" se construit autour de cette sexualité-là qui va être postcoloniale[59] ». « Génétiquement, la femme maghrébine est héritière d'une ex-ex-ex-aïeule qui était dans un harem. Donc, si hier elle y était, elle y est toujours aujourd'hui[60]. » Il s'agit donc d'un fantasme qui se transforme de génération en génération.

Mais, aujourd'hui, des collectifs de féministes décoloniales comme Nta Rajel ou Mouqawamet disent stop ! Le collectif Nta Rajel, qui a lancé #pastabeurette, écrit : « Nous sommes celles qui sont constamment déshumanisées derrière des termes racistes tels que "beurette" ou "gazelle". Nous sommes celles dont les consentements sont largement bafoués dans la sexualité ; nos corps étant représentés et perçus comme des objets sexuels. Nous sommes celles qu'on n'écoute jamais, sans cesse infantilisées, celles que le mâle blanc souhaite "sauver" pour mieux dominer. Que les choses soient bien claires : les femmes nord-africaines peuvent bien évidemment s'adonner à la vie sexuelle qu'elles désirent. Nous dénonçons le fantasme déshumanisant, dégradant et fétichisant qui polarise le mot "beurette". Notre société pense les femmes nord-africaines comme prudes en attente d'une libération sexuelle. Nous n'avons besoin ni d'être préservées, ni d'être libérées ou sexualisées[61]. »

Bref, les notions de **racialisation du désir et de racisme sexuel** gagneraient grandement à être connues, car cela impacte la vie sexuelle de très nombreuses femmes et contribue à la mâle-baise. Mais si je suis tout à fait honnête, c'est aussi vrai à l'inverse. On se scandalise si Yann Moix dit qu'il n'aime être qu'avec des femmes asiatiques, mais les femmes taisent aussi leur racisme sexuel envers les hommes asiatiques. Les femmes occidentales rejettent les hommes asiatiques, ils sont totalement désexualisés. Sonu Bedi, un chercheur en théorie politique, a écrit un article intitulé « Sexual Racism : Intimacy as a Matter of Justice », dans lequel il écrit : « Je définis le "racisme sexuel" par le fait de privilégier les partenaires amoureux ou sexuels sur la base de la race et d'une manière qui renforce les hiérarchies et les stéréotypes raciaux[62]. »

Bref, tout ça pour dire que c'est fort intéressant que la France se la joue désormais grande libératrice des femmes en proposant gratuitement cette opération de reconstruction du clitoris, lorsque les colons ont en réalité été tout aussi barbares sexuellement parlant que les traditions locales.

En 1957, Frantz Fanon, figure de l'anticolonialisme, décrit dans le journal *Résistance algérienne* ce qui, selon lui, a fait partie de la politique coloniale française : « L'administration coloniale peut alors définir une doctrine politique précise, écrit-il. Si nous voulons frapper la société algérienne dans sa contexture, dans ses facultés de résistance, il nous faut d'abord conquérir les femmes ; il faut que nous allions les chercher derrière le voile où elles se dissimulent et dans les maisons où l'homme les cache[63]. »

Il est donc clair qu'on a des choses à se reprocher. Il nous faut prendre conscience que nous devons beaucoup aux femmes racisées, car leurs corps ont subi des choses indicibles, qui ont donné à d'autres femmes par la suite accès à la médecine reproductive et sexuelle.

Nous devons, par exemple, l'avancée de la gynécologie à des femmes noires qui étaient esclaves. Début 1800, aux États-Unis, le docteur James Marion Sims, qui est considéré comme le père de la gynécologie moderne, inventeur du spéculum, fait des expériences sur plusieurs femmes noires afin de tester des chirurgies, le plus souvent sans anesthésie. Trois femmes en particulier ont subi ces tortures : Anarcha, Lucy et Betsy. C'est pour ça que certaines féministes veulent renommer, pour leur rendre hommage, les glandes de Skene, les glandes d'Anarcha, et les glandes de Bartholin, les glandes de Betsy et Lucy. C'est aussi pourquoi la statue de Sims a récemment été déboulonnée à New York en 2018.

Il faut bien comprendre comment tu as, toi aujourd'hui, accès à des soins pour ton sexe... À l'époque de l'esclavage aux États-Unis, les hommes blancs aiment bien se taper des femmes esclaves noires. Parfois, elles tombent enceintes. La règle, c'est que si elles ont un gosse métis, il est esclave aussi. L'enfant prend généralement la condition de la mère. Ce qui fait qu'en tant qu'homme blanc, plus tu couches avec tes esclaves, plus tu as de serviteurs chez toi, plus tu t'enrichis. Car tes enfants, qui deviennent alors tes esclaves, peuvent servir à plein de trucs : labourer les champs, nettoyer faire la bouffe... Bref, ils te ramènent du blé. Donc, si la chatte de ton esclave, si son système reproductif déraille, qu'est-ce que tu fais en tant qu'homme blanc ? Bah, tu t'en inquiètes vachement !

Et tu vas dire à un médecin de t'aider. Tu lui dis : « Mon esclave a mal quand je la saute et elle tombe pas enceinte, soigne-la ! » Alors que font les médecins blancs ? Ils testent leurs techniques sur des femmes noires esclaves parce qu'elles n'ont pas à consentir. Et que je t'opère vingt-neuf fois sans anesthésie ! Tu crèves ? Tu as mal ? Rien à cirer. Les mecs sont prêts à raquer pour qu'on répare leurs esclaves, car ce sont leurs propriétés. Ça leur coûtera moins cher à la fin de les réparer que de perdre leur système reproductif. (Sinon, faut racheter une autre esclave.) Donc les médecins s'enrichissent là-dessus. Et quand certains ont fait assez de maille, ils ouvrent les premiers hôpitaux dédiés à « la santé des femmes »... Enfin, à la santé « des propriétés à réparer ».

Si le sujet vous intéresse, je vous conseille le livre *Medical Bondage, race, gender and the origins of American Gynecology* de Deirdre Cooper Owens. Le livre parle de ce que des scientifiques comme James Marion Sims, Ephraim McDowell, père de l'ovariectomie, Georges Cuvier (l'affreux Français cité plus haut) et François Marie Prévost, père de la césarienne, ont fait aux femmes noires sans leur consentement pour « faire naître la science gynécologique ». La santé de nos sexes est historiquement liée à la souffrance de femmes qui ont été bien moins privilégiées, c'est pourquoi intégrer au cœur de son corps et de son sexe le concept de féminisme décolonial me semble une urgence.

« Se dire féministe décoloniale, défendre les féminismes de politique décoloniale aujourd'hui, ce n'est pas seulement arracher le mot "féminisme" aux mains avides de la réaction, en peine d'idéologies, mais c'est aussi affirmer notre fidélité aux luttes des femmes du Sud global qui nous ont précédées. C'est reconnaître leurs sacrifices, honorer leurs vies dans toutes leurs complexités, les risques qu'elles ont pris, les hésitations et découragements qu'elles ont connus, c'est recevoir leurs héritages[64] », écrit Françoise Vergès dans son livre *Un féminisme décolonial*.

BIBLIOGRAPHIE

1. TEDxYouth, « The Sexy Lie: Caroline Heldman at TEDxYouth@SanDiego », YouTube, 2013. Disponible sur : https://www.youtube.com/watch?v=kMS4VJKekW8
2. Bourdieu Pierre, *La Domination masculine*, Seuil, 1998.
3. Laurens Camille, *Celle que vous croyez*, Gallimard, 2016.
4. Emmanuelle Camille, *Sexpowerment*, Anne Carrière, 2016.
5. Froidevaux-Metterie Camille, *Le Corps des femmes : la bataille de l'intime*, Philosophie magazine éditeur, 2018.
6. Wolf Naomi, *Quand la beauté fait mal. Enquête sur la dictature de la beauté*, First, 2002.
7. *Ibid.*
8. Antisexisme, « L'impuissance comme idéal de beauté des femmes - une faible occupation de l'espace », Sexisme et Sciences humaines – Féminisme, 2016. Disponible sur : https://antisexisme.net/2016/01/11/impuissance-02/
9. Nagoski Emily, *Come as you are: the surprising new science that will transform your sex life*, Simon & Schuster, 2015.
10. Chollet Mona, *Beauté fatale : les nouveaux visages d'une aliénation féminine*, La Découverte, 2012.
11. Pinkola Estés Clarissa, *Femmes qui courent avec les loups : histoires et mythes de l'archétype de la femme sauvage*, Ballantine Books, 1989.
12. *Ibid.*
13. Chollet Mona, *op. cit.*
14. Froidevaux-Metterie Camille, *op. cit.*
15. *Ibid.*
16. Bourdieu Pierre, *op. cit.*

17. Despentes Virginie, *King Kong Théorie*, Grasset, 2013.

18. Wolf Naomi, *op. cit.*

19. Antisexisme, *op. cit.*

20. Fontanel Sophie, *L'Envie*, Robert Laffont, 2011.

21. Laurens Camille, *op. cit.*

22. Luna Maya, « The Crone », Deep Feminine Mystery School, 2020. Disponible sur : https://www.deepfemininemysteryschool.com/poems/what-the-crone-can-teach-us-about-sexuality-and-the-feminine

23. Dworkin Andrea, *Woman Hating*, Dutton, 1974.

24. Berman Laura, Berman Jennifer, Miles Marie, Pollets Dan, Powell Jennifer Ann, « Genital self-image as a component of sexual health: relationship between genital self-image, female sexual function, and quality of life measures », *J Sex Marital Ther*, 2003.

25. Kreklau A., Vâz I., Oehme F., Strub F., Brechbühl R., Christmann C., « Measurements of a "normal vulva" in women aged 15-84: a cross-sectional prospective single-centre study », *BJOG*, 2018.

26. Nurka Camille, Jones Bethany, « Labiaplasty, Race and the Colonial Imagination », *Australian Feminist Studies*, 2013.

27. Steinberg Sylvie, *Une histoire des sexualités*, PUF, 2018.

28. Martin Emily, « The Egg and the Sperm: How Science Has Constructed a Romance Based on Stereotypical Male - Female Roles », *Signs*, 1991.

29. Nagoski Emily, *op. cit.*

30. Leportois Daphné, « Trop de femmes ont honte des pertes blanches au fond de leur culotte », *Slate*, 2019. Disponible sur : http://www.slate.fr/story/182457/femmes-honte-pertes-blanches-secretions-vaginales-culotte-normes-sexe

31. IFOP, « Où en est la vie sexuelle des Françaises en 2019 ? », IFOP, 2019. Disponible sur : https://www.ifop.com/wp-content/uploads/2019/02/116130_Ifop_ELLE_Mag_2019.02.014.pdf

32. Froidevaux-Metterie Camille, *Seins : en quête d'une libération*, Anamosa, 2020.

33. Froidevaux-Metterie Camille, *op. cit.*

34. IFOP, « Le boom du "No Bra", tendance de fond ou effet de mode ? », IFOP, 2020. Disponible sur : https://www.ifop.com/publication/le-boom-du-no-bra-tendance-de-fond-ou-effet-de-mode/

35. Brut, « 5 idées reçues sur les seins », *Brut*, 2020. Disponible sur : https://www.brut.media/fr/entertainment/5-idees-recues-sur-les-seins-08bcfd3a-5542-468e-8a07-31122697c6b0

36. Froidevaux-Metterie Camille, *op. cit.*

37. Le Breton Marine, « Le clitoris n'est pas dans les manuels scolaires ? Le ministère de l'Éducation rejette la faute sur les éditeurs », *Huffington Post*, 2019. Disponible sur : https://www.huffingtonpost.fr/entry/clitoris-manuels-scolaires-ministere-education-ressort-editeurs_fr_5d2eefa3e4b02fd71ddcfa95

38. Gardey Delphine, *Politique du clitoris*, Textuel, 2019.

39. *Ibid.*

40. Barmak Sarah, *Jouir : en quête de l'orgasme féminin*, La Découverte, 2019.

41. Jessica Pin (@jessica_ann_pin), Instagram. Disponible sur : https://www.instagram.com/jessica_ann_pin/

42. Alter Gary, « Commentary on: The Safe Labiaplasty: A Study of Nerve Density in Labia Minora and Its Implications », *Aesthet Surg J*, 2016.

43. Rachel S. Rubin, MD (@rachelsrubin1), Twitter. Disponible sur : https://twitter.com/rachelsrubin1

44. Khady Koita, *Mutilée*, Pocket, 2012.

45. Gazalé Olivia, *Le Mythe de la virilité : un piège pour les deux sexes*, Robert Laffont, 2019.

46. Balma-Chaminadour Caroline, *Le Livre (très sérieux) du clitoris : le clito au-delà des tabous*, Jouvence, 2019.

47. Dirie Waris, *Fleur du désert : du désert de Somalie à l'univers des top models*, J'ai Lu, 2009.

48. *Ibid.*

49. Gardey Delphine, *op. cit.*

50. Pilleyre Jérôme, « Fin des colonies : "Les femmes ont payé le prix fort à la libération de ces terres" », *Le Journal du Centre*, 2018. Disponible sur : https://www.lejdc.fr/paris-75000/actualites/fin-des-colonies-les-femmes-ont-paye-le-prix-fort-a-la-liberation-de-ces-terres_13079458/

51. Testard-Vaillant Philippe, « De la domination sexuelle dans les empires coloniaux », *CNRS Le journal*, 2019. Disponible sur : https://lejournal.cnrs.fr/articles/de-la-domination-sexuelle-dans-les-empires-coloniaux

52. Mediapart, « Le sexe des colonies », YouTube, 2018. Disponible sur : https://www.youtube.com/watch?v=pVW96mYnhQ0&feature=emb_title

53. Blanchard Pascal, Bancel Nicolas, Boetsch Gilles, Taraud Christelle, Thomas Dominique, *Sexe, race & colonies*, La Découverte, 2018.

54. Femmes noires VS Dating apps (@femmesnoiresvs_datingapps), Instagram. Disponible sur : https://www.instagram.com/femmesnoiresvs_datingapps/

55. Hepworth Clarke Zelaika, *Coming to my senses: a decolonizing dissertation*, Widener University, 2015. Disponible sur : https://drive.google.com/file/d/0B0t_ueKTuqJRVU1CeFpoSWlJNTQ/view?usp=embed_facebook

56. Hathroubi-Safsaf Nadia, « Pascal Blanchard : "Le fantasme écrase le réel" », *Le Courrier de l'Atlas*, 2018. Disponible sur : https://www.lecourrierdelatlas.com/dossier-du-courrier-pascal-blanchard-le-fantasme-ecrase-le-reel-20774/

57. Kidari Samia, « Pourquoi il faut en finir avec le fantasme sexiste et raciste de la "beurette" », *Les Inrockuptibles*, 2017. Disponible sur : https://www.lesinrocks.com/2017/07/30/sexe/actualite/pourquoi-il-faut-en-finir-avec-le-fantasme-sexiste-et-raciste-de-la-beurette/.

58. Hathroubi-Safsaf Nadia, *op. cit*.

59. *Ibid*.

60. *Ibid*.

61. Nta Rajel, « #PasVosBeurettes », Nta Rajel, 2019. Disponible sur : https://ntarajel.wordpress.com/2019/07/17/pasvosbeurettes/

62. Bedi Sonu, « Sexual Racism: Intimacy as a Matter of Justice », *The Journal of Politics*, 2015.

63. Résistance algérienne, « Frantz Fanon : L'Algérie se dévoile », ACTA, 2019. Disponible sur : https://acta.zone/frantz-fanon-lalgerie-se-devoile/

64. Vergès Françoise, *Un féminisme décolonial*, La Fabrique, 2019.

MÂLE-BAISÉES, CAR LES FEMMES ONT ÉTÉ DÉPOSSÉDÉES DES SAVOIRS SUR LEUR CORPS

LA PERTE DE CONNAISSANCES DE NOS CORPS : QUAND LE GYNÉCO REMPLACE LA SORCIÈRE

Bref, vous l'avez compris, **les violences gynécologiques et obstétriques** ne datent pas d'hier... sauf que le souci, c'est que ça continue. Mais ces dernières années, nous et nos vulves, nous nous sommes révoltées !

C'est en 2015 qu'éclate un scandale en France : on apprend qu'on entraîne les futurs gynécos à faire des touchers vaginaux ou rectaux sur des patientes endormies et ça, sans leur consentement ! C'est à travers la publication d'un document de la faculté de médecine de Lyon Sud que l'on découvre qu'il est demandé aux étudiants de procéder à des examens cliniques de l'utérus « en apprentissage du bloc sur patiente endormie ». Dans un article de *Slate*, le médecin Michaël Grynberg confessera que « l'immense majorité des gynécos ont été formés avec des touchers vaginaux au bloc[1] ».

« Il y aura encore longtemps des médecins, hommes et femmes, car ce n'est pas une question de sexe, c'est une question de pouvoir, qui continueront à leur fourrer leurs doigts, leurs instruments, leurs appareils dans le sexe sans se demander ce que ça leur fait, sans se poser la question de savoir ce qu'il y a derrière, ce que ça veut dire pour elles, sans jamais mesurer – et je pèse le poids de mes mots – combien cela fait ressembler les médecins à des bourreaux[2] », écrit le médecin Martin Winckler dans son livre *Le Chœur des femmes*.

Un an avant, en 2014, avait été lancé par une étudiante en pharmacie le hashtag #payetonutérus. Des milliers de témoignages de propos déplacés de gynécologues avaient été publiés. D'autres projets web militants ont rapidement suivi comme le Tumblr « Paye ton gynéco » sur les témoignages de sexisme, violence verbale et/ou physique dans le milieu de la gynécologie-obstétrique ou jenaipasconsenti.tumblr.com sur les témoignages de patientes sur le défaut de consentement dans les actes médicaux, ainsi que le docu de Nina Faure, *Paye (pas) ton gynéco*.

Dans le livre *Les Monologues du vagin*, Eve Ensler écrivait tellement justement : « Et les examens. Qui est-ce qui a inventé les examens ? Il n'y aurait pas une façon plus agréable de les pratiquer ? Pourquoi cette blouse en papier rêche qui vous râpe la pointe des seins et qui crisse quand vous vous allongez et que vous vous sentez comme un vieux papier froissé qu'on a jeté n'importe où ? Et pourquoi ces gants de caoutchouc ? Pourquoi cette lumière aveuglante comme si vous étiez sur une scène de music-hall ? Pourquoi ces étriers d'acier dignes des nazis, ce bec-de-canard infâme et glacé qu'on vous rentre dedans ? C'est quoi ? Comment des femmes gynécologues peuvent-elles vous faire ça ? Ces visites foutent mon vagin dans une colère ! Il est sur la défensive des semaines à l'avance. Il se ferme, il n'arrive pas à se "décontracter". Ça vous fait pas ça, à vous ? "Décontractez-vous, décontractez votre vagin." Mon vagin n'est pas fou, il est assez malin, il sait ce qui l'attend. – "Décontracte-toi, qu'on puisse t'enfoncer un bec-de-canard glacé." Ça va pas, non. Un examen, un examen vaginal ? Moi, j'appelle plutôt ça une mise à mort du vagin, oui[3]. »

Les femmes parlent d'examens médicaux gynéco brutaux, elles se sentent brutalisées, humiliées, infantilisées, dépossédées de leurs corps et ne supportent plus le paternalisme déplacé, l'arrogance et le sexisme de certains médecins. Les femmes se plaignent d'épisiotomies faites sans leur consentement et de suivis de grossesse qu'elles jugent catastrophiques. En 2017, la secrétaire d'État à l'égalité, Marlène

Schiappa, commande un rapport sur le sujet afin « de mesurer et d'objectifier » le phénomène.

Comment être bien baisées, si nos sexes sont traités de la sorte par le corps médical, si nous ne nous sentons pas à l'aise à l'idée d'aller consulter quand on a un souci dans sa culotte... ?

On nous force dès l'adolescence à aller voir un gynéco avec la sacro-sainte consultation qui devrait commencer dès la puberté. En réalité, il n'y a aucune bonne raison d'aller chez le gynéco juste parce que vous avez vos règles ou qu'un bout de sein se met à pointer ! Rien de cela n'est un symptôme d'une maladie ! Et il n'est recommandé de faire des frottis qu'à partir de vingt-cinq ans...

Et puis parlons du fait d'accoucher allongée ! Là aussi, on retrouve une volonté de contrôle tout à fait masculine... Figure-toi que la position couchée à plat dos pour accoucher remonterait à Louis XIV, qui voulait voir l'accouchement d'une de ses maîtresses. Monsieur voulait avoir le loisir d'observer !

J'ai réalisé l'absurdité du truc quand j'ai découvert le compte Instagram « Empowered Birth project[4] ». Oh le choc ! Je n'avais jamais vu un sexe de femme s'ouvrir pour sortir un enfant. Sur cet Instagram, j'ai pu regarder des femmes accoucher debout comme des guerrières. Bah oui, la pesanteur, c'est une loi qui marche aussi pendant un accouchement. Je ne veux pas comparer les enfants à des cacas, mais attends, tu imagines si on t'obligeait à chier allongée ?

Plein de gens pensent que c'est « dégueulasse », ou que c'est « violent », les accouchements, mais les gens confondent violent et puissant ! C'est puissant ! **Moi, ça m'a permis d'aimer davantage mon sexe de voir des femmes accoucher debout, assises, comme ça leur chante ! Nos corps savent. Je me suis dit « mais c'est incroyable, mon sexe peut faire ça » ! Le sexe des femmes, c'est la porte d'entrée du monde et ça pour tous les humains. Ma chatte s'est sentie drôlement fière ! Comment peut-on avoir continué à avoir honte de nos sexes ?**

La réalité, c'est que les femmes ont longtemps été dépossédées des savoirs sur leur corps et sur leur sexe, ce qui explique notre inconfort. « Pendant des siècles, les femmes ont été des médecins autodidactes sans diplômes ; n'ayant pas accès aux livres et aux cours, elles firent elles-mêmes leur propre enseignement, se transmettant leur expérience de voisine à voisine, de mère à fille. Le peuple les appelait "femmes sages", alors que les autorités les traitaient de sorcières et de charlatans. Pour nous les femmes, la médecine fait partie de notre héritage, de notre histoire, elle est en fait presque notre droit légitime[5] », écrit Barbara Ehrenreich dans son livre *Sorcières, sages-femmes et infirmières*.

C'est à partir du Moyen Âge que les hommes s'emparent de la médecine. Entre le quatorzième et le dix-septième siècle, ils brûlent toutes les femmes qui ont accumulé un savoir empirique. Avorteuses, sages-femmes, chamanes, elles sont qualifiées de « sorcières ». « **Si une femme ose guérir sans avoir étudié, c'est une sorcière et elle doit mourir**[6] », écrit Barbara Ehrenreich.

Non seulement la sorcière est une guérisseuse, mais elle a la réputation d'avoir une sexualité féminine libérée. Et ça, ça en fait flipper plus d'un ! Savez-vous pourquoi on représente les sorcières assises sur des balais ? Parce qu'elles s'envoient en l'air ! Mythe ou réalité, apparemment, ces femmes enduisaient sur le bout des balais des alcaloïdes, une substance psychotrope qui leur provoquait des hallucinations et la sensation de voler. Cet embout du balai, elles l'inséraient dans leur vagin, car les alcaloïdes sont durs à digérer par voie orale et provoquent moins d'effets secondaires s'ils sont absorbés à travers les muqueuses vaginales.

Il existe d'autres mythes tout à fait amusants sur les sorcières, comme celui des sorcières voleuses de phallus qui est décrit dans un manuel de chasse aux sorcières écrit au quinzième siècle. « Toute sorcellerie vient du désir charnel, qui chez la femme est insatiable[7] », est-il écrit dans *Le Marteau des sorcières*. Selon ce manuel, les sorcières étaient capables de « subtiliser l'organe masculin », les sorcières gardaient des pénis comme animaux de compagnie ! En l'an 2000, des archéologues ont découvert en Toscane à Massa Marittima une immense fresque du treizième siècle représentant un arbre aux branches chargées de bites.

Bref, une femme qui en savait trop médicalement ou sexuellement, les hommes n'aimaient pas ça ! Il faudra attendre 1875 pour qu'une première Française soit cette fois-ci officiellement docteur en médecine. Mais pendant encore un moment, la place des femmes en médecine sera celle de l'infirmière. « À lui l'établissement du diagnostic et la prescription du traitement ; à elle l'accompagnement et les soins quotidiens. Le grand homme ne va tout de même pas "gaspiller ses talents et sa coûteuse formation universitaire dans les détails fastidieux des soins aux malades"[8] », écrit Mona Chollet dans son livre *Sorcières*.

Heureusement, aujourd'hui, les femmes représentent 47 % des effectifs de médecins. Mais comme le dit Mona Chollet : « **On reste rêveuse en essayant d'imaginer ce que pourrait être la médecine occidentale aujourd'hui si ce coup de force – contre les guérisseuses, contre les femmes en général et contre toutes les valeurs qui leur étaient associées – ne s'était pas produit**[9]. »

Peut-être aurait-on des solutions pour des maladies qui empoisonnent nos vies sexuelles, comme la dyspareunie, le vaginisme, la vestibulodynie, la vulvodynie, ou l'endométriose… Peut-être que les femmes qui ont été tuées connaissaient des plantes appropriées ?

UN SEXE QUI SOUFFRE : QUAND LA MÉDECINE IGNORE LES FEMMES

Les maladies qui touchent la vie sexuelle des femmes sont pour l'instant ignorées par la médecine. Peu d'études, des années avant d'avoir le diagnostic, et peu de solutions à la clé. Et cela contribue grandement à faire de nous des mâles-baisées.

Ces pathologies peu connues font que, souvent, les femmes qui en sont touchées ont du mal à supporter la pénétration. Quand on est en couple avec un homme, sachant que la plupart d'entre eux considèrent qu'un « vrai rapport » équivaut à une pénétration, c'est très compliqué à vivre. Les femmes se forcent souvent et souffrent terriblement « pour faire plaisir à l'autre », de peur d'être quittées. « Je ne supportais tellement pas la pénétration que je me suis mise à faire de la sodomie, car mon vagin était un cadenas », me confie une femme sur mon compte @tasjoui. « J'étais angoissée avant chaque rapport, je me forçais, j'avais l'impression d'être coupée et je subissais les "coups de couteau" de mes copains en grimaçant, je me forçais et je crevais de mal », m'écrit une autre.

Le terme fourre-tout pour parler de ces maux est la **dyspareunie.** La dyspareunie touche beaucoup de femmes qui ont une endométriose, mais pas que. Mais on peut entrer plus en détail dans la particularité de ces maux : les femmes qui souffrent de **vaginisme** ne peuvent souvent pas se faire pénétrer du tout. Même un tampon est insupportable pour elles. Leurs muscles à l'entrée du vagin sont trop serrés. La **vestibulodynie** est une douleur qui est localisée précisément à l'entrée du vagin, dans le « vestibule », tandis que la **vulvodynie** est une douleur de la vulve. On parle de vulvodynie primaire quand la douleur est présente depuis l'enfance ou l'adolescence ou de vulvodynie secondaire quand la douleur est apparue après une infection, une MST, un choc, etc.

Je me suis amusée à taper *Erectile dysfonction* (troubles de l'érection) sur PUBMED, le plus grand moteur de recherche d'études médicales. J'ai trouvé 1106 résultats. Puis j'ai tapé *Dyspareunia* : 399 résultats. *Vaginismus* : 13 résultats. *Vulvodynia* : 54 résultats...

Aurélie Botte, la créatrice de l'association Les Clés de Vénus, la seule asso française qui vient en aide aux femmes souffrant de ces pathologies, explique ce qui l'a motivée : « Tout est parti d'un constat : les hommes qui souffrent de troubles de l'érection ou d'impuissance trouvent facilement de la documentation. Sur Internet, des sites dédiés répondent à leurs questions. Le corps médical parvient également à dresser rapidement un diagnostic. Le grand public sait de quoi l'on parle. Pour les femmes, c'est beaucoup plus compliqué[10]. » Heureusement la parole se libère sur Internet, grâce à des comptes comme @thevagnetwork, @vaginismeparlonsen, @balancetonvaginisme.

Mais à l'heure actuelle, nous en savons encore bien peu sur l'origine de ces symptômes. Les femmes ne sont pas prises au sérieux et on met encore ça sur le compte de « c'est dans ta tête ». Sur le site officiel du Collège national des gynécologues et des obstétriciens français, début 2021, je pouvais lire : « Le vaginisme pourrait se définir comme une peur panique de la pénétration, conduisant la femme qui en souffre à adopter différentes stratégies pour éviter toute pénétration. Ce cas de figure représente la presque totalité des vaginismes ; il existe une autre catégorie rare où seule la pénétration du pénis est impossible, s'intégrant plutôt dans un terrain d'immaturité affective. »

Donc quand une femme a des douleurs à son sexe, on favorise immédiatement la piste psychologique, au lieu de la piste biologique. Celle-ci a « une peur panique de la pénétration », et on la taxe immédiatement d'immature affective... incroyable de misogynie ! Et si je tape « vulvodynie » sur Google, un des premiers articles qui arrivent qualifie cette maladie de « dépression du vagin ».

Mais si on prend le temps de lire quelques études, **on découvre que ces maladies « pelvi-périnéales » peuvent parfois être en lien avec le nerf pudendal, dont les ramifications touchent l'anus, le rectum, le périnée et le vagin.** D'ailleurs, avant de le renommer pundendal, on parlait de « nerf honteux ». Ce nerf peut être coincé et provoquer des douleurs, c'est la **névralgie pudendale.** De très nombreuses femmes m'ont confié que ce qui les a guéries a été de faire de la kinésithérapie pelvienne, preuve que ça n'a rien à voir avec une « immaturité affective ». On sait aussi que parfois, il s'agit de problèmes dermatologiques, à la suite d'infections qui ont abîmé la peau ou les nerfs... « Tout a commencé par une infection urinaire suivie d'une mycose pendant les fêtes de Noël. Les mois passaient et ma situation s'empirait, ma gyneco me disait que ça devait être psychologique... J'ai consulté des urologues, dermatologues, multiples gynécos, ouvert les jambes devant des inconnus beaucoup trop de fois. Personne ne savait me dire ce que j'avais. » Mais cette fille a fini par être soignée grâce à une vestibulectomie, une opération qui consiste à retirer la partie douloureuse et à la recouvrir avec la muqueuse vaginale qui sera étirée. « Je me suis fait opérer, j'ai mis quinze jours à recouvrir de l'opération et depuis, j'ai pu redécouvrir ma vie sexuelle, je n'ai plus jamais eu mal. »

Mais la plupart du temps, les médecins préfèrent donner aux femmes des gels anesthésiants pour supporter le rapport. « Les médecins me disaient de faire plus de préliminaires, de mettre du lubrifiant, évidemment j'avais déjà essayé tout ça, mais ça n'a jamais été vraiment pris au sérieux », m'écrit une femme. Une autre se confie : « On a mis huit ans à me diagnostiquer ce trouble sexuel. Pas moyen de tomber sur un gyneco à l'écoute avant ça. J'ai eu des remarques qui me faisaient tout le temps me remettre en question "tu n'es sûrement pas assez lubrifiée", "tu n'aimes peut-être pas les hommes". »

Bien sûr, d'autres femmes me parlent de leurs maux qui se sont déclenchés à la suite de traumatismes : viols ou croyances à cause de familles très religieuses. « Je suis issue d'une famille sicilienne catholique, où faire l'amour avant le mariage est un péché, où ma mère m'a fait "jurer sur Jésus" à huit ans que je ne ferais jamais l'amour avant le mariage. À seize ans, raide dingue de mon petit copain, je décide de rompre cette promesse et de faire l'amour avec lui, pour la première fois. Séance de torture, j'ai l'impression qu'on me lacère le vagin de milliers de poignards, les douleurs remontent dans le ventre, c'est insupportable, mais je me couvre le visage d'un coussin pour hurler et demande à mon copain d'y aller franchement. Une fois le chemin tracé, je n'aurai plus mal, ai-je pensé naïvement. »

Si des traumatismes peuvent effectivement contribuer à l'apparition de maladies, on ne se permet pas d'en faire la première piste quand les hommes ont le sexe malade. C'est ce que pointe Elena Pasca, de l'excellent blog Pharmacritique.com. **« Notre homme avec un nodule sur le pénis qui provoque des douleurs lors des rapports ne se verra jamais dire que c'est dans sa tête, c'est psy, c'est le stress, qu'il a peur de sa masculinité, que c'est une histoire de transmission de père en fils et de névrose autour de la masculinité, que l'endroit est symbolique, que le nodule a poussé comme une somatisation des peurs psychiques de devenir père, que la maladie est une excuse pour éviter la paternité et se consacrer à la carrière** [...][11]. »

Elle pointe le fait que « toute la socialisation des femmes les pousse à chercher d'elles-mêmes des liens chronologiques entre l'apparition d'une maladie et un événement mal vécu ». « Évidemment, quand on cherche, on trouve. Et la coïncidence chronologique devient cause. La corrélation devient cause[12] », dit-elle.

Elle fait un lien avec l'époque où l'on disait que les maux des femmes étaient dus à « l'hystérie ». « Si l'on n'utilise plus le terme "hystérie", tout passe. Des termes tels que "stress", "traumatisme", "vécu", "conflit", "dynamique émotionnelle" et d'autres mots-valises jouent le même rôle d'attracteur et d'étiquette, piégeant les femmes dans la toile d'araignée des mêmes traditions misogynes, sexistes, gynophobes, grâce aux approches dites alternatives, douces, complémentaires[13] », écrit-elle.

Mais pas besoin d'aller vers la médecine douce pour voir des inégalités, le problème est beaucoup plus global, **il existe de véritables inégalités hommes-femmes en médecine**. « Par exemple, les femmes attendent en moyenne six minutes de plus aux urgences[14] », explique Patricia Lemarchand, chercheuse en médecine. Une étude publiée dans le prestigieux journal *Nature*, menée au Danemark sur six millions de personnes en l'espace de vingt et une années, a montré que les femmes sont diagnostiquées environ quatre ans plus tard que les hommes sur plus de 770 types de maladies[15].

Les études sont majoritairement faites sur des animaux masculins. Patricia Lemarchand dit : « C'est pour des questions économiques tout simplement, on achète nos animaux chez des éleveurs dans des animaleries agréées et les éleveurs vont garder les femelles pour la reproduction et donc acheter des animaux mâles, ça va coûter moins cher que d'acheter des animaux femelles. Donc comme nos budgets sont limités, on va spontanément acheter des animaux mâles[16]. » Elle explique aussi que prendre des animaux femelles semble plus compliqué à cause de leurs cycles menstruels. Dans les essais cliniques de médicaments faits sur des humains, c'est pareil. Dans les études, il y a plus d'hommes. Par exemple, sur 37,9 millions d'adultes qui vivent avec le sida, la moitié sont des femmes. Et pourtant, les essais cliniques sur les nouveaux traitements ne comportent que 11 % de femmes[17] et parfois les études ne précisent même pas s'il s'agit de femmes ou d'hommes. Alyson McGregor, qui a écrit le livre *Sex matters*, explique qu'une étude du gouvernement américain a révélé que 80 % des médicaments retirés du marché le sont à cause d'effets secondaires chez les femmes[18]. Pas étonnant…

On considère les femmes comme des hommes avec des seins et des ovaires. Alyson McGregor appelle ça « **la bikini medecine** », on ne s'intéresse au corps des femmes que dans le cas de la « médecine reproductive ». En réalité, nos corps sont différents de ceux des hommes bien au-delà de cela. Nous ne métabolisons pas les médicaments de la même façon, nos cœurs sont physiquement différents de ceux des hommes, quand nous faisons une crise cardiaque, nous n'avons pas les mêmes symptômes que les hommes et les femmes ont beaucoup plus de maladies auto-immunes que les hommes.

Nous réapproprier nos corps est donc un très long chemin… il s'agit d'une énorme révulvation ! Et c'est la condition pour être bien soignées et bien baisées !

SE RÉAPPROPRIER SON SEXE : BODYPOSITIVISME, AUTOGYNÉCOLOGIE, FÉMININ SACRÉ ET ÉCOFÉMINISME

Il faudra plus que le « bodypositivisme » qui a envahi Instagram pour réussir ce pari. La réponse au mal-être physique des femmes, à la haine de leur corps et de leur sexe, est actuellement de dire à toutes les femmes « vous êtes belles ». Dire à toutes les femmes qu'elles sont belles, avec des boutons, avec des maladies, etc., n'est pas forcément libérateur, car le sujet ne devrait pas être d'élargir l'accès à la case « belle ou désirable », le sujet c'est d'arrêter de définir la valeur de la femme principalement par sa beauté et sa capacité à être sexuellement attirante.

Une réponse accessible à toutes, que je préfère au bodypositivisme, est d'essayer de faire naître « la sorcière » en soi. Pour ça, l'**autogynécologie** semble une bonne solution pour reconquérir son corps et les savoirs médicaux. Des ateliers existent où l'on apprend à palper ses seins, à utiliser soi-même un spéculum, à tâter son col de l'utérus, etc. *S'armer jusqu'aux lèvres*, c'est le nom d'un guide d'autodéfense gynécologique[19]. Armons-nous jusqu'aux lèvres. Regardons-nous la chatte.

Une autre réponse est celle du mouvement « **féminin sacré** », qu'on appelle aussi le mouvement du **féminisme matriciel, ou *goddess feminism*. L'idée est de revenir à une forme de sagesse ancestrale qui existerait dans nos corps, et à réapprendre à s'y connecter, à honorer notre corps et ses sensations à travers nos cycles et des rituels. On se connecte à « la déesse » en nous, la femme originelle en quelque sorte, celle qui n'a pas été touchée par les conditionnements.**

Dans les années 1960, des féministes se mettent à créer des formes de spiritualités féminines. L'historienne Carol Patrice Christ publie le livre *Pourquoi les femmes ont besoin de la déesse*, qui raconte le mouvement, sa théologie et ses pratiques avec des rituels autour des règles, de la maternité, etc. Les femmes réalisent que le Dieu qui leur a été vendu dans la plupart des religions est un homme auquel elles ne veulent pas s'identifier. Un Dieu qui justifie souvent la domination, la violence et la guerre à travers du prosélytisme, des croisades, etc. Par ailleurs, dans les religions monothéistes, les femmes rabbins, imams ou prêtres ne sont toujours pas globalement acceptées.

L'écrivaine néopaïenne Starhawk écrit : « Le symbolisme de la déesse n'est pas une structure parallèle au symbolisme de dieu. La déesse ne dirige pas le monde. Elle est le monde. Elle se manifeste dans chacun de nous. Elle peut être connue intérieurement par chaque individu, dans sa magnifique diversité. La déesse n'est pas séparée du reste du monde. Elle est le monde et dans toutes les choses. Lune, Soleil, Terre, étoiles, pierres, graines, rivière, vent, feuilles et branches, bourgeons et fleurs, crocs et griffes, femmes et hommes[20]. »

Ce nouveau mouvement est bâti sur le travail de Marija Gimbutas, une archéologue qui a publié plusieurs livres sur ce qu'elle appelle « l'ère matristique », une période pré-patriarcat où Dieu était une femme. Pendant quinze ans, elle effectua des fouilles archéologiques et révéla l'existence d'une civilisation pré-indo-européenne dénommée « culture préhistorique de la déesse » qui aurait duré 25 000 ans !

On a donc retrouvé à travers son travail et d'autres fouilles des figurines qui représentent des Vénus préhistoriques. En Irlande, on trouve les « Sheela-na-gigs », des petites figurines de femmes qui montrent leur vulve ! En Micronésie, on retrouve les « Dilukais », des sculptures en bois de personnages féminins aux jambes écartées. En Inde, on retrouve le culte du yoni, la porte vers les mystères cosmiques. Bref, les fentes vulvaires se gravent dans la matière. Et dans de nombreuses mythologies, les déesses sont présentes. Un certain nombre sont des déesses de la sexualité et de la fertilité, comme la déesse Innana chez les Sumériens, ou Astraté et Aphrodite chez les Grecs. On déduit qu'il fut un temps où le sexe des femmes était considéré comme magique, car la grossesse semblait divine. Cependant le travail de Gimbutas sera critiqué, et Cynthia Eller écrira un livre intitulé *Le Mythe de la préhistoire matriarcale : pourquoi inventer un passé aux femmes ne leur donnera pas un futur*.

Mais ce que Carol Christ explique dans son livre, c'est que le fait que ça soit un fantasme ou pas n'a pas d'importance. L'important, c'est que des femmes se sentent mieux après avoir pris connaissance d'images sacrées ancestrales qui représentent nos sexes comme puissants. L'important, c'est que les femmes ressentent la potentialité d'une déesse en elles, en inventant s'il le faut de nouveaux systèmes symboliques.

La romancière Monique Wittig écrit dans *Les Guérillères* : « Il y a eu un temps où tu n'as pas été esclave, souviens-toi. Tu t'en vas seule, pleine de rires, tu te baignes le ventre nu. Tu dis que tu en as perdu la mémoire, souviens-toi. [...] Tu dis qu'il n'y a pas de mots pour décrire ce temps, tu dis qu'il n'existe pas. Mais souviens-toi. Fais un effort pour te souvenir. Ou, à défaut, invente. »

Et justement, depuis les années 1960, les femmes se souviennent. Clarissa Pinkola Estés est *cantadora*, gardienne des histoires dans la tradition mexicaine. Dans son livre *Femmes qui courent avec les loups*, elle explique qu'au Mexique, on disait que les femmes portaient la lumière de la vie dans *los ovarios*, les ovaires. « Il n'y a pas de meilleur endroit où les femmes puissent vivre, tout près des *huevos* fertiles, de leurs œufs, de leur semence féminine [...] » écrit-elle. « Que sais-je au plus profond de mes *ovarios* et que j'aimerais ne pas savoir[21] ? » demande-t-elle.

L'idée que son sexe est vecteur de vérité et d'intuition est au cœur du mouvement. On pense son vagin et sa vulve comme son gourou. Dans un livre récent intitulé *Pussy a reclamation*, Regena Thomashauer, fondatrice de la Mama Gena's School of Womanly Arts, une école qui enseigne les principes du féminin sacré, écrit : « *Pussy* est ta voyante interne, ton propre guide. Tu n'as pas besoin d'appeler 3614 Voyance, d'appeler un médium ou un astrologue. Ta *pussy* est tout cela, et plus encore. Ta *pussy* peut t'assister en discernant les choses sages à faire, ta prochaine aventure, ton futur amour, ta passion[22]. » J'avoue que l'idée me plaît, mais à l'inverse, si un mec me disait qu'il se concertait avec sa bite pour savoir quoi faire de sa vie, j'aurais un fou rire et je me dirais qu'il fait pitié ! Donc à prendre avec légèreté !

Pour se connecter à son sexe, d'autres ont proposé de le faire par le biais des cycles menstruels. C'est le cas de Miranda Gray, qui a écrit en 1994 le livre devenu culte *Lune rouge, les forces du cycle féminin*, un livre qui propose aux femmes de célébrer leurs règles et de vivre leurs cycles de façon spirituelle en apprenant à reconnaître les « énergies archétypales » (la jeune fille, la mère, l'enchanteresse, la sorcière) du cycle. « Et si nous vivions dans une société qui reconnaissait la femme dans sa dimension cyclique ? Une société qui se serait structurée de manière à ce que les femmes puissent respecter leurs cycles naturels ? Et si la médecine avait accepté de reconnaître les quatre phases de la femme ? Et si elle avait conçu les traitements et les interventions chirurgicales en concordance avec les énergies qui jalonnent le cycle féminin[23] ? » questionne-t-elle.

Les règles ont effectivement souvent été utilisées pour dénigrer les femmes, comme s'il s'agissait de quelque chose de sale, à cacher, qui les rendrait « impures ». « Si quelqu'un la touche, il sera impur jusqu'au soir. Tout lit sur lequel elle couchera pendant ses règles sera impur et tout objet sur lequel elle s'assiéra sera impur », est-il écrit dans le Lévitique de l'Ancien Testament. « Le sang féminin n'est donc pas seulement invalidant, il est morbide : il signale l'échec de la fécondation, tout en étant lié à la pourriture[24] », explique la philosophe Olivia Gazalé.

Elle explique que les règles ont longtemps été perçues comme une forme d'infériorité congénitale, la femme perçue comme une éternelle blessée. « Tandis que l'homme est ce pur esprit capable de dépasser les déterminismes organiques, la femme est un corps blessé qui s'enfonce cycliquement dans l'animalité, se rapprochant ainsi de la décomposition organique et de la mort. »[25], écrit-elle.

Encore aujourd'hui, on cache les règles, les publicités pour les protections montrent un liquide bleu au lieu de montrer du sang, et quand les femmes s'échangent un tampon, elles sont si discrètes qu'on dirait qu'elles font de la contrebande. On a toutes déjà eu le réflexe de cacher un tampon dans sa manche pour aller aux toilettes, comme s'il était indécent de montrer au monde qu'on avait ses menstruations. Au seizième siècle, les règles se disaient « catimini », du mot grec *katamenia* désignant les menstruations. « Nous en avons conservé l'expression qui désigne ce que l'on fait de façon dissimulée ou hypocrite[26] », écrit Camille Froidevaux-Metterie. Tout s'explique !

Et pourtant, sans règles, pas d'humains ! « **Tout ce que tu peux faire, je peux le faire en saignant** », clame la nouvelle génération de féministes qui se battent pour faire changer le regard sur les règles ! Elles mettent sur le devant du débat public le sujet de la précarité menstruelle, demandent la composition des protections aux marques, militent contre « la taxe tampon », la TVA appliquée aux protections affirmant que ce sont des produits de première nécessité, demandent la mise en place d'un congé menstruel, cassent le tabou du syndrome prémenstruel, etc.

Certaines ont pris le contrepied de cette exclusion historique ! Il existe depuis 2009 le mouvement des Tentes rouges ou *moon lodges*. L'idée est de se regrouper entre femmes pendant nos règles pour échanger. Le mouvement, qui est devenu mondial (il y a des Tentes rouges en France), été lancé par ALisa Starkweather, après avoir lu le roman *The Red Tent* d'Anita Diamant. Le roman parle de l'histoire de Dinah, la fille de Jacob dans la Bible. L'Ancien Testament ne lui donne pas la parole, mais mentionne son viol, qui est conté du point de vue de ses frères qui ont tué le criminel. Dans ce livre, Dinah parle de la tente rouge, ce sanctuaire au féminin où les femmes se rassemblaient. Mais s'y rassemblaient-elles par contrainte car exclues, ou par choix ?

Ce qui est sûr, c'est qu'aujourd'hui, c'est un choix : celui de se rassembler pour vivre les règles de façon positive ! « Chaque fois que l'utérus perd ce qui recouvre ses parois, comme un serpent se dépouille de sa peau, nous nous trouvons littéralement délivrées du passé – de ce qui a pu et aurait pu être – et libres pour le futur. Les hormones contribuent à ce mouvement périodique de la naissance à la mort et de nouveau à la vie[27] », écrit Vicki Noble dans son livre *La Femme Shakti*.

Un autre rendez-vous des femmes qui croient à la déesse est « la bénédiction mondiale de l'utérus » qui a lieu plusieurs fois par an. Plus de 150 000 femmes célèbrent cet événement créé par Miranda Gray en s'inscrivant sur le site wombblessing.com. L'idée est de prendre un temps pour se connecter à son utérus, « porte vers l'invisible ». Une fois inscrite, on reçoit une page qui détaille le processus. Il s'agit surtout de méditation et de prières à réciter qui vont permettre d'amener sa conscience à son utérus.

Cette célébration de l'utérus n'est pas sans rappeler le mouvement féministe « différentialiste » de la militante Antoinette Fouque, qui mettait un point d'honneur à parler des vertus de l'utérus. Pour elle, la gestation est « la pensée première, le cœur même de la connaissance, le paradigme de l'éthique, le penser à l'autre en tant que sujet. C'est la

capacité d'autre et la reconnaissance de l'autre : amour du prochain et démocratie[28]. »

Elle rappelle que l'utérus est le premier environnement de l'être humain, « c'est la première terre, c'est la première maison qu'il habite[29] ». Son discours s'approche de l'écoféminisme, un courant qui voit une corrélation entre l'oppression des femmes et la destruction de la nature. « Je ne crois pas que la Terre soit un utérus, mais je crois en revanche que l'utérus est à la fois une terre et un monde, terreau de la civilisation, de la culture. »

L'idée de tisser un lien entre les femmes et la nature, je l'ai retrouvée lors de la bénédiction de l'utérus à laquelle j'ai participé. On m'a envoyé une méditation où il fallait imaginer mon utérus sous forme d'arbre. « Voyez cet arbre telle une évidence et ressentez-le au fond de vous. Ressentez ou imaginez que les racines de cet arbre s'enfoncent loin dans les profondeurs obscures de la Terre, telles une ancre ou des amarres qui laissent remonter une énergie dorée dans vos entrailles. Ressentez à quel point vous êtes enracinée et en équilibre. À présent, laissez grandir l'image de votre Arbre-Utérus jusqu'à ce que ses branches se séparent au niveau de votre cœur[30]. »

Dans *Le Deuxième sexe*, Simone de Beauvoir disait : « On peut donc considérer que mystiquement la terre appartient aux femmes : elles ont une emprise à la fois religieuse et légale sur la glèbe et ses fruits. Le lien qui les unit est plus étroit encore qu'une appartenance ; le régime de droit maternel se caractérise par une véritable assimilation de la femme à la terre ; en toutes deux s'accomplit à travers ses avatars la permanence de la vie, la vie qui est essentiellement génération. [...] La terre est femme et la femme est habitée par les mêmes puissances obscures que la terre[31]. »

D'ailleurs, dans le *goddess feminism*, l'une des déesses célébrées est Inanna, déesse sumérienne de la fertilité et de la sexualité. On raconte que son vagin était un « bateau de paradis » et que ses poils pubiens étaient des feuilles de laitues ! Dans un conte, elle dit : « Laboure ma vulve, homme de mon cœur[32]. »

Des milliers d'années après, on retrouve des slogans qui font le lien entre le sexe féminin et la terre aux manifestations contre le réchauffement climatique. « Pubis et forêt, arrête de tout raser », « l'écologie c'est comme le clitoris, faut pas l'oublier », « fallait enflammer mon clito, pas le climat », « la terre étouffe, ne lui rase pas la touffe », « la planète, nos chattes, protégeons les zones humides », ai-je lu sur des pancartes.

Bodypositivisme, autogynécologie, féminin sacré, *goddess feminism*, féminisme différentialiste ou écoféminisme, tous ces mouvements permettent aux femmes de reprendre possession de leurs corps et de leurs sexes. Ces mouvements sont évidemment taxés d'essentialisme, c'est toujours ce qu'il se passe quand les femmes donnent de la valeur à leurs corps pour elles-mêmes. Nous sommes nos corps.

C'est quand même incroyable qu'on ait réussi à nous faire oublier la puissance de nos corps. **Si aujourd'hui, les femmes décident qu'elles ne veulent plus jamais être enceintes, l'humanité s'arrête.** Certaines femmes l'ont compris et font parfois des grèves du sexe pour obtenir ce qu'elles veulent.

En 2019, l'actrice Alyssa Milano a tenté de lancer un mouvement : « Tant que nous les femmes, nous n'aurons pas le droit de disposer de nos corps, nous ne pouvons pas prendre le risque de tomber enceintes. Comme moi, abstenez-vous de toute relation sexuelle jusqu'à ce que nous retrouvions notre autonomie. » Mais l'idée n'a pas eu l'air de séduire les femmes occidentales. Au Togo et au Kenya, des femmes ont utilisé la grève du sexe pour que les hommes mettent fin à des luttes de pouvoir, avec succès. L'idée n'est cependant pas neuve. Déjà en 1982, la féministe française néo-malthusienne Marie Huot proposait de faire « une grève des ventres ».

Les femmes peuvent décider quels sont les gènes masculins qui ont le droit de se perpétuer ou pas. Surtout depuis que nous avons accès à la contraception ! Nous pouvons choisir qui sont les hommes qui ne doivent pas se reproduire. Fin de lignée. Merci, au revoir.

C'est un pouvoir de fou furieux. C'est une menace incroyable. On pourrait semer la terreur.

Mais, non, à la place de ça, nous apprenons à détester nos sexes, à détester nos corps, à les cacher et à être mal à l'aise dans nos sexualités.

J'espère que désormais vous réalisez pourquoi vous refusez qu'il vous fasse un cunnilingus, pourquoi vous n'aimez pas vos lèvres, pourquoi vous cachez votre tampon, et pourquoi vous ne voulez faire l'amour que dans le noir. Tout est organisé pour nous faire ressentir cela.

BIBLIOGRAPHIE

1. Lorriaux Aude, « On apprend encore aux futurs gynécos à toucher les patientes endormies sans leur consentement », *Slate*, 2018. Disponible sur : http://www.slate.fr/story/170400/gynecologues-probleme-consentement-apprentissage-externes-medecine-touchers-vaginaux-rectaux

2. Winckler Martin, *Le Chœur des femmes*, P.O.L., 2009.

3. Ensler Eve, *Les Monologues du vagin*, Denoël, 2015.

4. Empowered Birth Project (@empoweredbirthproject), Instagram. Disponible sur : https://www.instagram.com/empoweredbirthproject/

5. Ehrenreich Barbara, English Deirdre, *Sorcières, sages-femmes et infirmières. Une histoire des femmes soignantes*, Cambourakis, 2015.

6. *Ibid.*

7. Beusman Callie, « Les sorcières du Moyen Âge voleuses de pénis », *Vice*, 2016. Disponible sur : https://www.vice.com/fr/article/ppn98z/les-sorcieres-du-moyen-age-voleuses-de-penis

8. Chollet Mona, *Sorcières : La puissance invaincue des femmes*, La Découverte, 2018. Disponible sur : http://banq.pretnumerique.ca/accueil/isbn/9782355221347

9. *Ibid.*

10. Les Clés de Vénus - Pour une sexualité sans douleur. Disponible sur : http://www.lesclesdevenus.org/

11. Redwine David, « Le Dr David Redwine redéfinit l'endométriose à l'âge moderne. Mon combat contre business, chronicisation et psychologisation », Pharmacritique, 2011. Disponible sur : https://pharmacritique.com/2011/07/29/face-au-business-et-a-la-psychologisation-de-lendometriose-lurgence-de-redefinir-lendometriose-a-lage-moderne-et-son-traitement-par-exerese-selon-le-dr-david-redwine-2/

12. Pasca Elena, « Endométriose, traitements, psychanalyse et hystérie : débat Dr Jean Belaisch - Elena Pasca », Pharmacritique, 2019. Disponible sur : https://pharmacritique.com/2019/12/23/endometriose-psychanalyse-et-hysterie-les-commentaires-du-dr-jean-belaisch-et-mes-reponses/.

13. *Ibid.*

14. Lemarchand Patricia, « Conférence : Sexe, genre et inégalités d'accès aux soins », Le Labo des savoirs, 2019. Disponible sur : https://labodessavoirs.fr/actualites/conference-sexe-genre-inegalites-dacces-aux-soins/

15. Westergaard David, Moseley Pope, Sørup Freja Karuna Hemmingsen, Baldi Pierre, Brunak Søren, « Population-wide analysis of differences in disease progression patterns in men and women », *Nature Communications*, 2019.

16. Espace des sciences, « [Patricia Lemarchand] Sexe, genre et inégalités d'accès aux soins médicaux », YouTube, 2019. Disponible sur : https://www.youtube.com/watch?v=eo6IOYK9QGg

17. Cluzeau Taïna, « Essais cliniques : un enjeu pour la santé des femmes », *National Geographic*, 2019. Disponible sur : https://www.nationalgeographic.fr/sciences/2019/12/essais-cliniques-un-enjeu-pour-la-sante-des-femmes

18. McGregor Alyson, *Sex matters: how male-centric medicine endangers women's health and what we can do about it*, Quercus, 2020.

19. Auto-défense gynéco, « S'armer jusqu'aux lèvres ! », Infokiosques, 2016. Disponible sur : https://infokiosques.net/spip.php?article1318

20. Starhawk, *The spiral dance: a rebirth of the ancient religion of the great goddess*, Harper & Row, 1979.

21. Pinkola Estés Clarissa, *Femmes qui courent avec les loups : histoires et mythes de l'archétype de la femme sauvage*, Ballantine Books, 1989.

22. Thomashauer Regena, *Pussy: a reclamation*, Hay House, 2018.

23. Gray Miranda, *Spiritual messages for women: feminine wisdom for the menstrual cycle*, Osule, 2012.

24. Gazalé Olivia, *Le Mythe de la virilité : un piège pour les deux sexes*, Robert Laffont, 2019.

25. *Ibid.*

26. Froidevaux-Metterie Camille, *Le Corps des femmes : la bataille de l'intime*, Philosophie magazine éditeur, 2018.

27. Noble Vicki, *La Femme Shakti : le nouveau chamanisme féminin*, Véga, 2012.

28. Fouque Antoinette, *Il y a deux sexes : essais de féminologie, 1989-1995*, Gallimard, 1995.

29. *Ibid.*

30. The Worldwide Womb Blessing® - International Meditation - energy awakening and healing for women. Disponible sur : https://wombblessing.com/fr/

31. Beauvoir Simone de, *Le Deuxième sexe, tome : I*, Gallimard, 1949.

32. Kramer Samuel-Noah, « Le Rite de Mariage Sacré Dumuzi-Inanna », *Revue de l'histoire des religions*, 1972.

SEXTION 5

MÂLE-BAISÉES, CAR LA RÉVOLUTION SEXUELLE N'EST PAS ABOUTIE

> Si une femme couche avec cent mecs dans l'année, elle ne peut produire qu'une seule grossesse. Si un homme couche avec cent femmes, il peut produire cent grossesses. Donc pourquoi est-ce qu'on parle de réguler le corps des femmes ?
>
> **@870south (Twitter)**

UNE CHARGE CONTRACEPTIVE SUR LE DOS DES FEMMES

L'homme est fertile 100 % du temps, lorsque nous ne le sommes qu'à 20 %. Un homme peut produire mille spermatozoïdes par seconde, lorsqu'une femme n'a souvent qu'un œuf fécondable par mois. Et pourtant, c'est encore aux femmes de prendre presque intégralement en charge la contraception.

On préfère mettre un gilet pare-balles aux femmes, plutôt que de trouver un moyen de boucher le fusil des hommes. Les femmes portent sur leur dos une véritable charge contraceptive et une charge procréative.

Connaissez-vous beaucoup d'hommes qui s'inquiètent de la contraception lors d'un rapport ? Pas moi. Un certain nombre essayent d'esquiver le préservatif. La plupart des hommes n'ont jamais mis les pieds chez un andrologue (le gynéco des hommes) pour demander quels sont les contraceptifs masculins sur le marché. Il va de soi que c'est à la femme de s'occuper de ne pas tomber enceinte. Comme si le mec n'y était pour rien !

Les femmes doivent donc aller chez le médecin, payer le médecin, trouver une contraception qui leur convient, aller à la pharmacie (parfois en catastrophe pour la pilule du lendemain !), se rappeler de prendre ou de renouveler le dispositif, ce qui demande une certaine rigueur, supporter les effets secondaires, parfois réessayer avec un contraceptif différent. Il faut traquer ses règles et vivre un stress si elles sont en retard. Il faut acheter un test de grossesse, parfois faire des examens complémentaires et faire face à la nouvelle. Il faut parfois prendre des décisions extrêmement difficiles, faire face à un avortement, ce qui veut dire plus de rendez-vous chez le médecin et une intervention parfois difficile à vivre.

C'est pourquoi Caroline Michel et Clémentine Gallot, les autrices du livre *La Charge sexuelle*[1], appellent à « une nouvelle civilité sexuelle », où l'homme serait beaucoup plus impliqué dans cette charge contraceptive. Celui-ci s'intéresserait aux contraceptions masculines, apporterait une aide financière et un soutien moral.

Pourquoi ne payerait-il pas la moitié de votre contraceptif ? Pourquoi n'enverrait-il pas un petit texto au moment où il faut prendre ou changer le dispositif ? Pourquoi ne vous accompagnerait-il pas chez le gynéco quand vous y allez pour changer de contraception ? Enfin, seulement si vous en avez envie, évidemment.

Les femmes s'occupent aussi souvent de prendre les devants lorsqu'il y a un problème de fertilité ou de libido dans le couple. Évidemment, les hommes ont aussi leur lot de choses à faire dans cette division sexuelle du travail. Il est attendu qu'ils fassent le premier pas, qu'ils draguent et qu'ils bandent. Mais niveau service après-vente, il n'y a plus personne.

Alors, on peut se demander si avec cette charge, la contraception a vraiment libéré les femmes ou pas. Est-on aliénée par ses cycles, ou est-on aliénée par le fait que la société nous demande finalement de fonctionner comme des hommes ? C'est ce qu'une nouvelle génération de femmes se pose comme questions, la **génération « post-pilule »**.

UNE PILULE CRÉÉE PAR DEUX FEMMES MÉNOPAUSÉES

Évidemment, il est indéniable que l'arrivée de la contraception et la légalisation de l'avortement dans les années 1960-1970 furent de véritables révolutions pour les femmes. Le risque de tomber enceinte a pu doucement s'évaporer et une sexualité moins inquiétée a pu émerger. Une sexualité moins inquiète, oui, mais une sexualité libérée pour les femmes… pas forcément ! **Une sexualité libérée de la reproduction, mais pas de la domination**. Très rapidement, le capitalisme aux mains des hommes s'en est mêlé, pour transformer la libération sexuelle féminine en libéralisation sexuelle.

La pilule est aujourd'hui le contraceptif le plus utilisé en France. C'est en 1967, avec la loi Neuwirth, que les Françaises y ont eu accès. « Il ne s'agit pas d'un vote féministe : seule une minorité se réjouit d'un accès à la contraception qui libérerait les femmes et créerait les conditions d'une sexualité plus heureuse ; c'est plutôt la volonté de limiter les avortements qui l'a emporté[2] », est-il expliqué dans le livre *Une histoire des sexualités*.

Avorter en France est alors encore considéré comme un véritable crime. Les femmes avortent clandestinement, se mutilent parfois pour y parvenir et il leur arrive d'en mourir. Vingt-cinq ans avant, en 1942, avait été votée une loi : la peine de mort pour les « faiseuses d'anges », les femmes qui aident d'autres femmes ! Ça ne vous rappelle rien ? Oh, Sorcière !

Pour sortir de ce calvaire et pour en arriver à cette légalisation de la pilule en France, il a fallu que deux féministes américaines décident de financer la recherche pour aboutir à la pilule contraceptive. Ce n'était donc peut-être pas un vote féministe en France, mais c'était un projet féministe aux États-Unis ! Un projet féministe mis en place par deux femmes ménopausées, deux Américaines qui n'en ont donc jamais eu l'utilité ! (Ça, c'est de la sororité !)

En 1950, du haut de ses soixante et onze ans, Margaret Sanger, ancienne sage-femme, fondatrice du planning familial, contacte Gregory Pincus, biologiste. Celle-ci a de l'argent, c'est d'ailleurs avec le fric de son second mari qu'elle a financé le planning familial. Investisseuse, elle commissionne Pincus.

Elle rêve d'une pilule qui permettrait de décider en tant que femme quand on veut avoir un enfant ou pas. Celle-ci a des avis eugénistes sur le contrôle des naissances. Elle pense qu'être parent devrait être un privilège, pas un droit ! Ce qui rappelle pas mal le discours du mouvement néo-malthusien, un mouvement anarchiste français de la fin du dix-neuvième siècle qui militait déjà pour la contraception afin de réduire les populations ! Bref, Pincus bidouille, mais il lui faut plus d'argent pour continuer la recherche.

En 1953, Margaret fait appel à sa copine Katharine McCormick, soixante-seize ans, philanthrope, biologiste et ancienne suffragette. Elle donne deux millions de dollars à Pincus pour qu'il crée la pilule magique ! Et il y arrive !

Mais c'est là que ça se corse. Pour tester la pilule, Pincus va aller la faire essayer à des étudiantes de Puerto Rico. Apparemment, on ne leur aurait pas dit à quels effets secondaires elles s'exposaient et on les aurait incitées à prendre la pilule, sous peine d'avoir de moins bons résultats scolaires. Une fois de plus, nous devons énormément aux femmes racisées dont les corps ont été utilisés contre leur gré pour que nous, femmes occidentales, ayons accès à des avancées.

En 1957, la pilule déboule sur le marché américain, c'est un médicament pour les douleurs des règles dont l'un des effets secondaires est de stopper l'ovulation. Cette mascarade ne dure pas longtemps. En 1960, la pilule devient officiellement un contraceptif aux États-Unis, mais il est d'abord réservé aux femmes mariées. En 1972, il devient accessible à toutes ! « La pilule est peut-être le seul produit dans l'histoire des États-Unis qui était si puissant qu'il n'avait pas besoin de nom[3] », explique l'auteur Jonathan Eig dans son livre dont le titre fait sourire... *Libre comme un homme. La grande histoire de la pilule*.

En France, c'est en 1974 que la pilule est remboursée par la Sécurité sociale. Ce n'est plus accessible qu'aux bourgeoises ! En 1975, la loi Veil passe, l'avortement est enfin légal ! Pour l'obtenir, il aura fallu que des associations de femmes se battent comme « Le mouvement pour la liberté de l'avortement et de la contraception » ou l'association « Choisir la cause des femmes » de Simone de Beauvoir et Gisèle Halimi. Celles-ci feront en sorte que l'opinion publique sur l'avortement change en écrivant le « Manifeste des 343 salopes » qui fera la couverture du *Nouvel Observateur* en 1971. Trois cent quarante-trois femmes disent haut et fort « je me suis fait avorter ». En 1972, elles médiatiseront aussi le procès de Bobigny. Cinq femmes y étaient jugées : une adolescente qui avait été violée et qui avait avorté. Et quatre femmes qui étaient jugées complices, dont sa mère et l'avorteuse. Ce procès fit beaucoup parler de lui et contribua au fait que, quelques années plus tard, l'avortement fut dépénalisé.

La pilule et l'avortement permirent de dissocier sexualité et procréation. On imagine l'immense soulagement !

DE LA LIBÉRATION SEXUELLE FÉMININE À LA LIBÉRALISATION SEXUELLE

Cependant, de nombreuses femmes parlent de la « révolution sexuelle » comme d'une arnaque. « De la confiture aux connes[4] », écrit Virginie Despentes. Et certaines se demandent si la sexualité qui a été libérée n'est pas plutôt celle des hommes...

Dans son livre *Cheap sex*, Mark Regnerus, sociologue, dit que la libération sexuelle a surtout permis aux hommes de s'accoupler sans s'engager. Lorsque avant ça, les hommes accédaient à la sexualité en donnant aux femmes des preuves d'engagement[5].

Avec la pilule et l'avortement, les femmes ne peuvent plus refuser les avances d'un homme en disant « je ne veux pas coucher avec toi, car j'ai peur de tomber enceinte ». L'excuse de la grossesse n'atteignait évidemment pas les hommes dans leur ego de la même manière que « je ne veux pas coucher avec toi parce que tu ne me plais pas ! ».

La sociologue Christine Delphy écrit dans une tribune du *Monde* : « **La "révolution sexuelle" empêche les femmes de dire non, mais ne leur donne pas les moyens de dire oui[6].** » Effectivement, les mots « salope » et « grosse nympho » font encore en 2021 partie du vocabulaire masculin pour désigner une femme qui multiplie les partenaires.

À l'inverse, post-1968, les femmes qui refusent de coucher sont qualifiées de prudes, de puritaines, de coincées. « Parce qu'à l'époque, on commençait à prendre la pilule [...] donc on n'avait plus peur de la grossesse. Mais ce n'est pas pour autant qu'on avait forcément envie de coucher avec tout le monde[7] », explique l'historienne Florence Montreynaud dans une interview.

Une certaine pression commence à s'installer, il faut à tout prix « être une femme libérée » et accumuler les partenaires. « Si la norme a changé, notre rapport à la norme lui est le même : nous restons dans un rapport de devoir. Nous sommes simplement passées du devoir de procréer à celui de jouir. Du "il ne faut pas avoir de relations sexuelles avant le mariage" à "il faut avoir des relations sexuelles le plus tôt possible"[8] », analyse Thérèse Hargot, philosophe et autrice de *Une jeunesse sexuellement libérée (ou presque)*.

À l'époque, on pensait que la sexualité des femmes et des hommes serait désormais identique ! « La femme, la vraie, épouserait les fantasmes et les pratiques sexuelles masculines, c'est-à-dire se conduirait en prédatrice sans scrupule, ou à l'inverse, se transformait en femme-objet de sa propre initiative. L'homme serait l'avenir de la femme[9] », écrit Dominique Simonnet dans son livre *La Défaite des femmes*.

La sociologue Eva Illouz, autrice du livre *La Fin de l'amour*, dit que la séparation du régime sexuel et du régime émotionnel a mieux convenu à l'identité sociale des hommes. « Étant donné que les femmes restent encore de façon dominante définies par ce qu'on appelle le soin, elles se sentent investies et responsables des relations avec les autres, et donc du coup elles sont plus définies par le régime émotionnel que par que le régime sexuel[10]. »

C'est aussi l'époque où le magazine *Playboy* devient populaire. L'image pornographique devient grand public. « Qu'allait-il sortir du cocon de l'épouse traditionnelle qu'on venait de briser ? La Bunny de *Playboy*, aguicheuse et lubrique, avec deux oreilles sur la tête et une queue sur le derrière[11] ? » écrit Dominique Simonnet.

Selon Richard Poulin, sociologue et auteur du livre *Une culture d'agression* sur les masculinités, cette révolution a surtout servi à ce que les hommes aient accès plus facilement au corps des femmes. Cette libéralisation sexuelle a provoqué une explosion de la marchandisation du sexe. « Cet accès plus grand aux femmes s'est accompagné d'une explosion de la pornographie et de la prostitution. Ce qui est paradoxal, parce qu'on aurait pu supposer qu'un accès plus grand aux femmes aurait fait diminuer l'industrie de la prostitution, c'est le contraire qui s'est produit[12] », dit-il.

Il parle d'une forme de revanche symbolique des hommes face à la nouvelle autonomie des femmes, une façon de regagner le terrain perdu suite aux avancées féministes. « La pornographie est devenue pour les hommes un moyen symbolique pour ravaler les femmes à un statut inférieur à eux. Le mouvement féministe a affirmé l'autonomie et l'égalité des femmes, mais la pornographie dit que cette égalité est impossible[13] », dit-il.

« C'est le paradoxe de la modernité ; tout en cherchant à liquider cette domination, elle a inventé une nouvelle marchandise : le corps des femmes, utilisé à différentes fins économiques. La sexualisation du corps des femmes, autorisée par 1968, a ainsi servi à un capitalisme contrôlé par des hommes. Qu'on prenne le cinéma, la pornographie, la télévision, le mannequinat, les cosmétiques ou la publicité, ce sont des industries clés de l'économie qui sont aux mains des hommes et qui transforment le corps féminin en marchandise visuelle[14] », dit Eva Illouz.

Cette marchandisation du corps de la femme et ce schéma de domination sont visibles dans de nombreux films populaires dans les années 1970 qui montrent « la sexualité libérée » des femmes. Le film *Emmanuelle* est le premier film français érotique qui passera au cinéma. On est en 1974. Le film parle d'une jeune femme qui suit son mari expatrié à Bangkok. Son mari va lui faire découvrir « les plaisirs du sexe », et va l'offrir à deux hommes qui vont la violer. Il va aussi l'offrir comme prix au gagnant d'un combat. Sylvia Kristel, l'actrice, dira des années plus tard avoir été violée à l'âge de neuf ans et avoir été bouleversée par la scène de tournage où elle devait jouer l'épouse violée. Le réalisateur s'est dédouané en disant que le film vient d'un livre écrit par une femme.

En 1975, le film *Histoire d'O.* parle d'une jeune femme emmenée dans un château où elle devient l'esclave sexuelle d'un homme de son plein gré. Il la soumet à des pratiques sadomasochistes. Le film est cependant lui aussi adapté d'un livre qui a été écrit par une femme, ce qui rend alors la chose acceptable. La « révolution sexuelle » n'interroge donc pas les rapports de domination entre homme et femme.

« La promesse "mon corps m'appartient" s'est transformée en "mon corps est disponible" : disponible pour la pulsion sexuelle masculine qui n'est en rien entravée. La contraception, l'avortement, la "maîtrise" de la procréation ne pèsent que sur la femme. La libération sexuelle n'a modifié que le corps de la femme, pas celui de l'homme. Soi-disant pour la libérer[15] », explique Thérèse Hargot.

À cette époque, le féminisme commence à se diviser en deux branches, on parle des « sex wars ». Certaines questionnent les envies féminines de sexe violent et commencent à parler de domination sexuelle masculine, de misogynie intégrée. « La libération sexuelle était la liberté des femmes de prendre du plaisir de leur propre subordination érotisée[16] », écrit Sheila Jeffreys, dans son livre *Anticlimax*. La féministe radicale américaine Andrea Dworkin écrit : « Dans le mouvement de libération sexuelle des années 1960, dans son idéologie et sa pratique, on ne contestait ni le recours à la force ni la subordination des femmes. On tenait pour acquis qu'en l'absence de répression, tout le monde voulait du coït sans arrêt[17]. »

D'autres féministes sont au contraire « pro-sex », elles pensent que la pornographie ne doit pas être interdite et que les femmes doivent devenir pornographes elles-mêmes.

À titre personnel, je crois qu'il ne faut pas cracher sur cette « révolution sexuelle » et contraceptive. Il y a eu des dérives, l'économie capitaliste masculine s'est férocement jetée sur l'opportunité. Mais ne passons pas pour une génération d'ingrates. Merci infiniment aux femmes qui se sont battues pour qu'on puisse ne plus angoisser à mort à chaque fois qu'on couche avec quelqu'un. Grâce à elles, nous ne sommes plus piégées par des maris qui ne cessaient d'engrosser les femmes pour les retenir.

Nous pouvons avoir des enfants véritablement désirés, quel changement pour l'humanité !

UNE RÉVOLUTION CONTRACEPTIVE NON ABOUTIE

Mais il faut aussi accepter que cette révolution n'ait pas été aboutie. La pilule provoque énormément d'effets secondaires que beaucoup de femmes ne supportent plus et on manque encore cruellement de

contraceptifs masculins sur le marché. On aimerait que les hommes prennent leurs responsabilités.

Depuis 2012, la contraception par la pilule est remise en question. Plusieurs femmes ont porté plainte suite à des prises de pilules de 3e et 4e générations qui leur auraient provoqué des accidents vasculaires cérébraux ou des embolies pulmonaires.

La parole se libère et de très nombreuses femmes disent souffrir de leur contraception. Les effets secondaires de la pilule, la prise de poids, les problèmes de digestion, la perte de libido font qu'un certain nombre de femmes arrêtent de la prendre. De nombreuses femmes vivent aussi des difficultés avec d'autres contraceptifs comme le stérilet. Certains stérilets se cassent à l'intérieur des femmes, ce qui provoque des saignements. En 2019, l'Agence du médicament en retire trois du marché.

En 2019, la journaliste Sabrina Debusquat prend le taureau par les cornes et lance le hashtag #payetacontraception, ainsi qu'un site jarretelapilule.fr et écrit le livre *Marre de souffrir pour ma contraception*. Elle ose parler haut et fort des souffrances contraceptives !

« Aujourd'hui, la contraception c'est "Oui, mais". Oui, mais à condition que les femmes ne viennent pas trop se plaindre des effets indésirables puisqu'il n'y a rien d'autre à leur proposer. Oui, mais sans trop compter sur monsieur [...] Oui, mais à condition de se résigner à ce que chaque année, certaines meurent ou subissent un grave problème de santé[18]... », dit-elle. Elle explique que de nombreux professionnels de santé nient les souffrances contraceptives de leurs patientes et pensent que « c'est le prix à payer ». « Nous n'arrivons pas à aller au-delà de la pilule et des contraceptions médicalisées, car nous sommes incapables de rêver mieux, nous nous cramponnons à nos acquis[19] », dit-elle. Pour elle, les femmes ne sont pas libres, car on leur demande de plier leurs corps aux exigences de la société pour s'y intégrer.

Marianne Durano, la philosophe qui a écrit le livre *Mon corps ne vous appartient pas*, dit : « Il faut adapter la société aux exigences propres des femmes, qui pour l'instant ont été niées sous prétexte que pour être libres, il fallait être des hommes comme les autres. Permettre aux femmes de faire preuve d'une réelle autonomie voudrait donc dire qu'il faudrait adapter le monde du travail à leurs réalités. Mais pour l'instant c'est l'inverse, la femme adapte son corps aux exigences du marché. Donc cette exigence d'adaptation entraîne une dépendance. Le système économique et le marché du travail impliquent une dépendance des femmes à l'égard de la médecine[20]. » Elle ajoute « Les exigences du marché du travail demandent aux femmes de faire appel au marché de la contraception et comme tout cela empêche les femmes d'avoir des enfants quand elles sont fertiles, cela crée un nouveau marché : celui de la reproduction artificielle[21]. »

Il y a quelque chose de très vrai là-dedans. Je veux moi-même faire congeler mes ovocytes, car j'ai trente-trois ans et je n'ai pas d'enfants. J'ai pris la pilule à partir de mes quatorze ans pour « régulariser mon cycle » et cette surmédicalisation, si jeune, me semble désormais totalement déplacée.

Sabrina Debusquat questionne : « En effet, peut-on réellement considérer comme abouti et féministe un monde où tout ce qui touche au corps des femmes – la grossesse, les menstruations, l'allaitement et le plaisir féminin – se dissimule ou "s'expédie" à toute vitesse dans des cadres normés afin que ces dernières puissent vite reprendre la route des courses effrénées que sont devenues leurs vies ? Un monde où les femmes s'acharnent sans cesse à scinder leur être en deux et à faire taire leur corps dans l'espoir de faire accepter au moins leur esprit[22]... »

Alors un certain nombre de femmes s'intéressent aux méthodes d'observation du cycle pour se reconnecter à leurs corps. Et j'en fais partie, car je me suis rendu compte à quel point je ne connaissais rien de mon cycle. J'étais par exemple totalement incapable de dire quand j'ovulais. Je ne dois pas être la seule, car un sondage IFOP[23] révèle que 44 % des Françaises connaissent mal ou pas du tout leur cycle menstruel.

Je trouve ça tout de même fou qu'on soit un si grand nombre à être incapables de lire nos propres corps. C'est normal qu'on ait l'impression qu'on ne peut pas faire confiance à notre corps, si on ne connaît pas son fonctionnement ! **Finalement, la contraception sans la méthode d'observation, c'est un peu comme une excision psychique de son utérus**. J'ai donc commencé à m'intéresser aux méthodes contraceptives dites « naturelles », comme la méthode Ogino et la méthode Billings, ainsi qu'à des applications comme Natural cycles, mais ces méthodes sont vraiment trop peu fiables.

Celle que j'ai trouvée la plus aboutie est la méthode symptothermique. Elle consiste à relever des indicateurs biologiques comme l'état de sa glaire cervicale, sentir la consistance de son col de l'utérus, et mesurer sa température. Toutes ces informations servent à savoir où l'on se trouve dans son cycle, savoir ce que son corps raconte.

Il vaut mieux suivre une formation avant d'atteindre une certaine autonomie, et honnêtement, ça demande une grosse implication. J'ai donc découvert mon ovogenèse, avec les différents cycles en jeu : le cycle hypothalamus-hypophyse (cerveau), le cycle ovarien, le cycle utérin. Bah oui, les cycles, ça se passe à différents étages du corps et ils communiquent tous entre eux ! Mais j'ai aussi découvert les cycles au sein des cycles (ça ne pouvait pas être simple !) ! Notamment les différentes phases du cycle ovarien ! La phase folliculaire, l'ovulation et la phase lutéale. On devrait toutes connaître tout ça, qu'on prenne un contraceptif sur ordonnance ou pas ! Ça permet justement de faire des choix éclairés.

L'origine de la symptothermie est souvent critiquée, car celle-ci fut la réponse de l'Église catholique à la pilule contraceptive. On s'imagine que c'est un truc de catho réac qui va à la Manif pour tous. Mais cette méthode, qui a fait l'objet d'études scientifiques, s'est démocratisée et elle est désormais utilisée dans des cercles laïques.

En 2018, la Fédération nationale des collèges de gynécologie s'est élevée contre « les techniques naturelles », les mettant toutes dans le même sac, dont ils considèrent la fiabilité insuffisante en disant à demi-mot que la mode de « retour au naturel » était un truc de bobos inconscientes. Alors oui évidemment, ce n'est pas 100 % sûr comme technique, il y a des couacs, et ça demande une bonne communication et une implication de son partenaire (et tant mieux !).

À la suite du communiqué de la Fédération nationale des collèges de gynécologie, une centaine de médecins « *pro choice* » ont signé une tribune défendant les méthodes naturelles de régulation des naissances. « Ne devrions-nous pas être en mesure de conseiller les femmes, pour les orienter, si elles souhaitent une option à la fois scientifique, non invasive et fiable, vers les méthodes d'observation du cycle ? De leur faire confiance dans leur choix de se former ? De les respecter dans leurs choix[24] ? », écrivent-ils.

LA PILULE MASCULINE, UNE PILULE BIEN PEU PRESSÉE

Et du côté de la contraception masculine, on en est où ? Ça traîne, ça traîne... Plus de cinquante ans après l'arrivée de la pilule contraceptive, toujours rien, toujours pas de moyen de partager la responsabilité contraceptive entre les sexes !

Pourtant, dès les années 1970, des études ont été lancées pour trouver un contraceptif masculin. Mais presque toutes les études se sont arrêtées, car les hommes témoignaient d'effets secondaires. La médecine aurait-elle plus d'empathie pour les hommes ? C'est ce que raconte un documentaire Arte, *Liberté sans la pilule*. En 2006, aurait été lancée la plus grande étude jamais entreprise sur la contraception masculine, dans plusieurs pays du monde. Des volontaires se sont vu injecter un contraceptif, et dans un deuxième temps devaient étaler un gel. Le but était de réduire le nombre de spermatozoïdes produits. Un homme libère environ quatre cents millions de spermatozoïdes et si ce chiffre chute en dessous d'un million, l'homme est considéré infertile. À la suite du protocole, 96 % des hommes n'ont plus produit de spermatozoïdes du tout, et 4 % une quantité de moins d'un million. Donc le pari était réussi !

Mais 10 % des hommes ont déclaré des effets secondaires. De la dépression, un manque de libido, de la prise de poids. Les mêmes effets que pour les femmes quoi ! Pourtant, l'OMS a décidé d'interrompre l'étude. Dans le docu Arte, l'endocrinologue Eberhard Nieschlag dit : « Ce n'était pas la bonne décision, on aurait pu ajuster les doses, par exemple relever la testostérone, ça n'a pas été envisagé, lorsque ça aurait sauvé cette étude ».

Un procédé indien fait aussi parler de lui. C'est le RISUG (*reversible inhibition of sperm under guidance*). On injecte un gel dans les canaux déférents, les tuyaux qui transportent les spermatozoïdes des testicules jusqu'à la prostate. Ça permet de créer une barrière qui empêche les spermatozoïdes de passer. Les hommes éjaculent toujours et le traitement est réversible en quelques mois.

Dans une étude qui date de septembre 2019, on apprend que « 83 % des hommes étaient considérés comme infertiles moins de deux mois après l'injection. Les 17 % restants le devenaient trois à six mois après.

L'efficacité établie serait pour l'heure de 100 % puisqu'aucune grossesse n'a eu lieu chez les compagnes des hommes testés[25] ». La première étude sur cette méthode remonterait à 1979. Pas pressés...

Il existe aussi des études en cours sur une pilule, la DMAU, et sur un gel, le Nestorone.

Une option contraceptive pour les hommes praticable immédiatement est la vasectomie. Elle est très peu pratiquée en France, tandis qu'en Nouvelle-Zélande, 19 % des hommes y ont eu recours, 16 % pour le Royaume-Uni. Il s'agit d'une opération chirurgicale qui consiste à sectionner les canaux déférents. Avec cette technique, les hommes continuent à éjaculer un liquide, mais il n'y a plus de spermatozoïdes dedans, ce qui ne change rien à la sensation ou à la libido. Le problème est que cette opération peut être réversible, mais ne l'est pas toujours. Cependant, on peut congeler le sperme de l'homme en amont, ou sinon on peut toujours lui prélever des spermatozoïdes dans les testicules après l'opération. Donc un homme peut avoir un enfant après une vasectomie !

Mais cette opération contraceptive est surtout recommandée pour les hommes qui sont sûrs de ne pas vouloir ou ne plus vouloir d'enfant. La plupart des mecs n'y songent même pas, pour eux c'est assimilé à une castration. On préfère évidemment dire aux femmes d'aller se faire une ligature des trompes si le couple ne veut plus d'enfants, lorsque les vasectomies sont plus rapides et moins risquées.

Je n'ai qu'un ami qui a eu recours à la vasectomie, car il sait qu'il ne veut pas d'enfant. Le déclencheur de la décision a été que son ex est tombée enceinte de lui et a failli garder l'enfant malgré son refus. Il a donc réalisé qu'il ne voulait pas qu'on puisse se servir de son sperme contre son gré et que pour ça, il fallait qu'il s'occupe de sa contraception.

Je trouve dingue qu'énormément d'hommes ne se soucient jamais de cela et ne militent pas pour plus d'accès à des contraceptifs masculins. L'autrice Antoinette Fouque disait : « L'économie du profit et de la capitalisation est une économie de gaspillage, masculine. On sème à tout vent du sperme, qui se perd à chaque éjaculation. On le gaspille comme on gaspille les ressources[26]. »

Une autre technique disponible sur le marché est le slip contraceptif, il doit être porté tous les jours. Ce slip plaque les testicules contre le corps, et fait passer leur température de 34 degrés à 37. Et la fabrication du sperme s'arrête à 35 ! La fertilité reviendrait six mois après l'arrêt du port du slip. Mais cette technique n'est pas officiellement approuvée, le docteur Mieusset, le co-inventeur du sous-vêtement, dit qu'il n'arrive pas à avoir de financements pour en faire des études. Il existe aussi une méthode hormonale, avec des injections, dont l'utilisation est limitée à dix-huit mois et ne fonctionne que trois mois après le début du traitement. Si vous voulez vous renseigner sur la contraception masculine, sachez que le planning familial offre deux rendez-vous réguliers. Les hommes n'ont plus d'excuses. Il y a aussi le site contraceptionmasculine.fr et les Instagrams @slowcontraception ou @garcon.link qui en parlent.

Si la contraception masculine prend tant de temps à émerger, c'est parce que l'industrie pharmaceutique pense que le marché est trop petit. Les hommes ne militent pas pour, et l'industrie pense que les hommes ne feront jamais ce sacrifice. « Moi, m'injecter un produit dans la bite ? Diable jamais ! Penser à m'étaler du gel tous les jours ? Porter un slip particulier ? Oh que non ! » Lorsque les femmes acceptent d'avoir des stérilets, des anneaux dans le corps sans broncher, et que de toute façon une majorité de femmes continueront sans doute de prendre un contraceptif féminin par sécurité.

« Toutes les innovations en matière de contraception féminine qui ont été réalisées dans les dernières décennies n'ont pas été portées par l'industrie pharmaceutique, mais par des organismes publics : anneau vaginal, stérilet hormonal, etc.[27] », explique Cécile Ventola, chercheuse à l'Institut national d'études démographiques dans un article du *Monde*. En Inde, c'est le gouvernement indien qui a en partie financé les études sur le RISUG. Y aurait-il donc une volonté gouvernementale de laisser toute la charge contraceptive sur les femmes ?

Mais, si l'on est honnête, désire-t-on véritablement en tant que femmes que les hommes aient accès à la contraception masculine ? Le jour où les hommes auront totalement accès à la contraception masculine et comprendront l'utilité de ne pas mitrailler leur semence partout, alors les femmes ne pourront plus du tout aussi facilement faire des bébés toutes seules. La charge de la contraception sera partagée, mais le sperme deviendra une ressource payante pour les femmes.

Je trouve ça finalement un peu dingue que les humains ne puissent se résoudre à baiser peu. Comme si ça ne pouvait être une option. Comme s'il fallait forcément qu'on maîtrise la contraception, mais qu'on ne maîtrise pas notre envie de sexe. Comme si maîtriser la biologie était finalement plus facile que de maîtriser nos envies.

Alors je pose ça là : la mâle-baise ne serait-elle pas un trop de baise ?

BIBLIOGRAPHIE

1. Gallot Clémentine, Michel Caroline, *La Charge sexuelle : pourquoi la sexualité est l'autre charge mentale des femmes*, First, 2020.
2. Steinberg Sylvie, *Une histoire des sexualités*, PUF, 2018.
3. Eig Jonathan, *Libre comme un homme : la grande histoire de la pilule*, Globe, 2017.
4. Despentes Virginie, *King Kong Théorie*, Grasset, 2013.
5. Regnerus Mark, *Cheap sex: the transformation of men, marriage, and monogamy*, Oxford University Press, 2017.
6. Delphy Christine, « Comment nous en venons à avorter (nos vies sexuelles) », *Libertaire*. Disponible sur : https://libertaire.pagesperso-orange.fr/archive/2000/234-dec/femme.htm
7. Franceinfo, « Mai-68 : une révolution machiste ? », Franceinfo, 2018. Disponible sur : https://www.francetvinfo.fr/economie/emploi/metiers/art-culture-edition/mai-68-une-revolution-machiste_2667654.html
8. Bastié Eugénie, « Thérèse Hargot : "La libération sexuelle a asservi les femmes" », *Le Figaro*, 2016. Disponible sur : https://www.lefigaro.fr/vox/societe/2016/02/05/31003-20160205ARTFIG00390-therese-hargot-la-liberation-sexuelle-a-asservit-les-femmes.php
9. Simonnet Dominique, *La Défaite des femmes : la liberté sexuelle, vraiment ?*, Plon, 2016.
10. France Culture, « Eva Illouz : "La liberté sexuelle a été récupérée par des forces économiques pour créer des marchés de masse" », France Culture, 2020. Disponible sur : https://www.franceculture.fr/emissions/linvite-des-matins/lamour-une-histoire-sans-fin-eva-illouz-est-linvitee-des-matins?actId=ebwp0YMB8s0XXev-swTWi6FWgZQt9biALyr5FYI13Or7IkWZzhaNpHMYwDcEIL8v&actCampaignType=CAMPAIGN_MAIL&actSource=566155#xtor=EPR-2-
11. Simonnet Dominique, *op. cit*.

12. Sporenda Francine, « "Libération sexuelle" : quand la domination masculine s'est réinventée », *Révolution Féministe*, 2018. Disponible sur : https://revolutionfeministe.wordpress.com/2018/02/19/liberation-sexuelle-quand-la-domination-masculine-sest-reinventee/

13. *Ibid.*

14. Lemonnier Marie, « Eva Illouz : "Nous sommes à l'aube d'un Nouveau Régime sexuel" », *Bibli Obs*, 2018. Disponible sur : https://bibliobs.nouvelobs.com/idees/20180402.OBS4523/eva-illouz-nous-sommes-a-l-aube-d-un-nouveau-regime-sexuel.html

15. Bastié Eugénie, *op. cit.*

16. Jeffreys Sheila, *Anticlimax: a feminist perspective on the sexual revolution*, New York University Press, 1990.

17. Dworkin Andrea, *Les Femmes de droite*, Remue-ménage, 2013.

18. Debusquat Sabrina, « Le manifeste », J'arrête la pilule, 2017. Disponible sur : https://jarretelapilule.fr/manifeste-feministe-contraception-pilule-debusquat/

19. *Ibid.*

20. Debusquat Sabrina, *La Biologie féminine : ultime bastion du droit des femmes ?*, Nexus, 2018.

21. *Ibid.*

22. Debusquat Sabrina, « Quand l'industrie pharmaceutique transforme en maladie tout processus naturel chez la femme », J'arrête la pilule. Disponible sur : https://jarretelapilule.fr/quand-lindustrie-pharmaceutique-transforme-en-maladie-tout-processus-naturel-chez-la-femme/

23. Henry Apolline, « Le cycle menstruel, un mystère pour 44 % des Françaises », *Top Santé*, 2019. Disponible sur : https://www.topsante.com/medecine/gyneco/regles-douloureuses/le-cycle-menstruel-un-mystere-pour-44-des-francaises-630204

24. Janva Michel, « Des médecins défendent les méthodes naturelles de régulation des naissances », Le Salon Beige, 2018. Disponible sur : https://www.lesalonbeige.fr/des-medecins-defendent-les-methodes-naturelles-de-regulation-des-naissances/

25. Debusquat Sabrina, « RISUG : bientôt une nouvelle contraception masculine ? », Alternative Santé, 2019. Disponible sur : https://www.alternativesante.fr/contraception/risug-bientot-une-nouvelle-contraception-masculine

26. Fouque Antoinette, *Il y a deux sexes : essais de féminologie, 1989-1995*, Gallimard, 1995.

27. Reynaud Florian, « Contraception masculine : quelles sont les méthodes disponibles en France ? », *Le Monde*, 2018. Disponible sur : https://www.lemonde.fr/societe/article/2018/01/14/contraception-masculine-quelles-sont-les-methodes-disponibles-en-france_5241485_3224.html

SEXTION 6

MÂLE-BAISÉES, CAR LE DÉSIR DES HOMMES PEUT SE PASSER DU DÉSIR DES FEMMES

> Dire que les femmes ont le droit de se vendre, c'est masquer que les hommes ont le droit de les acheter.
>
> **– Françoise Héritier**

L'industrie du sexe, la prostitution et le porno font partie de la vie de toutes les femmes. Que vous vous soyez déjà prostituée ou pas, que vous ayez déjà tourné dans un porno ou pas, que vous ayez déjà consommé du porno ou pas.

Énormément de femmes qui sont dans des relations hétérosexuelles savent parfaitement que si elles ne « subviennent » pas aux besoins de leur mec, il est quelque part culturellement accepté qu'il aille assouvir ses désirs en allant voir une travailleuse du sexe ou en utilisant de la pornographie compulsivement.

Par conséquent, la possibilité d'être abandonnée si l'on ne cède pas au désir de ces messieurs est constamment présente. Ces industries du sexe capitalistes foutent indirectement la pression à toutes les femmes pour qu'elles satisfassent leurs mecs dans tous leurs délires. Ces industries représentent constamment une menace invisible et non conscientisée par la plupart des femmes. Et cela contribue à pousser les femmes à faire du « sexe de maintenance », à devoir remplir « le devoir conjugal », lorsqu'il s'agit souvent en réalité de viol conjugal. Mais il est souvent impossible pour les femmes de le qualifier ainsi, car quand on cède à des relations sexuelles parce que l'ombre de cette industrie est en présence dans le couple et dans nos têtes et qu'on a normalisé le phénomène, on a du mal à comprendre ce qu'il se passe.

L'autrice Virginie Despentes défend le droit de se prostituer. Dans *King Kong Théorie*, elle oppose les femmes prostituées et les femmes mariées : « Difficile de ne pas penser que ce que les femmes respectables ne disent pas, quand elles se préoccupent du sort des putes, c'est qu'au fond elles en craignent la concurrence. Déloyale, car trop adéquate et directe[1]. » Elle a raison. Mais moi ce que je vois, c'est surtout des femmes qui se blessent entre elles à cause des prétendus « besoins » des hommes !

Le problème de fond est que les hommes ne voient pas de problème à l'idée de coucher avec une femme qui n'a aucun désir pour eux, que ce soit leur femme, leur amante ou une femme qui se prostitue. Le mouvement #MeToo découle d'ailleurs de ce comportement. Le désir des hommes ne diminue pas forcément si la femme qu'ils désirent ne les désire pas. Leur désir ne fonctionne pas en miroir, contrairement à la sexualité féminine.

« Il y a une très grande différence entre le désir des femmes et le désir des hommes et la découverte que j'ai faite, c'est que le désir des hommes se passe de l'absence du désir des femmes et ça, je trouve ça extrêmement mystérieux, car ça chez les femmes, c'est impossible à soutenir d'avoir ce doute sur le désir des hommes et c'est pourquoi je pense que les hommes peuvent être des clients dans une plus large mesure que les femmes[2] », expliquait Nelly Arcan, l'autrice de *Putain*, dans une interview sur France Culture en 2007.

Si les hommes savent qu'ils peuvent payer pour coucher avec des femmes qui n'ont pas de désir sexuel pour eux, quel message cela leur envoie-t-il ? Cela dit aux hommes que les femmes peuvent consentir sans désir. Cela envoie le message que le consentement s'achète, ou se négocie, et qu'il n'est pas forcément en lien avec le désir féminin. Cela dit aux hommes que c'est acceptable de désirer et d'avoir des relations sexuelles avec une femme qui ne vous désire pas. Ce message contribue à la culture du viol.

Peut-on consentir sans désirer? Le consentement doit-il inclure la notion de désir? C'est la grande question sur la prostitution qui divise violemment les féministes depuis les années 1980.

Celles qui pensent qu'on peut consentir sans désirer demandent à être appelées « travailleuses du sexe » au lieu de prostituées, terme qu'elles trouvent stigmatisant, car pour elles, c'est un métier comme un autre. Elles font partie du courant du féminisme pro-sexe, aussi appelé féminisme libéral. Elles revendiquent le droit de vendre des services sexuels. Elles sont fières d'être des putes, se réapproprient le mot, disent qu'elles sont dans « le putanat ». Elles pensent que les femmes devraient être libres de faire ce qu'elles veulent de leur corps, dans de bonnes conditions. Elles pensent que c'est leur liberté sexuelle, leur façon de s'émanciper. Elles demandent à ce que la prostitution soit légalisée, à ce que leur métier soit déstigmatisé, elles refusent les discours misérabilistes sur la prostitution. Le courant pro travail du sexe est extrêmement militant sur les réseaux sociaux. De nombreuses travailleuses du sexe partagent leur quotidien sur Instagram comme @tapotepute, @par.et.pour, qui publie des témoignages, ou @jacqthestripper.

Celles qui pensent que le consentement sexuel doit inclure la notion de désir estiment que la prostitution est « un viol tarifié ». Selon elles, pour qu'une relation sexuelle soit consentie, elle doit être consentie et désirée. « Loin d'être la légitimation qu'il prétend être, le paiement est le moteur même de la contrainte : la personne dans la prostitution dit d'abord "non" à la rencontre sexuelle par le fait de ne pas être accessible autrement que par l'argent. Ainsi, la prostitution dépend non pas d'un consentement préalable [...], mais d'un refus initial[3] », écrit Rhéa Jean dans son livre *L'Intime et le marché*.

Ces féministes parlent de « survivantes de la prostitution ». Elles font partie du courant féministe abolitionniste, aussi appelé féminisme radical. « La prétendue liberté de se prostituer n'est en réalité que la liberté des hommes de contrôler, de dominer le corps des femmes[4] », peut-on lire sur le blog Egalitaria. Pour elles, la prostitution est un obstacle à l'égalité hommes-femmes, une exploitation des personnes les plus vulnérables, un crime organisé mondial et un trafic d'êtres humains. Elles pensent que les féministes pro-sexe sont une minorité de femmes privilégiées qui ont le loisir de se prostituer et qui ne représentent pas la majorité des femmes prostituées qui seraient généralement des femmes pauvres et vulnérables victimes du « système prostituteur ». Elles reprochent aux féministes pro-sexe de les invisibiliser. En retour, les féministes pro-sexe qualifient les féministes abolitionnistes de « putophobes » et de SWERF (*sex worker exclusionary feminist*). La Fondation Scelles, le Mouvement du nid et le Collectif abolition porno-prostitution sont les leaders du mouvement abolitionniste en France. Quelques rares pages Instagram défendent la position abolitionniste comme @survivantesprostituion ou @capp_radfem.

Selon l'État français, 30 000 personnes se prostituent en France, dont 85 % de femmes, et 95 % sont des étrangères[5]. Ce ne sont clairement pas les femmes qu'on entend dans les médias partager leurs expériences. On est loin de l'expérience de l'écrivaine Emma Becker qui a décidé de devenir travailleuse du sexe de son plein gré dans un bordel en Allemagne et qui le raconte dans son livre *La Maison* : « La pute était pour moi vraiment un symbole de toute-puissance du désir et j'avais envie d'être l'une d'elles[6]. » On entend moins souvent la parole des Chinoises et des Nigériennes qu'on croise parfois sur les trottoirs. Ce qui semble logique, car quand on est sans-papiers, on n'a pas très envie d'avoir de la visibilité médiatique. Le rapport de la fondation Scelles estime que l'âge moyen d'entrée dans la prostitution dans le monde est de treize ans[7].

Je ne dis pas qu'on ne devrait pas avoir accès à la voix des femmes comme Emma Becker, qui ont choisi cette activité, il est important d'entendre que certaines refusent le statut de victime et sont fières de ce qu'elles font. Mais il est tout aussi important d'entendre la voix de celles qui le font sous la contrainte. Sur le site de l'État français, il est rappelé que la traite d'humains est la deuxième forme de criminalité la plus lucrative après le trafic de drogue. Selon Amnesty, il y a quatre millions de femmes et de fillettes vendues dans le monde par an, dont deux millions de filles entre cinq et quinze ans qui sont contraintes à la prostitution[8] ! Non, mais c'est fou ! J'ai envie de vomir. Vous vous rendez-vous compte de l'ampleur du phénomène ?

Par conséquent, les féministes abolitionnistes ont réussi à imposer depuis 2016 une politique abolitionniste en France, ce dont se plaignent les féministes pro-sexe et certaines travailleuses du sexe. Il existe dans le monde trois modèles politiques au sujet de la prostitution : l'abolitionnisme, le réglementarisme et le prohibitionnisme.

1. Dans la politique abolitionniste, c'est le client qui est pénalisé. En France, le client écope d'une amende de 1500 euros et doit suivre un stage de sensibilisation. La personne qui se prostitue n'est pas pénalisée, car les prostituées sont considérées comme les victimes d'un système. C'est le cas de la France, la Suède, la Norvège, l'Islande.
2. Dans la politique réglementariste, politique que les féministes pro-sexe voudraient voir appliquer en France, la prostitution est reconnue comme un métier. Il est encadré comme n'importe quelle autre activité pro. Personne n'est pénalisé. C'est le cas de l'Allemagne, où pullulent les bordels, ou de la Suisse. « Le travail sexuel consiste à créer un dispositif masturbatoire (à travers le toucher, le langage et la mise en scène) susceptible de déclencher les mécanismes musculaires, neurologiques et biochimiques régissant la production de plaisir du client. Le travailleur sexuel ne met pas son corps en vente, mais transforme, comme le font l'ostéopathe, l'acteur ou le publiciste, ses ressources somatiques et cognitives en force de production vive. Comme l'ostéopathe il/elle use de ses muscles, il/elle taille une pipe avec sa bouche avec la même précision que l'ostéopathe manipule le système musculo-squelettique de son client. Comme l'acteur, sa pratique relève de sa capacité à théâtraliser une scène de désir. Comme le publiciste, son travail consiste à créer des formes spécifiques de plaisir à travers la communication et la relation sociale[9] », écrit Paul B. Preciado dans *Un appartement sur Uranus*. Les féministes abolitionnistes n'apprécient guère ce discours. « Est-ce qu'on va vraiment croire qu'être pénétrée par un homme qu'on ne désire pas est pareil que de vendre un café à des gens qu'on n'aime pas ? », tweetait la militante Meghan Murphy.
3. La politique prohibitionniste pénalise tout le monde, la prostituée et le client. C'est le cas en Croatie et en Lituanie.

Des deux côtés, abolitionniste ou réglementariste, il y a des arguments intéressants. Selon le STRASS (syndicat du travail sexuel) et selon un rapport de Médecins du Monde qui se positionne contre la politique abolitionniste, la loi de 2016 aurait grandement précarisé les personnes qui se prostituent. Vu que les clients ont peur de se faire prendre, les prostituées seraient obligées d'aller travailler plus loin, dans des lieux plus cachés, ce qui les mettrait en plus grande insécurité.

« Parce qu'ils estiment qu'ils sont plus en sécurité dans leurs lieux à eux, par exemple des clients qui proposent d'aller dans leurs parkings qui sont à deux kilomètres de notre lieu de travail, d'autres proposent d'aller chez eux et ils habitent parfois à deux, trois, quatre kilomètres. On ne peut jamais savoir ce qui peut se passer. Et ils nous expliquent qu'ils font ça pour fuir la police et pour ne pas risquer d'être pénalisés[10] », explique Amel qui se prostitue, dans le rapport de Médecins du monde sur l'impact de la loi. Les « bons clients » ne viendraient plus et les clients demanderaient de plus en plus de services, pour moins cher. Les prostituées n'osent pas aller porter plainte quand elles se font violer, car leur métier n'est pas reconnu et la police leur rigole au nez.

Grâce à la politique abolitionniste, il existe un parcours de sortie de prostitution qui propose une aide financière de 350 euros, une autorisation provisoire de séjour de six mois minimum avec autorisation de travail, un projet d'insertion professionnelle, un suivi médical, etc. Mais la loi semble être assez mal appliquée et 350 euros ne suffisent évidemment pas pour opérer cette transition. Un grand nombre de femmes ne parlent pas un mot de français, elles ont des dettes énormes à rembourser (pour les faire venir en Europe en tant que migrantes, leurs proxénètes leur ont avancé de l'argent), d'autres se prostituent pour nourrir leur famille à l'autre bout du monde, dans des pays où la situation économique est très difficile.

Les féministes pro-sexe estiment que la violence subie par les prostituées est liée à leur situation de précarité, à l'impossibilité être protégées et demandent à ce qu'on arrête leurs agresseurs et non leurs clients.

Les féministes abolionnistes estiment que la violence est inhérente à la prostitution. Les abolitionnistes pensent qu'il est possible de travailler à créer un monde sans aucune prostitution. Pour elles, le corps des femmes ne devrait jamais être loué pour assouvir les désirs sexuels des hommes, et si l'esclavagisme a presque disparu, alors la prostitution disparaîtra aussi. Il faut changer les mentalités et faire comprendre aux gens que la sexualité ne doit pas être une marchandise et que les femmes ne doivent pas être objectifiées.

Les féministes pro-sexe pensent que la prostitution existera toujours et que par conséquent, il vaut mieux en améliorer les conditions. « C'est le plus vieux métier du monde », disent-elles, tandis que les féministes abolitionnistes diront que c'est surtout la plus vieille violence faite aux femmes du monde. Les féministes abolitionnistes estiment que la prostitution est au centre de la domination masculine et qu'en tant que féministe, c'est bien à la domination masculine qu'il faut s'attaquer ! Pour elles, l'argument du « c'est un mal nécessaire » est fataliste et ne remet pas en question le comportement masculin et ne croit pas en la capacité d'évolution des hommes.

J'ai tendance à être d'accord, mais je me demande aussi s'il n'est pas quelque peu naïf et utopique de penser à se débarrasser de la prostitution sans se débarrasser du capitalisme en général. « La prostitution n'est qu'une expression particulière de la prostitution générale du travailleur[11] », disait Karl Marx. Ne faudrait-il pas se débarrasser du travail tout court, qui est en soi toujours une forme de prostitution... ? Grand programme.

Être pro-travail du sexe est actuellement plus populaire chez les jeunes femmes que d'être abolitionniste. Je pense que les filles de ma génération ont toute déjà effleuré l'idée de se prostituer. À titre personnel, quand j'étais étudiante, c'est le moment où les sites de « sugar babies » ont commencé à éclore. On a vendu cette activité à ma génération comme un truc léger et fun à faire. Un vieux te donne de l'argent, te paye ton loyer ou des voyages pour que tu sois sa *girlfriend* et accessoirement que tu couches avec. Ça avait l'air simple et plaisant.

On te cache les risques de violences, à savoir que 51 % des personnes prostituées ont vécu des violences physiques dans le cadre de leur travail[12], on te cache les risques de maladies, les réseaux de proxénètes et on ne te parle jamais de la traite des femmes. On a toutes vu des films sur « la prostitution heureuse » comme *Pretty Woman* avec Julia Roberts et Richard Gere. Ou la série *Journal intime d'une call-girl*, l'histoire d'une call-girl de luxe qui mène une double vie pour le plaisir et l'argent. Ça faisait plutôt rêver !

Aujourd'hui, c'est possible de vendre ses services sexuels à travers Snapchat, sur des sites de petites annonces ou sur OnlyFans. Le faire est perçu comme un acte d'*empowerment*. Dans le documentaire *Mutantes* de Virginie Despentes sur la génération pro-travail du sexe, l'autrice Michelle Tea explique : « Ma copine se prostituait et elle faisait plein de fric et elle avait plein de temps pour faire de l'art et elle détestait les hommes. Je les détestais aussi à l'époque et je me suis dit "on ne veut rien d'eux, on ne les aime pas" [...], alors l'échange est on ne peut plus facile[13] ! »

Dans les témoignages du compte Instagram @par.et.pour, on lit le même type de témoignages. « Avant d'être pute et même après, dans ma sexualité gratuite, je ne suis jamais parvenue à faire comprendre aux hommes cis hétéros avec qui je couchais que je ne leur devais rien. Contrairement aux clients, mes amants gratuits considéraient normal que je me tienne à disposition, que j'accepte toutes leurs demandes. Ils exigeaient que je fournisse, en plus du service sexuel que je leur offrais gracieusement, un soutien émotionnel et affectif, le tout non rémunéré[14]. »

De nombreuses jeunes filles sont insatisfaites de leurs rapports sexuels avec les hommes. Elles se sentent de toute façon utilisées par les hommes et se disent que dans ce cas, autant les faire payer. **On parle souvent de la « misère sexuelle » masculine qui pousserait les hommes à aller voir des prostituées... sauf qu'on peut aussi voir les choses dans l'autre sens ! La misère sexuelle féminine pousse les femmes à se prostituer, car de toute façon ces femmes estiment qu'il n'y a pas de réel échange sexuel et que la seule compensation possible est donc l'argent.**

Enfin, pas forcément que de l'argent. De nombreuses femmes échangent des services sexuels contre des « avantages ». Dans le langage courant, on parle de « michetonneuses ». Une michetonneuse est une fille qui est intéressée par les hommes qui ont des moyens. Il n'y a pas de prix sur l'échange, ça reste flou, mais il est entendu que contre l'accès à son corps, celle-ci recevra des avantages, des cadeaux, des voyages, des fringues, etc.

C'est ce que l'anthropologue Paola Tabet appelle les échanges économico-sexuels. Elle parle de « sexualité transactionnelle », terme qu'elle trouve plus juste que celui de prostitution, qui présuppose qu'il existe une division claire entre sexualité gratuite et payante, ce qui n'est pas toujours le cas. La frontière serait moins fixe.

Certaines femmes acceptent d'avoir des relations sexuelles pour obtenir un visa, pour être hébergées, pour se sortir de dettes ou pour acquérir un statut social. Il existe une grande diversité d'échanges économico-sexuels entre hommes et femmes qu'on ne qualifie pas de prostitution. « Dans un contexte général de domination des hommes sur les femmes, les rapports entre les sexes ne constituent pas un échange réciproque de sexualité. Un autre type d'échange se met en place : non pas de la sexualité contre de la sexualité, mais une compensation contre une prestation, un paiement contre une sexualité largement transformée en service[15] », écrit-elle.

Pour Tabet, il existe un continuum dans les formes de relations sexuelles entre hommes et femmes impliquant un échange économico-sexuel qui va de la prostitution au mariage. Dans le podcast *La Politique des putes*, la travailleuse du sexe Charlie She illustre bien ce continuum : « J'ai travaillé en restauration assez tôt, je devais avoir seize ans. Quand j'ai commencé à travailler dans un resto, on avait des vêtements super sexy, c'était vraiment cette ambiance-là. Ce monde-là, moi je considère ça comme du travail du sexe parce que le but c'était de vendre à mes clients l'idée qu'à la fin de la soirée, "je vais peut-être finir avec vous". C'est pour ça que le *bartending*, le service, souvent, ça frôle le travail du sexe. Parce que si on vend un fantasme de sexe, c'est du travail du sexe. Il faut garder cette ligne-là, ce fantasme-là, cette tension sexuelle-là et ça, c'est un travail de travailleuse du sexe. [...] Après, j'ai naturellement été guidée vers le travail du sexe, je voulais être plus indépendante[16]. »

Pour certaines femmes qui se prostituent de leur plein gré, il s'agit de se « réapproprier leur corps » : 38 % des personnes prostituées auraient d'ailleurs déjà subi un viol[17]. « La prostitution a été une étape cruciale, dans mon cas, de reconstruction après le viol. Une entreprise de dédommagement, billet après billet, de ce qui m'avait été pris par la brutalité[18] », écrit Virginie Despentes.

Pour se prostituer, il faut pouvoir se dissocier. « Pour permettre à des personnes étrangères de laisser pénétrer son corps, il est nécessaire de supprimer des phénomènes naturels : la peur, la honte, le dégoût, le sentiment d'étrangeté, le mépris, l'autocondamnation. À la place, ces femmes mettent en place : l'indifférence, une neutralité, une conception fonctionnelle de la pénétration, une réinterprétation de cet acte pour en faire un "travail" ou un "service" », explique Michaela Huber, directrice de la société allemande Traumatisme et Dissociation[19].

La féministe abolitionniste Andrea Dworkin écrivait : « L'inceste est la filière de recrutement. C'est là qu'on envoie la fille pour lui apprendre comment faire. Donc, bien sûr, on n'a pas à l'envoyer nulle part, elle y est déjà et elle n'a nul autre endroit où aller. On l'entraîne. Et l'entraînement est spécifique et il est crucial : on l'entraîne à ne pas avoir de véritables frontières à son propre corps, à être bien consciente qu'elle n'est valorisée que pour le sexe, à apprendre au sujet des hommes ce que l'agresseur sexuel lui apprend[20]. »

Finalement, Andrea Dworkin qui était une fervente militante abolitionniste, et Virginie Despentes, qui a toujours été pro-travail du sexe, décrivent la même chose : « [...] le viol fabrique les meilleures putes. Une fois ouvertes par effraction, elles gardent parfois à fleur de peau une flétrissure que les hommes aiment, quelque chose de désespéré et de séduisant. Le viol est souvent initiatique, il taille dans le vif pour faire la femme offerte, qui ne se referme plus jamais tout à fait. Je suis sûre qu'il y a comme une odeur, quelque chose que les mâles repèrent, et qui les excite davantage[21] », écrit Despentes.

Il y aurait donc une méthode de déconnexion apprise lors des violences sexuelles subies qui faciliterait ce travail. Cette méthode devient alors une « compétence » nécessaire. Certaines études indiquent que les personnes qui se prostituent utilisent souvent des drogues et de l'alcool pour réussir à tenir. Pour se dissocier, les personnes qui se prostituent se réservent des parties du corps. « Personne ne se pose la question de savoir pourquoi les prostituées refusent le baiser [...] en général les prostituées n'embrassent pas, c'est-à-dire qu'elles traitent leur corps comme il est traité par le prostituteur, par le client, comme un objet. Elles font abstraction de leur sexe physique et elles se réservent leur bouche comme expression d'elles-mêmes[22] », dit la sociologue Christine Delphy.

« Tu te donnes tellement de mal à bâtir cette indifférence, c'est tellement devenu un réflexe, qu'il faut un certain temps pour que ton corps réapprenne à sentir. C'est ça, le vrai problème dans le fait d'être une pute[23] », écrit Emma Becker dans *La Maison*.

Du côté abolitionniste ou du côté pro-sexe, tout le monde parle de cette dissociation. Cependant, les abolionnistes vont avoir tendance à penser que nous n'avons pas un corps, nous sommes un corps, lorsque les féministes libérales vont plutôt avoir tendance à dissocier leur corps de leur âme en soutenant que c'est un fonctionnement normal.

Les abolitionnistes pensent que la répétition du traumatisme ne doit pas être encouragée, lorsque les féministes pro-travail du sexe disent qu'elles n'ont pas besoin d'être infantilisées et que si on ne s'inquiète pas du passé de quelqu'un qui choisit de faire un métier dangereux, comme militaire, journaliste de guerre ou cascadeur, on ne devrait pas les faire chier à ce sujet non plus.

PAYER POUR COUCHER AVEC UN HOMME

En tant que féministe, on parle souvent d'atteindre l'égalité entre les femmes et les hommes. Mais la prostitution n'est pas égalitaire du tout. Même si je souhaitais payer pour me taper un mec, je n'y aurais pas accès ou du moins bien plus difficilement qu'un homme. Si les hommes ont le droit d'acheter des services sexuels, les femmes aussi devraient y avoir accès ! Soit tout le monde y a accès, soit personne, non ?

« Je pense que le jour où les services sexuels seront aussi développés pour les femmes que pour les hommes, et que les hommes seront aussi sexualisés que les femmes dans l'espace public, on aura la vraie révolution sexuelle, m'écrit une femme. J'adorerais voir plus de mecs à poil et sexualisés. Il faut que les femmes qui veulent voir les hommes-objets le puissent aussi ! Pour moi, ça serait égalitaire dans ce cas-là, plutôt que de supprimer la femme-objet. »

Mais est-ce que cette égalité rendrait le monde meilleur ? Est-ce que rendre la sexualité des hommes aussi mercantile que la sexualité des femmes rendrait le monde plus beau ? Je ne crois pas. Ceci dit, de très nombreuses femmes aimeraient bien pouvoir payer un homme pour coucher avec lui. Je le sais, car j'ai demandé aux femmes qui suivent mon compte Instagram @tasjoui ce qu'elles en pensaient.

« J'ai envie de payer un homme qui me fera tout ce que j'aime. C'est-à-dire des cunnis, me lécher toute entière, ce genre de choses que beaucoup d'hommes rechignent à faire. J'ai connu très peu d'hommes vraiment soucieux de mon plaisir et il y a des moments où j'en avais marre de me battre pour avoir mon dû, qui est la jouissance aussi », m'écrit une femme.

Une autre me dit : « J'ai été violée. Je fais du vaginisme, et j'ai eu beaucoup de mal à accepter qu'on me pénètre de nouveau. Je n'ai plus confiance en les relations avec les hommes alors j'aimerais avoir recours à un service payé pour pouvoir lui raconter mon histoire en détail. Il ne me jugera pas, car je le paye. »

Si certaines femmes ont envie de payer des hommes prostitués, il y a plusieurs choses qui les arrêtent. « Je ne me voyais pas éplucher les petites annonces pour en trouver un, puis la crainte que ça ne soit pas la bonne personne, la crainte d'être violentée. Avec toutes ces interrogations, j'ai laissé tomber l'affaire ». Une autre femme me parle du prix : « C'est beaucoup plus cher que payer une femme. »

Le marché de la prostitution masculine hétérosexuelle est invisible, car la société estime qu'une femme n'a pas besoin de payer pour avoir du sexe. « Quand j'étais à Amsterdam, je me suis renseignée, mais même dans les maisons closes, il n'existe pas de service dédié aux femmes, les seuls hommes sont des transsexuels destinés aux hommes. Même dans la capitale de la prostitution, si on est une femme et qu'on veut payer pour du sexe, ce n'est pas possible sans passer par Internet ! » me dit une femme. Peu d'hommes hétérosexuels décident de faire ce métier, car ils n'estiment pas que c'est empouvoirant. Les hommes ont aussi généralement d'autres ressources financières.

Mais dans certains pays, comme la Jamaïque, le Sénégal ou le Gabon, une certaine forme de tourisme sexuel féminin existe. Il s'agit ici de sexualité transactionnelle, il n'y a pas de prix sur le rapport. Des femmes viennent passer des vacances, rencontrent un mec sur la plage et passent des vacances avec lui. Il fait le guide et l'amant. La situation de l'homme étant économiquement plus défavorisée, la femme occidentale l'entretient pendant le séjour, lui donne souvent de l'argent ou des cadeaux quand elle repart afin qu'il puisse payer ses études, son loyer, etc. Le film *Paradis : Amour* de Ulrich Seidl parle parfaitement de ce cas de figure. On y voit Teresa, une Autrichienne quinquagénaire qui rencontre un *beachboy* sur les plages du Kenya. Le livre *Romance on the road : travelling women who love foreign men* traite aussi du sujet. « Il a du temps et il est beau, et elle a de l'argent et un manque d'affection, et ces choses peuvent être échangées[24] », explique l'autrice Jeannette Belliveau.

Rares sont les femmes qui osent parler ouvertement du fait de payer quelqu'un pour des services sexuels. Lily Allen, dans son livre *Moi, exactement*, a admis avoir payé une femme à plusieurs reprises. Ce que j'ai fait aussi en payant une « yoni masseuse », finalement. La youtubeuse Solange te parle a publié une vidéo intitulée « J'ai testé les services d'un escort » : « Je sens qu'il me faut un bouleversement dans ma vie sexuelle, j'ai envie qu'un homme soit à mon service, parce que je crois que c'est très instructif et que c'est important que je me place dans la position de la femme qui exige qu'on s'intéresse à son plaisir et qu'on s'exécute, dit-elle. Trop longtemps, j'ai voulu être le bon coup et alors je ne me posais pas la question de qui peut être le bon coup pour moi[25]. »

Dans cette vidéo, on la voit donc faire appel à un *escort boy*, elle filme le processus, les jours qui précèdent le rendez-vous, elle raconte son appréhension, puis sa déception.

« Il y a eu des rires, des larmes, mais pas d'orgasme de ma part hélas. J'ai vraiment aimé sa disponibilité, son dévouement, son odeur, mais quand il me disait des trucs, je ne le croyais pas. Je ne pouvais pas m'empêcher de penser que vu qu'il ne m'avait pas choisie[26]... »

Le doute sur le désir de l'*escort boy* l'a empêchée de véritablement kiffer. « Ce qui me fait jouir, c'est la puissance du désir de l'autre pour moi[27] », dit-elle.

Et on en revient donc à la problématique de départ, cette capacité des hommes à avoir envie de coucher avec des femmes qui ne les désirent pas une seconde : le socle de la culture du viol.

LA PROSTITUTION, UN DROIT DE L'HOMME OU UNE LIBERTÉ DES FEMMES ?

Et pourtant, ce n'est pas les hommes qu'on humilie, ce sont les femmes. Les hommes sont gonflés, ils disent avoir « besoin » des prostituées et en même temps, ils méprisent les femmes qui leur offrent ce service.

Dans une interview pour la promotion du film *Filles de joie*, l'actrice Sara Forestier dit : « La société fait en sorte qu'il y ait des femmes qui fassent ce métier pour assouvir le besoin sexuel des hommes et en même temps, on leur fait porter toute la culpabilité et la responsabilité du fait que ça existe. L'insulte, ce n'est pas client de pute, c'est pute ! Mais pourquoi ça serait honteux d'être pute, pourquoi ça serait plus honteux que d'être client de pute[28] ? » La poétesse Farida D. écrit quelque chose de similaire : « Pourquoi est-ce qu'on appelle les travailleuses du sexe avec des noms comme prostituées, salopes, putes, mais nous n'avons pas de mots insultants pour ceux qui demandent leurs services[29] ? »

On a même trouvé des mots insultants pour qualifier l'enfant de la prostituée : le bâtard, le fils de pute, mais le client... alors lui, personne ne le nomme jamais. On devrait songer à lui trouver un petit nom...

Selon une étude du Mouvement du nid, 12 % des hommes auraient déjà payé quelqu'un qui se prostitue[30]. Ce n'est pas rien. C'est 12 % de mecs qui n'en ont rien à cirer de savoir si la femme les désire en retour lors d'un rapport sexuel. Selon L'Insee, au 1er janvier 2020, il y a 34 666 524 hommes en France, 12 % d'hommes, ça fait donc environ quatre millions d'hommes qui vont voir des prostitué·e·s.

Une des rares fois où les clients sont sortis du placard, c'est quand ils se sont rebellés contre le projet de loi abolitionniste. Frédéric Beigbeder, Nicolas Bedos, Éric Zemmour et leurs copains ont signé « Le manifeste des 343 salauds », « Tous ensemble nous proclamons : touche pas à ma pute », écrivaient-ils. « Aujourd'hui la prostitution, demain la pornographie : qu'interdira-t-on après-demain[31] ? » s'inquiétaient-ils.

On adore parler des consommateurs, les remettre en question sur les sujets liés à l'écologie, à la santé, à Internet, etc. Arrête le plastique, éteins la lumière, mange moins de viande, fais ci, fais ça ! Mais alors sur le sujet de la marchandisation du sexe, comme c'est étrange... les consommateurs n'existent plus dans le débat public ! Mais c'est eux qu'il faut exposer, ne plus les laisser se planquer. Les clients créent le marché. Ce sont leurs bites qui se dressent et ce sont leurs envies. Il n'y a qu'une seule étude sur les clients de la prostitution en France, celle du Mouvement du nid publiée en 2004, où l'on peut lire plein de témoignages de clients[32].

Le sujet, c'est le fait que quand un homme paye une femme qui se prostitue, il n'a aucun moyen de savoir si elle le fait par choix, ou par contrainte. Et la plupart du temps, il s'en fout royalement. Et quand il ne s'en fout pas, alors il se prend pour un sauveur. « J'ai eu des relations curieuses avec les prostituées. C'était plus de l'aide que je voulais que consommer. Et c'est toujours une situation ambiguë, car la consommation vient après l'aide. Est-ce que c'est une nécessité ou est-ce que c'est un besoin sexuel que tout homme a, c'est un peu confus. Mais mon but prioritaire quand je rencontre une prostituée dans la rue, c'est d'aider. »

Le sujet, c'est que certains hommes pensent qu'aller voir une prostituée « ce n'est pas tromper », que ça « préserve leur mariage ». « Les maîtresses, euh je veux pas entrer dans tout ça, parce que si c'est pour détruire une famille pour cinq minutes de plaisir, hein, pour résumer, ce n'est pas la peine d'aller voir ça, bon, payer, et puis vous êtes tranquille quoi, vous faites du mal à personne. » Le sujet, c'est qu'ils s'en balancent de la douleur de leurs femmes le jour où elles s'en rendront compte et que la société leur dira que si elles avaient répondu aux « besoins » de leur mec, il ne serait pas allé voir des prostituées.

Le sujet, c'est tous ces hommes qui ne veulent pas s'engager et qui veulent juste avoir accès aux sexes des femmes pour se vider. Le sujet, c'est les hommes qui pensent faire une bonne action, car sinon ils violeraient. « Comme je suis un homme, il faut bien que je me soulage parce que je préfère me soulager en payant que d'agresser les gens. »

Le sujet, c'est les hommes qui ont des perversions. Le sujet, c'est les hommes qui pensent qu'ils possèdent les femmes par l'argent. « Je crois que c'était le pouvoir de possession, c'est-à-dire posséder quelqu'un par la valeur de l'argent. » Le sujet, c'est les hommes qui se croient au supermarché : « Quand tu es devant un étalage avec des produits qui te font envie, tu as envie de les essayer un peu tous, et puis après, tu précises un peu. Donc, j'ai un peu essayé tout hein. Les brunes, les blondes, les grosses poitrines, les petites poitrines, les gros culs, les petits culs, les grosses bouches. Les noires, les jaunes, tout, comme ça, par curiosité. »

Le sujet, c'est tous ces hommes qui ne voient pas dans le sexe un échange, mais LEUR besoin qui doit être servi par des femmes. Alors évidemment, il y a aussi des timides, des puceaux et les personnes handicapées.

C'est curieux, le sort des personnes en situation de handicap intéresse énormément de monde, mais uniquement quand il s'agit de sexe ! Le collectif Zéro Macho, un collectif d'hommes engagé contre la prostitution dit très justement : « Et les hommes handicapés ? Ils devraient pouvoir bénéficier d'une assistance sexuelle. Merci pour eux ! Selon vous, ils ne peuvent pas plaire par leurs propres moyens, et ils devraient payer pour du plaisir sexuel ! Quant aux porteurs d'un handicap qui souffrent de leur solitude, qu'est-ce qui vous permet de dire qu'ils veulent se comporter en machos imposant leurs désirs ? Vous occupez-vous, par exemple, de l'accessibilité de ces personnes aux bâtiments publics ? Voilà qui pourrait augmenter leur liberté d'action et leurs possibilités de rencontres[33] ». À 99 % d'accord.

Avec un bémol : certaines personnes n'ont plus de mains. J'estime que la masturbation peut être un « besoin fondamental ». J'entends que ne pas pouvoir se débarrasser soi-même de sa tension sexuelle peut être infernal et qu'alors, une aide peut être légitime. Mais quand on a ses mains, ce n'est jamais une nécessité absolue d'avoir accès à quelqu'un d'autre pour se soulager. Car sinon où est-ce que ça s'arrête ? Nous sommes par exemple tous inégaux esthétiquement parlant. Certains plaisent plus que d'autres, certains auront donc toujours un accès sexuel beaucoup plus simple que d'autres. Devrait-on « égaliser » tout ça grâce à la prostitution... ? Bof.

Certains hommes vont peut-être voir des femmes prostituées de façon « thérapeutique », ce qui leur permet de regagner confiance en eux, avec la même démarche que certaines femmes qui m'ont expliqué qu'elles souffrent du vaginisme et qu'elles aimeraient payer un homme pour refaire l'amour. Je suis allée une femme qui fait des « yoni massages » pour mieux connaître mon corps, donc je sais aussi qu'on peut faire cette démarche avec une volonté d'exploration de soi, et avec un vrai respect vis-à-vis de l'accompagnante, mais je doute que la plupart des hommes aient cette démarche-là. Mais bon, je laisse le bénéfice du doute à certains. Je ne me suis jamais prostituée, je ne connais donc pas intimement les clients.

Toujours est-il qu'au lieu de critiquer les choix des femmes, il serait peut-être temps de se demander ce qu'on pense des choix des hommes qui vont voir des prostituées… Comme le demande le collectif Zéro Macho : « **La prostitution est-elle un droit de l'homme ou une liberté des femmes[34] ?** »

Je vous laisse décider par vous-même.

BIBLIOGRAPHIE

1. Despentes Virginie, *King Kong Théorie*, Grasset, 2013.
2. France Culture, « Prostitution : les termes de la question », *Le corps des femmes*, 2016. Disponible sur : https://www.franceculture.fr/emissions/les-nouvelles-vagues/le-corps-des-femmes-45-prostitution-les-termes-de-la-question
3. Jean Rhéa, *L'Intime et le marché : Réflexion éthique sur l'autonomie et la prostitution*, Presses de l'Université Laval, 2015. Disponible sur : http://www.deslibris.ca/ID/449517
4. Egalitaria, « Féminisme pro-sexe : un bel emballage pour un cadeau empoisonné », *Egalitaria*, 2018. Disponible sur : https://egalitaria.fr/2018/05/26/feminisme-pro-sexe-un-bel-emballage-pour-un-cadeau-empoisonne/
5. Ministère chargé de l'égalité entre les femmes et les hommes, de la diversité et de l'égalité des chances, « Lutte contre le système prostitutionnel et accompagnement des personnes prostituées ». Disponible sur : https://www.egalite-femmes-hommes.gouv.fr/dossiers/lutte-contre-les-violences/lutte-contre-le-systeme-prostitutionnel-et-accompagnement-des-personnes-prostituees/
6. Konbini, « "J'ai passé plus de 2 ans dans une maison close à Berlin", Le Speech d'Emma Becker », YouTube, 2019. Disponible sur : https://www.youtube.com/watch?v=TB-VQkpbaD8
7. Fondation Scelles, 4e *Rapport mondial : Prostitutions Exploitations, Persécutions, Répression*, Economica, 2016. Disponible sur : https://www.fondationscelles.org/pdf/RM4/Prostitutions_Exploitations_Persecutions_Repressions_Fondation%20Scelles_FR.pdf
8. Amnesty International Suisse, « Faits et chiffres sur les violences contre les femmes dans le monde », Amnesty International Suisse. Disponible sur :

https://www.amnesty.ch/fr/themes/droits-des-femmes/faits-chiffres-et/faits-et-chiffres.

9. Preciado Paul B., *Un appartement sur Uranus : chroniques de la traversée*, Grasset, 2019.

10. Médecins du monde, « Que pensent les travailleur.se.s du sexe de la loi prostitution ? Enquête sur l'impact de la loi du 13 avril 2016 contre le "système prostitutionnel" ». Disponible sur : https://www.medecinsdumonde.org/sites/default/files/Rapport-prostitution-BD.PDF

11. Marx Karl, *Manuscrits de 1844*, Flammarion, 1996.

12. Ministère chargé de l'égalité entre les femmes et les hommes, de la diversité et de l'égalité des chances, *op. cit*.

13. Despentes Virginie, *Mutantes : féminisme porno punk*, 2010. Disponible sur : https://www.filmsdocumentaires.com/films/2376-mutantes

14. S*xwork & s*xworkers (@par.et.pour), Instagram. Disponible sur : https://www.instagram.com/par.et.pour/

15. Tabet Paola, *La Grande Arnaque : sexualité des femmes et échange économico-sexuel*, L'Harmattan, 2005.

16. Bastide Lauren, *Intime & Politique*, Nouvelles Écoutes, 2020. Disponible sur : https://nouvellesecoutes.fr/podcast/intime-politique/

17. Ministère chargé de l'égalité entre les femmes et les hommes, de la diversité et de l'égalité des chances, *op. cit*.

18. Despentes Virginie, *op. cit*.

19. Entre les lignes entre les mots, « Dre Ingeborg Kraus : "La prostitution est incompatible avec l'égalité hommes-femmes" », Entre les lignes entre les mots, 2016. Disponible sur : https://entrelesligneséntrelesmots.blog/2016/01/04/dre-ingeborg-kraus-la-prostitution-est-incompatible-avec-legalite-hommes-femmes/

20. Dworkin Andrea, « Prostitution and Male Supremacy », *Michigan Journal of Gender & Law*, 1993.

21. Despentes Virginie, *op. cit*.

22. The Rain, « Christine Delphy sur la prostitution », YouTube, 2019. Disponible sur : https://www.youtube.com/watch?v=b7OjnyXOJM8

23. Becker Emma, *La Maison*, Flammarion, 2019.

24. Belliveau Jeannette, *Romance on the road: travelling women who love foreign men*, Beau Monde Press, 2006.

25. SolangeTeParle, « J'ai testé les services d'un escort », YouTube, 2018. Disponible sur : https://www.youtube.com/watch?v=F98kdfg3lbE.

26. *Ibid.*

27. *Ibid.*

28. Simone Media, « Sara Forestier nous parle de la place des prostituées dans la société », YouTube, 2020. Disponible sur : https://www.youtube.com/watch?v=tYAEQjww4cw

29. Farida D. (@farida.d.author), Instagram. Disponible sur : https://www.instagram.com/farida.d.author/

30. Bouamama Saïd, *L'Homme en question. Le processus du devenir-client de la prostitution*, Le mouvement du nid, 2004. Disponible sur : https://mouvementdunid.org/wp-content/uploads/2020/01/HommeEnQuestion.pdf

31. La rédaction Causeur, « Touche pas à ma pute ! », *Causeur*, 2013. Disponible sur : https://www.causeur.fr/touche-pas-a-ma-pute-24765

32. Bouamama Saïd, *op. cit*.

33. Zéromacho. Disponible sur : https://zeromacho.wordpress.com/

34. *Ibid.*

MÂLE-BAISÉES, CAR LE PORNO EST UNE INDUSTRIE MISOGYNE QUI INFLUENCE NOS SCRIPTS SEXUELS

Je vous propose une expérience. Allez sur un site pornographique en pleine conscience. Sans aucune excitation sexuelle. Et promenez-vous.

Je visite Pornhub le 9 mai 2020. En première page, je trouve comme titres de vidéos : « Ma demi-sœur ne m'a laissé aucun choix que la baiser », « Beau-fils baise sa jeune belle-mère », « L'éducation de Claire à la soumission totale », « Pucelle accepte la sodomie et jouis du cul chaque matin », « J'éjacule dans la copine de ma meilleure amie », « Retire la capote », « Elle aime être utilisée sans merci », « Extreme anal fisting », « Un père éclate la cerise de sa fille », « Une écolière se prend une leçon ». C'est ce qu'on trouve sur la page d'accueil et il s'agit d'une offre *soft*, considérée bien-pensante, comparée à ce qu'on peut trouver quand on s'aventure dans les catégories disponibles.

Si vous tapez dans Google *anal prolapse porn* (descentes d'organes), Google, grand complice du référencement dégueulasse, vous proposera un contenu vers un site porno. Si vous tapez *Almost died porn* (presque morte) sur Google, on vous redirigera vers un site porno. Tout va bien dans le meilleur des mondes. Dans un monde qui respecte les femmes, ce type de recherche devrait vous mener à un ERROR404.

Mais, en l'espace de trois minutes de recherche sur Internet, il est tout à fait possible de voir une femme se prendre le pénis d'un cheval ou une femme manger le caca d'un mec et tout ça est considéré comme « du sexe ». Je vous assure que ce n'est pas dur de tomber dessus. Il est aussi possible, sans aucun effort, de trouver des vidéos de *pussy kicking* : une femme se prend des coups dans le vagin. Mais aussi de voir des femmes dont les vagins se font brûler avec des cigarettes, de voir des femmes à qui l'on étale des orties sur le corps, de voir des femmes à qui l'on rentre des épingles dans la vulve, de voir des femmes qui se font « bukkake » avec une vingtaine d'hommes qui les pénètrent puis éjaculent sur leurs visages, de voir des femmes qui subissent des triples pénétrations dans le même orifice. J'ai même vu une femme se prendre une brosse à chiotte dans le vagin.

Les délires sexuels des hommes, aussi dangereux et humiliants soient-ils, semblent être à l'heure actuelle plus importants que la sécurité des femmes. Tant qu'on paye l'actrice, alors ça va. Apparemment, on n'en a rien à cirer de savoir ce qui peut amener une femme à se dire que se prendre une bite de cheval en étant filmée contre du fric serait une bonne idée.

Le porno est une industrie gigantesque. Apparemment, les sites de cul reçoivent plus de visites par mois que Netflix, Amazon et Twitter réunis, selon l'association Culture Reframed.

Vu que je ne connaissais pas bien l'étendue de l'offre pornographique, je suis donc allée regarder s'il existait des répertoires de sites pornos. C'est là que je suis tombée sur porndude.com/fr, un répertoire qui range les sites pornos par catégories.

C'est là que j'ai découvert la catégorie « inceste », aussi appelée « faux-cest », car l'inceste est évidemment interdit, mais il existe cependant des sites comme incestflix, perversefamily, jouant sur le fantasme. Je clique sur la catégorie « extrême ». Allons voir ! Et là, je lis : « Si vous faites partie des rares personnes spéciales qui préfèrent regarder de la pornographie douteuse, notamment du temps sexy avec des aiguilles, du sexe dans un bain de sang, des scènes de baise hypnotiques et de l'automutilation d'organes génitaux, vous pouvez définitivement aller sur Bestgore[1]. »

Ah.

Puis le *porn dude* écrit tout un paragraphe intitulé « Une abondance de jeunes filles mortes ». Il écrit : « La plupart des gens vomiront à la simple vue d'un cadavre et, personnellement, je ne suis pas un fan des femmes qui n'ont pas de pouls, mais je sais qu'il y a une légion de démons amoureux de jeunes nanas mortes qui ne peuvent pas aller trop loin sans se branler sur un corps mort[2]. » Il continue : « Vous n'avez pas besoin de parcourir les profondeurs de la toile sombre pour trouver des femmes mortes pour vous masturber lorsque vous avez Bestgore à vos côtés. »

J'ai bien lu ces phrases sur un site non censuré qui est sur le web accessible à absolument tout le monde. Je n'ai même pas eu à aller sur le *dark web*. Que dire ?

Évidemment, il existe un porno plus *soft* sur Internet, mais toujours est-il que le pire du pire, la mutilation des femmes pour le plaisir des hommes, est accessible en un clic. Selon une étude qui date de 2010, publiée dans le *Violence Against Women Journal*, sur trois cent quatre scènes de sexe provenant des films pornos les plus vus, 88,2 % contenaient des agressions physiques envers des femmes, comme des fessées, des claques, des étranglements, etc. Dans 48,7 % des scènes, il y avait des agressions verbales envers les femmes[3].

Les questions que je me pose en allant sur ces sites pornos sont donc :

- **Qu'est-ce que cela dit des hommes ?**
- **Qu'est-ce que cela dit du rapport entre les sexes ?**

Ces vidéos pornos violentes sont si populaires, si banales, qu'on sait que ce ne sont pas que les « tordus » qui les consomment, mais monsieur Tout-le-monde. Ton frère, ton voisin, ton père, ton prof, ton boulanger.

L'auteur Robin D'Angelo, auteur d'une enquête sur l'industrie pornographique, décrit très bien le problème en parlant de sa propre consommation : « Je sais ce qui m'excite. Des gorges profondes qui se finissent avec des actrices le visage dégoulinant d'eye-liner. Des gangsbangs qui laissent derrière eux des anus béants. Je ne pense pas être misogyne. Je suis pour la répartition des tâches ménagères, pour l'égalité salariale entre hommes et femmes. Je peste dès qu'un mec siffle une fille en minijupe ou en moque une autre avec des poils sous les bras. Cela dit, je jouis devant des vidéos où des hommes surjouent leur domination sur des femmes. D'après les compteurs de vues, des millions de femmes et d'hommes font la même chose que moi[4]. »

La féministe radicale Catharine MacKinnon décrit finalement la même chose : « D'après la pornographie, voilà ce que les hommes veulent : des femmes liées, des femmes battues, des femmes torturées, des femmes humiliées, des femmes dégradées et souillées, des femmes tuées. Ou, pour les cœurs tendres, des femmes sexuellement accessibles, appropriables, toujours là pour eux, désireuses d'être prises et maniées, en étant peut-être juste un peu attachées. Toutes les agressions possibles envers les femmes – viol, coups, prostitution, pédophilie, harcèlement sexuel – sont dans la pornographie transformées en sexualité, sont présentées comme excitantes, fun, et comme libérant la vraie nature féminine[5]. »

Je trouve ça fou que finalement le mouvement #MeToo se soit arrêté à la porte de l'industrie pornographique. On est face à une grande contradiction : les hommes se prennent des procès, car ils ont usé de leur pouvoir pour abuser sexuellement de femmes, et dans le même temps, l'industrie pornographique n'a jamais été aussi puissante et celle-ci continue de socialiser les hommes à avoir ces mêmes attitudes qui commencent désormais à être punies.

« La pornographie, c'est la théorie, et le viol, la pratique[6] », disait l'autrice Robin Morgan.

Effectivement, on peut trouver ça un peu extrême, car les hommes qui regardent du porno ne sont heureusement pas tous des violeurs. Loin de là. Mais il serait aussi malhonnête de dire que le porno n'a pas d'impact sur le désir et les pratiques sexuelles de ceux et celles qui en regardent.

Le porno est difficilement critiquable aujourd'hui, car il est entré dans le camp du progrès, la pornographie se fait passer pour « émancipatrice ». L'industrie pornographique a réussi à être associée à la libération sexuelle plutôt qu'à l'exploitation sexuelle. Par conséquent, il est malvenu de juger les fantasmes des autres.

Le porno semble être perçu comme inoffensif pour les adultes, car les seules fois où l'on s'inquiète du porno, c'est parce que celui-ci est très facilement accessible aux enfants et aux adolescents. Les enfants verraient leur premier porno à onze ans. « Avant même qu'ils embrassent une fille, des millions de jeunes hommes ont déjà regardé des vidéos d'hommes qui éjaculent sur la tête de femmes en les traitant de salopes à sperme qui ont ce qu'elles méritent[7] », écrit l'auteur Jackson Katz. En juin 2019, le Sénat a voté un amendement contraignant les plateformes à s'assurer que seules les personnes majeures puissent avoir accès aux sites pornos grâce à un système qui reste encore à définir, via une vérification de l'identité. Sauf qu'aujourd'hui, les jeunes savent comment utiliser un VPN, je souhaite donc bonne chance au gouvernement !

Mais il est totalement hypocrite de penser qu'il ne faut protéger que les mineurs de cette industrie pornographique. Selon une étude de l'IFOP[8], 47 % des Français ont déjà essayé de reproduire des scènes de films pornos – on ne précise pas quel type de scènes. Alors oui, ça peut donner des idées, mais il faut voir lesquelles, tout n'est pas à rejeter dans le porno. Il n'y a évidemment pas que des trucs horribles. En soi, filmer des gens qui font l'amour ne devrait pas être un problème, mais nous y reviendrons plus tard.

Cependant, le porno qu'on voit actuellement sur les plateformes désensibilise forcément les hommes à la douleur des femmes. C'est évident, vu que les femmes ont toujours l'air absolument ravies de se faire soumettre et défoncer. Le porno envoie le message que les femmes aiment être sexuellement utilisées de leur plein gré, ce qui permet aux hommes de ne pas s'inquiéter et de ne pas avoir d'empathie pour la femme qui se prend vingt pénis d'affilée dans un *gang bang*, car elle « aime ça ». Pensez-y deux petites minutes. Vingt pénis dans un vagin en l'espace de très peu de temps. À votre avis, dans quel état se trouve le vagin ensuite ?

Le porno montre principalement des relations de pouvoir et de soumission. Le gardien de prison baise la détenue. Le prof baise l'élève. Le père baise sa fille. L'éjaculation de l'homme signe la fin du rapport. On s'intéresse bien peu au plaisir de madame. Alors ça, tout le monde s'en tape, mais par contre, qu'est-ce que ça braille, qu'est-ce que ça simule !

« L'inégalité, c'est ce qui est sexualisé par la pornographie ; c'est ce qui est sexuel dans le porno. Plus c'est inégalitaire, plus c'est sexuel[9] », écrit Catharine MacKinnon. Sans oublier que le porno recrée une hiérarchie raciale qui est source d'excitation sexuelle. « La pornographie est le seul genre médiatique où un racisme éclatant est routinier et acceptable[10] », écrit l'ancien journaliste militant Robert Jensen.

Je ne compte pas le nombre de femmes qui m'écrivent pour me dire que leurs mecs ne bandent plus quand ils couchent avec elles, mais qu'ils vont se branler dans les toilettes en regardant des contenus pornographiques. Il est impossible pour une femme de concurrencer ces milliers de vidéos et de pratiques.

Mais le problème touche aussi les femmes, certaines femmes n'arrivent plus à jouir sans regarder des contenus où les femmes sont violentées. Dans leur sexualité, elles ont à leur tour besoin d'être violentées pour accéder à l'orgasme. Un site fondé par une femme qui a été addict au porno pendant huit ans existe : sherecovery.com. Cependant, les hommes sont généralement plus touchés par l'addiction au porno que les femmes. De très nombreux sites et forums en témoignent, comme stopporn.fr, addict-porno.fr, nofap.com, yourbrainonporn.com, etc.

Les scènes pornos entraînent des niveaux très élevés de sécrétion de dopamine. Plus on regarde du porno *hard*, plus on va avoir envie d'en regarder, et ça finit par endommager le système de récompense de la dopamine. On devient de moins en moins sensible aux sources naturelles de plaisir. Et on a besoin de toujours plus extrême pour ressentir quelque chose. Il faut se rappeler que c'est la première fois dans l'histoire de l'humanité qu'on reçoit autant de stimulus sexuels d'un coup.

Un mec se confie sur le site Stop Porn[11] : « Durant les rapports, je me remémore les dernières vidéos excitantes que j'ai pu voir afin de générer plus d'excitation dans le moment présent. La seule chose à court terme qui a fait son effet, c'est de baiser plusieurs fois dans la même journée avec une partenaire. Après quoi, je suis capable de ne plus me toucher quelques jours et d'éviter le porno. L'addiction reprend toujours le dessus et après plus de vingt ans de galère, j'en suis toujours au même point… »

L'argument principal pour défendre l'industrie pornographie est de dire que ce ne sont que des fantasmes. La militante abolitionniste Andrea Dworkin écrit : « Les gens parlent du porno comme si c'était une forme de fantaisie […]. Ça fait partie de l'effort du pornographe de cacher ce qu'ils font vraiment dans la vraie vie et d'encourager l'utilisation du mot fantasme, au lieu de parler de comportement qui arrive véritablement dans le vrai monde. Un fantasme, c'est quelque chose qui arrive dans la tête, ça ne va pas plus loin que ta tête. Quand tu as quelqu'un qui agit, qu'importe le scénario, c'est un acte dans le vrai monde, c'est réel, c'est un vrai comportement avec de vraies conséquences sur de vraies gens et donc ça a été une partie très brillante des campagnes de propagande des pornographes pour protéger la pornographie de caractériser cette industrie comme une industrie de fantasmes[12]. »

L'ancienne actrice porno Shelley Lubben écrit dans son livre *Truth behind the fantasy of porn* : « Certaines femmes détestent tellement ce qu'elles font que je les entendais vomir entre les scènes [...], mais l'industrie multimilliardaire du porno veut que tu croies au fantasme de l'actrice de cul qui aime le sexe. Ils veulent te faire croire que nous aimons être dégradées par tout un tas d'actes répulsifs (...), mais la réalité, c'est que les femmes sont dans une douleur incommunicable d'être tapées, mordues, de se faire cracher dessus, poussées et appelées par des noms comme "petite pute sale" ou "salope"[13]. »

Pour tenir dans cette industrie, Shelley Lubben explique que beaucoup d'actrices, pour supporter les scènes, prennent de l'alcool, des drogues, du Xanax ou du Valium. Ce n'est pas la seule ex-actrice porno à témoigner de tout cela. C'est aussi le cas de l'ex *porn-star* Jessie Rogers. Dans une vidéo YouTube[14], elle explique que le porno l'a rendue malade, et qu'elle a souvent dû aller aux urgences, pour des infections à répétitions, streptocoque, herpès, etc. Elle parle aussi de l'impossibilité de se nourrir correctement en faisant ce métier, la sodomie étant devenue le standard. Pour faire de l'anal, il vaut mieux ne pas manger, et cela pendant des jours pour pouvoir enchaîner les tournages. « Les voies intestinales bousillées ne sont que le commencement des dommages corporels extrêmes causés par les pratiques anales atroces. Beaucoup de femmes développent d'autres maladies comme le prolapsus anal, une situation horrifique dans laquelle les parois du rectum sont saillies par l'anus et par conséquent, deviennent visibles en dehors du corps. Le dommage devient permanent pour le grand plaisir pervers des pornographes qui ont créé une façon de contourner cette condition médicale horrible en fétiche[15] », écrit Shelley Lubben.

Dans le porno, le consentement n'est pas toujours respecté. « Dans la pornographie, la contrainte sexuelle fait partie du contrat », explique

Robin D'Angelo dans son enquête sur le porno français, *Judy, Lola, Sofia et moi*. « Le porno est un monde obscur où seule la rentabilité compte. Parfois, les actrices ne savent même pas à quoi s'attendre en débarquant. Leur consentement importe peu pour les producteurs : elles sont payées pour cela, bien qu'elles n'aient presque jamais de contrat de travail. Le porno français est souvent un monde d'hommes où les femmes n'ont pas leur mot à dire[16] », dit-il.

Dans le journal *Le Point*, il raconte qu'il a dû faire le cadreur sur un plateau. « Le producteur me disait que l'actrice ne savait pas trop à quoi s'attendre et qu'il fallait à tout prix laisser la caméra tourner. Il m'a dit : "Ça passe ou ça casse." À un moment, l'actrice lui dit : "*Stop it*", car le sexe devient trop brutal. Finalement, on est presque dans une agression sexuelle : on impose une pratique sexuelle par la surprise. Mais ça n'est pas allé plus loin. L'actrice a juste demandé plus d'argent pour compenser la brutalité[17] », explique-t-il au *Point*.

Dans une vidéo sur le site Konbini, des actrices qui ont travaillé pour le site Jacquie et Michel témoignent. L'une dit qu'elle avait accepté une scène avec deux hommes. « Au final, ma première scène, il y en avait trois, et on m'a dit "Ne t'inquiète pas, deux ou trois, ça ne change rien". J'ai eu l'impression de céder complètement, je pense que j'ai eu peur de dire non et de me faire juger[18] », dit-elle. Piégé par Konbini, un gérant du site Jackie et Michel admet : « On travaille beaucoup avec des débutantes. Elles disent "Je ne veux pas faire d'anal, je ne veux pas faire de double" et puis le jour du tournage, on explique, on tente. Neuf fois sur dix, ça passe et la fille qui, en arrivant, était convaincue qu'elle ne ferait jamais de double anal de sa vie, repart avec double anal, super contente[19]. »

À la suite de l'action de plusieurs associations féministes, le parquet de Paris a ouvert une enquête pour viols et proxénétisme contre Jacquie et Michel en juillet 2020. Peu à peu, le monde du porno montre son vrai visage, grâce au travail de journalistes qui dénoncent les pratiques de cette industrie.

En décembre 2020, un article du *New York Times*[20] a mis en avant le fait que le site Pornhub était infesté de vidéos de véritables viols. **Le site monétise des vidéos de viols d'enfants, de *revenge porn*, de caméras cachées de femmes dans les toilettes, etc. Le journaliste décrit avoir**

vu des vidéos de femmes inconscientes être pénétrées, les agresseurs touchant leurs paupières pour montrer aux spectateurs qu'elles ne répondaient plus. Aucune femme n'est à l'abri d'atterrir un jour malencontreusement sur Pornhub.

Au moment où le journaliste a fait son enquête, il y avait plus de cent mille vidéos disponibles à travers les recherches *girls under 18* ou *14 yo*. Violeurs et proxénètes téléchargent leurs vidéos sur la plateforme et vu que Pornhub ne demandait pas la carte d'identité des participants, certaines vidéos passaient. Une fois que les vidéos étaient en ligne, même si la justice se chargeait de les faire retirer, il était souvent trop tard, car les utilisateurs avaient eu le temps de les télécharger et de les remettre ensuite en ligne. C'est ce qui est arrivé à de nombreuses femmes interviewées dans l'article. Leurs viols finissent toujours par être republiés sur la plateforme. Je vous laisse imaginer l'ampleur du double traumatisme.

À la suite de l'article, Pornhub a entrepris de supprimer toutes les vidéos d'utilisateurs non vérifiés, c'est-à-dire plus de 13,5 millions de vidéos hébergées, 80 % du contenu du site. Une pétition pour fermer Pornhub a été lancée et a récolté 2,1 millions de signatures. Deux femmes dont les viols ont été mis en ligne lorsqu'elles étaient encore mineures intentent une action en justice contre Mindgeek pour exploitation de matériel dépeignant des abus sexuels d'enfants à des fins lucratives. Mindgeek, c'est la multinationale derrière Pornhub, une entreprise qui détient plus de 70 % de l'industrie pornographique, actuellement dirigée par Feras Antoon et David Tassillo.

D'ailleurs, ne vous demandez-vous jamais comment le contenu porno peut être gratuit ? Comment sont payés les actrices et les acteurs ? Mindgeek a réussi un coup de maître. Entre 2008 et 2011, on a vu apparaître les « tubes » pornos. Le concept du tube, c'est que tout le monde pouvait poster des vidéos à caractère porno. À l'époque, les producteurs professionnels produisaient encore des vidéos payantes sur leurs sites ou vendaient des DVD. Des milliers de vidéos ont été volées et uploadées sur les tubes. Évidemment, le trafic des tubes pornos a explosé.

Les créateurs des tubes ont commencé à placer de la publicité sur leurs sites pour vendre des produits, comme des herbes pour s'élargir le pénis, etc. Puis les producteurs de porno dont on avait volé le contenu se sont réveillés, mais un peu tard. Le porno était alors une industrie fragmentée qui s'est mal organisée pour lutter. Ils ont demandé aux tubes de retirer les vidéos. Et c'est là que les gars de Mindgeek leur ont dit « mais non, laissez vos vidéos ici contre une publicité qui ramènera du trafic vers votre site ! ». Et peu à peu, les producteurs de porno se sont sentis obligés de mettre du contenu gratuit sur les tubes pour être visibles sur le marché. Mais la réalité, c'est que désormais, la plupart des gens ne payent pas pour du porno vu l'immensité de l'offre gratuite !

Les producteurs pornos se sont donc mis à gagner moins d'argent et à moins bien pouvoir payer les actrices et les acteurs. Ils ont commencé à leur demander des choses plus extrêmes, car sur les tubes, il y a une course au plus sensationnel. Quand les producteurs pornos ont commencé à faire faillite, Mindgeek les a rachetés pour avoir accès à leur catalogue. Et c'est ainsi que Mindgeek est devenu ce géant du porno à l'éthique douteuse.

SEX WARS, PORNO ET BDSM

Deux féministes radicales américaines citées plus haut, Catharine MacKinnon et Andrea Dworkin, avaient pourtant vu arriver bien avant l'explosion des tubes les problèmes liés au statut de la femme dans la pornographie. Elles avaient décidé de lutter contre ce qu'elles pensaient être un fléau pour les femmes. L'une avocate et l'autre théoricienne du féminisme radical, elles proposèrent ensemble en 1982, dans le Minnesota aux États-Unis, une ordonnance de droit civil anti-pornographie. Leur ordonnance caractérisait la pornographie comme la subordination sexuellement explicite des femmes à travers des images ou des mots et comme une forme de discrimination sexuelle. L'ordonnance fut adoptée puis rapidement contestée devant les tribunaux avant d'être annulée, car considérée comme inconstitutionnelle. L'ordonnance prévoyait entre autres que les femmes, actrices pornos ou pas, puissent facilement lancer des poursuites en invoquant la subordination des femmes contre les producteurs et distributeurs de porno agissant dans ce sens.

Si certaines féministes se sont opposées au porno, d'autres ont milité pour. **On retrouve la même rupture au sein du féminisme sur le sujet**

du porno que sur le sujet de la prostitution. Certaines féministes ont affirmé publiquement qu'elles aimaient le porno en tant que consommatrices et d'autres ont revendiqué aimer leur métier d'actrices pornos. Fatiguées de passer pour des victimes, pour des filles paumées ou des « salopes », les féministes *pro-porn* ont affirmé leur point de vue : on peut tout à fait devenir actrice porno de son plein gré et en être heureuse. Elles ont aussi mis un point d'honneur à briser l'idée que les femmes n'aiment le sexe que quand il est *soft*. « C'était quand même ça, le deal du féminisme pro-sexe : on peut aller loin, se fister, s'attacher, mais la base de tout, c'est la bienveillance et le respect de l'autre[21] », explique l'ex-actrice porno Ovidie, l'une des premières militantes *pro-porn* françaises.

Dans les années 1980, aux États-Unis, le débat fut extrêmement vif entre les féministes *anti-porn* et les féministes *pro-porn*, à tel point que les médias ont qualifié ces échanges de « *sex wars* ». Les féministes *anti-porn* se retrouvèrent à travers des collectifs comme *Women against pornography*, elles pensaient que le porno participait à l'oppression et à l'exploitation des femmes. Les féministes *pro-porn* pensaient au contraire que le porno était un outil de lutte pour l'émancipation des femmes et que « la réponse au mauvais porno, ce n'est pas la fin du porno, mais au contraire plus de porno ! ». C'est ce que disait l'actrice porno Annie Sprinkle.

C'est toujours le cas aujourd'hui, les féministes *pro-porn* veulent pouvoir exprimer leurs désirs sexuels, quels qu'ils soient, sans être jugées. Elles veulent pouvoir se masturber sur du porno BDSM si elles le souhaitent et réaliser des pornos avec leurs fantasmes. Elles ne voient pas le mal à être soumises sexuellement si elles y consentent. À l'inverse, les féministes *anti-porn* auront tendance à penser que les femmes qui ont des fantasmes de soumission ou des pratiques nécessitant de la violence à leur égard sont des femmes qui sont victimes des structures d'oppression, incapables de voir les mécanismes de domination auxquels elles se soumettent et que par conséquent, ces femmes ne sont pas du tout « libérées » comme elles pensent l'être.

Les féministes *pro-porn* refusent ces discours qui renforcent selon elles les coûts moraux imposés aux femmes sexuellement actives. Elles combattent ces discours qu'elles considèrent conservateurs, puritains, les contraignant à avoir une sexualité « vanille » pour être considérées comme des femmes acceptables dans la société. « On peut aimer se faire tirer les cheveux en étant traitée de salope, aimer ça, et ne pas être une femme soumise[22] », écrivait Ovidie dans son livre *Porno Manifesto*. Dans les années 1980, un groupe de lesbiennes féministes ayant des pratiques sadomasochistes, qui se faisait appeler Les Samois, avait pointé le fait que si les femmes ont ce genre de désir de soumission et de domination entre elles, alors le discours des féministes *anti-porn* ne tient pas, car ce type de désir n'est donc pas forcément lié à la domination masculine.

Dans *Surveiller et jouir*, l'anthropologue Gayle Rubin, connue pour être une militante *pro-porn*, accusait les militantes *anti-porn* de ne mettre que le porno le plus révoltant en avant. Selon elle, notre culture traite toujours le sexe avec suspicion. « Le sexe est présumé coupable jusqu'à preuve du contraire[23] », écrit-elle. Elle dit aussi que la culture populaire est imprégnée de l'idée que la variété érotique est dangereuse et qu'il existe des hiérarchies de valeurs sexuelles. « Toutes ces hiérarchies de valeur sexuelle – religieuse, psychiatrique et populaire – fonctionnent de manière largement similaire aux systèmes idéologiques de racisme, d'ethnocentrisme et de chauvinisme religieux[24] », écrit-elle.

Selon elle, pour être dans le cercle vertueux de la sexualité considérée comme bonne et normale, il faut donc avoir une sexualité hétérosexuelle, monogame, procréatrice, non commerciale, etc. Ce qu'on trouve en dehors de ce cercle vertueux est considéré comme une sexualité mauvaise, anormale et contre nature. On y retrouve la sexualité homosexuelle, hors mariage, sans lendemain, transgénérationnelle, non procréatrice, à partenaires multiples, commerciale, sadomasochiste, etc.

« Une morale démocratique devrait juger les actes sexuels d'après la façon dont les partenaires se traitent, le niveau de considération mutuelle, la présence ou l'absence de coercition, la quantité et la qualité des plaisirs qu'ils provoquent. Que ces actes sexuels soient homos ou hétéros, qu'ils aient lieu en couple ou en groupe, dans la nudité ou avec des sous-vêtements, qu'ils soient vénaux ou gratuits, qu'ils fassent ou non recours à la vidéo ne devrait être un critère éthique pour personne[25] », écrit-elle.

C'est sur ce postulat que le porno queer, aussi appelé « post-porn », s'est développé. C'est un porno qui est produit par ceux et celles qui se sentent en dehors du « cercle vertueux de la sexualité », c'est un porno qui met en avant ceux qui sont marginalisés par le porno mainstream, les gays, les lesbiennes, les prostituées, celles qui pratiquent le BDSM, les queers, les trans, et tous ceux dont la sexualité est considérée comme « déviante ».

Le but de ce porno queer, *kinky* et féministe est entre autres de supprimer la honte des désirs de BDSM, la honte de désirer être soumise sexuellement ou d'aimer dominer, tout en prônant une culture du consentement. « Il y a au cœur de cette culture des valeurs très fortes : le respect, le consentement mutuel et la gestion éclairée des risques. Je pense n'avoir jamais autant entendu parler de consentement… que dans le milieu BDSM[26] », explique Camille Emmanuelle, féministe *pro-porn* dans son livre *Sexpowerment*. « Le consentement, ce n'est pas que dire "non" aux autres, c'est aussi dire "oui" ou "peut-être". Et consentir pas que vis-à-vis des autres, mais aussi consentir à des parties de soi dont on ne savait pas qu'elles existaient, des parties de soi qui ne sont pas rationnelles, mais peut-être inconscientes[27] », peut-on lire dans un article qui traite du sujet du féminisme et du BDSM écrit par le collectif The Kinky Collective.

Pour les féministes pro-sexe, le BDSM est une façon de détruire le patriarcat et de challenger les normes sociales, car on peut y échanger les rôles, ne plus se conformer aux attentes de son genre et réécrire les scripts sexuels. « Le BDSM a le potentiel de libérer les hommes de la masculinité toxique ou des normes masculines qui les poussent à toujours devoir performer. Une femme dominante va challenger l'idée que les femmes sont forcément passives. Le *kink* est transgressif parce qu'il ne se limite pas à une satisfaction sexuelle phallique et pénétro-centrée, car il ne limite pas le désir ou l'érotisme seulement aux parties génitales[28] », est-il écrit dans l'article sur le BDSM et le féminisme cité ci-dessus.

Les féministes *anti-porn* ont au contraire tendance à penser que finalement, la plupart du temps, c'est de toute façon la femme qui se retrouve soumise dans le BDSM, et que par conséquent cela sert le patriarcat. « Le "féminisme baise-moi" […] est un courant de pensée qui propose que les femmes s'autonomisent en reprenant et contrôlant le fait d'être un objet sexuel, en réclamant le pouvoir de la pornographie et de l'industrie du sexe pour elles-mêmes, et en vantant leur désir et leur volonté d'avoir des relations sexuelles. En d'autres termes, être l'objet sexuel d'un homme ne peut pas me faire du mal puisque je souhaite être un objet sexuel ; la pornographie et l'industrie du sexe ne peuvent me dégrader puisque ça me plaît ou si j'en tire profit ; être utilisée sexuellement ne peut me dévaluer puisque je l'utilise aussi ; être considérée comme une chatte à baiser ne peut me déshumaniser puisque je veux qu'il baise ma chatte[29] », explique la philosophe Rebecca Whisnant.

Selon les féministes *anti-porn*, nous devrions tendre à aligner nos valeurs éthiques et politiques avec nos fantasmes. « Non, mais comment tu peux être féministe et excitée par des histoires où les femmes sont traitées comme des chiennes ? Comment tu peux lire Christine Delphy et rêver qu'on te traite de pute ? Qu'est-ce que ça dit de ton rapport réel au patriarcat ? Est-ce que secrètement tu ne rêverais pas d'être leur complice ? Non, mais qu'est-ce qui ne va pas chez toi[30] ? » confie Claire Richard dans son podcast *Les Chemins de désir*.

Ce à quoi The Kinky Collective répond : « Il n'y a pas de relation simple entre nos fantasmes et nos politiques. Ce n'est pas que les fantasmes sont imperméables à nos politiques, c'est que les fantasmes sont peut-être même une rébellion contre les politiques, parce que la nature du désir est de désirer ce qui est tabou. En tant que féministe, on se moque de la plupart des tabous que la société nous impose. Alors qu'est-ce qui peut être plus excitant que de jouer avec ce que le féminisme [...] a comme tabous[31]. »

Pour Gayle Rubin, les activistes *anti-porn* sont coincées dans une forme de morale chrétienne où le sexe est toujours associé au péché. Elle pense aussi qu'on a tendance à donner aux actes sexuels un excès de signification. Virginie Despentes en parle d'ailleurs très bien dans *King Kong Théorie* : « Le problème que pose le porno, c'est d'abord qu'il tape dans l'angle mort de la raison. Il s'adresse directement aux centres des fantasmes, sans passer par la parole ni par la réflexion. D'abord, on bande ou on mouille, ensuite on peut se demander pourquoi. Les réflexes d'autocensure sont bousculés. L'image porno ne nous laisse pas le choix : voilà ce qui t'excite, voilà ce qui te fait réagir[32]. » Elle ajoute : « Je n'en sais rien, moi, du pourquoi c'est à ce point excitant de voir d'autres gens baiser en se disant des saloperies. Le fait est que ça marche. Mécanique[33]. »

Pour Sonia Feertchak, autrice du livre *Les femmes s'emmerdent au lit*, le débat a été amené dans la chambre à coucher « à un niveau abstrait, conceptuel, idéologique souvent, sans se préoccuper du corps ». Elle explique que « celui-ci se trouve tout étouffé, coincé sous la polémique, bloqué comme par une sciatique. Bien sûr que la façon dont les humains font l'amour témoigne des structures sociales qui les lient entre eux au sein d'une société, mais même séparée de la reproduction, notre sexualité demeure un acte de nature[34] ».

Les féministes radicales *anti-porn* ne partagent pas du tout cette insouciance vis-à-vis des fantasmes féminins ni de cette approche naturalisante. Elles pensent que la culture érotise la violence et qu'il faut donc se battre contre. Pour elles, nous apprenons à désirer la soumission, c'est pourquoi les fantasmes autour du viol sont si fréquents. En 2012, une étude sur le fantasme de viol a montré que 62 % des participantes avaient le fantasme d'être forcées sexuellement[35].

Ressentir du plaisir dans la dégradation sexuelle ou dans la projection de celle-ci est selon les féministes *anti-porn* une excitation post-traumatique. Virginie Despentes, qui se définit comme une féministe *pro-porn*, explique pourtant la même chose : « Ces fantasmes de viol, d'être prise de force, dans des conditions plus ou moins brutales, que je décline tout au long de ma vie masturbatoire, ne me viennent pas "*out of the blue*". C'est un dispositif culturel prégnant et précis, qui prédestine la sexualité des femmes à jouir de leur propre impuissance, c'est-à-dire de la supériorité de l'autre, autant qu'à jouir contre leur gré, plutôt que comme des salopes qui aiment le sexe. Dans la morale judéo-chrétienne, mieux vaut être prise de force que prise pour une chienne, on nous l'a assez répété. Il y a une prédisposition féminine au masochisme, elle ne vient pas de nos hormones, ni du temps des cavernes, mais d'un système culturel précis, et elle n'est pas sans implications dérangeantes dans l'exercice que nous pouvons faire de nos indépendances. Voluptueuse et excitante, elle est aussi handicapante : être attirée par ce qui détruit nous écarte toujours du pouvoir. Dans le cas précis du viol, elle pose le problème du sentiment de culpabilité : puisque je l'ai souvent fantasmé, je suis co-responsable de mon agression. Pour ne rien arranger, de ce genre de fantasmes on ne parle pas. Surtout si on a été violée[36]. »

Dans le fantasme de viol, il y a aussi la permission de l'abandon, car pour beaucoup de femmes, aimer le sexe vient encore avec un sentiment de culpabilité. Une autre raison évoquée est le lâcher-prise. « J'aime être soumise et me faire baiser et j'ai beaucoup réfléchi au "pourquoi" et j'en arrive à la conclusion que pour une fois, il n'y a pas de charge mentale. C'est le mec qui gère le truc et moi je peux enfin m'abandonner », m'écrit une femme qui suit mon compte @tasjoui. Le fantasme de viol peut être aussi dans une certaine mesure assez narcissique, l'homme ne peut se retenir tant la femme est désirable. « Là est toute l'ambiguïté du plaisir féminin : pour accepter ce simulacre de la violence au lit, il faut être sûre de ne pas en recevoir dans la vie[37] », écrit Sonia Feertchak.

Les féministes du collectif Elles aiment ça écrivent : « Aujourd'hui, la violence sexuelle est parfaitement tolérée, célébrée, constamment érotisée, du moment que ses victimes y "consentent". Mais peut-on consentir par trauma ? Par précarité ? Par désir d'être aimée ou d'avoir de la valeur ? Ces consentements sont-ils valables ? On ne peut aborder les questions du consentement et du désir sans prendre en compte les conditionnements forgés par des siècles de domination et de traumatismes vécus par les femmes, et qui jouent un rôle crucial dans leur soi-disant consentement/désir/choix de la violence[38]. » Pour elles, il y a plusieurs raisons de fantasmer sur les violences. La première est la recherche de dissociation par le sexe. « En effet, chez une personne qui a eu des expériences traumatiques (en tant que victime ou que spectatrice), vivre de nouvelles violences, ou imaginer en vivre, relâche des hormones dans le cerveau qui donnent un sentiment d'apaisement », expliquent-elles.

Le calme ressenti lorsqu'on vit des violences consenties dans le BDSM a un nom dans ce milieu, cela s'appelle « le subspace », ou l'extase masochiste, un état entre la méditation et la transe.

La deuxième raison est l'identification à l'agresseur : « Les soignants qui ont étudié les personnes traumatisées se sont rendu compte que, très souvent, la victime avait beaucoup de mal à différencier les ressentis de l'agresseur et les siens propres ! Il est en effet fréquent que la personne violentée internalise le violenteur, son acte et son intention : elle s'identifie aux intentions de l'agresseur et se met à ressentir du mépris ou de la haine envers elle-même, haine qui lui provoque de la jouissance[39]. »

Les féministes pro-BDSM rétorqueront que justement, le BDSM peut être thérapeutique, et peut faire office de « théâtre des traumatismes ».

Les féministes *anti-porn* et BDSM considèrent que si l'on ressent des stimulus sexuels devant des scènes violentes qui sont en désaccord avec ses valeurs, c'est qu'on fait face à une excitation post-traumatique et à une dissonance cognitive qu'il est possible de traiter. Sans conscientisation de l'origine de l'excitation traumatique, les fantasmes se feront de plus en plus violents.

« Plus mes chemins se ramifient, plus je deviens exigeante, plus il me faut de l'extrême pour être intéressée. Le jour où je me découvre excitée par des vidéos de lactation pour adultes, je commence à me demander sérieusement où tout ça m'emmène[40] », se demande Claire Richard en parlant de sa consommation de pornographie dans son podcast *Les Chemins de désir*. « Je m'approche de nouveaux territoires, la limite sud de mes fantasmes, c'est la frontière de ce que je peux assumer d'aimer. Je voudrais revenir sur les sentiers battus, mais rien à faire [...], les chemins de désir deviennent des machines voraces qui exigent du nouveau, encore et encore, toujours plus et toujours plus fort, chaque fois plus extrême et chaque fois plus violent, mais le mouvement est grisant et je ne sais plus faire sans[41]. »

Pour revenir au BDSM dans la sexualité, **« tout est-il forcément respectable dès lors que chacun y consent ? » demandent les féministes radicales.** Pas forcément. C'est ce qu'essaye de montrer le collectif anglais We can't consent to this[42]. Depuis les années 1970, au Royaume-Uni, soixante femmes ont été tuées dans des relations BDSM consenties. Si la femme a consenti, alors la peine pour l'homme est moindre. Sur soixante mortes, seulement trente-sept cas ont été classés comme meurtre. Par conséquent, ces féministes demandent à ce qu'il soit impossible dans la loi de consentir à des blessures ou à sa propre mort. En juin 2020, leur demande a été entendue par Alex Chalk, membre du parlement britannique. Il a annoncé renforcer la loi contre les violences domestiques, en explicitant qu'il ne sera plus possible de se défendre en invoquant le consentement.

Selon Manon Garcia, l'autrice d'*On ne naît pas soumise, on le devient*, il faut questionner son envie de soumission. « Étudier la soumission féminine se heurte d'abord à un problème philosophique général : l'analyse du concept de soumission bute sans cesse sur l'idée communément admise qu'il serait contre nature de vouloir autre chose que sa liberté[43] », écrit-elle. « Est-ce que les femmes participent à la domination masculine d'une manière ou d'une autre ? Et, de façon sans doute plus polémique, est-ce que la soumission est nécessairement un mal ? N'y aurait-il pas *a minima* un plaisir pris à la soumission ? » ajoute-t-elle.

Elle explique que la soumission n'a rien d'extraordinaire quand on change de contexte. Beaucoup de gens décident par exemple d'être salariés par confort plutôt que d'être un entrepreneur. La plupart des gens choisissent la soumission à un patron. Et dans le cas des femmes, cela semble encore plus évident, car la soumission est prescrite comme le comportement normal, moral et naturel de la femme.

LE PORNO PEUT-IL ÊTRE FÉMINISTE ?

Pour revenir au porno, même si on aime les scènes de soumission, quand on sait comment fonctionnent les tubes, quand on sait à quel point ces boîtes, dont les actionnaires sont des hommes, font des profits sur des violences réelles envers les femmes, peut-on véritablement continuer à consommer du porno sur ces plateformes ? **Comment produire du matériel masturbatoire pour les femmes de façon éthique ? Doit-on d'ailleurs en produire ou doit-on consacrer toute notre énergie à faire fermer les tubes ?**

Depuis les années 1980, les féministes *pro-porn* se sont lancées dans la production de pornographie féministe. Annie Sprinkle, Candida Royalle et Tristan Taormino en ont été les pionnières. Erika Lust, qui est sans doute la réalisatrice de porno féministe la plus connue aujourd'hui, dit : « Le sexe peut être sale, mais les valeurs doivent être *clean*[44] », en parlant des films pornographiques qu'elle produit. Le porno féministe peut montrer n'importe quel fantasme féminin, tant que le plaisir féminin est au centre. C'est dans sa façon d'être produit que le porno féministe se différencie. « Je ne vais pas rester assise en attendant une réponse de l'industrie pornographie, je ne vais pas attendre qu'ils réévaluent leurs croyances sur la sexualité féminine », dit-elle. Pour elle, il faut se battre sur le marché en proposant une vision alternative. Les féministes *anti-porn* pensent à l'inverse que l'urgence est de faire interdire le porno misogyne au lieu de se battre sur un marché où la course est déjà perdue, car le porno féministe est payant pour rémunérer correctement les acteurs, lorsque les tubes et le porno misogyne sont gratuits.

Pour Olympe de G, réalisatrice de porno féministe et actrice porno, tourner et produire du porno est un geste de réappropriation de son corps et de sa sexualité en tant que femme, mais aussi de l'image de cette sexualité et de ce corps. « Je veux un regard de femmes sur les corps des femmes et des hommes. Ce qu'il y a de politique, c'est la réappropriation de la façon dont la sexualité féminine est mise à l'image », dit-elle. Elle m'explique : « Le fait de m'exposer, de faire du porno, c'était ma façon de taper du poing sur la table et de dire "j'ai fait ce que vous jugez de plus honteux, et ça m'affranchit. Ça me libère du regard des autres." Ça a eu un effet hyper fort sur ma confiance en moi de faire ça. Investir mon corps, ça m'a fait du bien à plein de niveaux, le fait de me voir dans un moment de perte de contrôle, ça m'a appris à m'aimer, à ne pas me juger et à être fière de l'audace que j'avais eue. »

Pour Olympe de G, « le porno féministe, c'est un porno qui défend le point de vue d'une femme. C'est un porno éthique qui fait en sorte que les conditions de productions soient irréprochables, porteur de valeurs humanistes ». Elle m'explique que, lors du tournage de son dernier film, elle a embauché une « coordinatrice d'intimité ». Pour elle, formaliser la conversation sur le consentement avec les acteurs est primordial. « On fait un formulaire de consentement, il y a des dessins où tu choisis où tu veux être touchée ou non, ce que tu veux voir à la caméra ou non. »

Évidemment, les femmes ne sont pas des oies blanches. Nous consommons du porno sur les tubes. Selon un sondage réalisé par l'IFOP en 2019, 47 % des femmes admettent avoir déjà été sur un site X[45]. Certains tags très aimés par les femmes peuvent surprendre, les femmes hétérosexuelles consomment par exemple beaucoup de porno gay, c'est ce que révèle une étude[46].

Les femmes, ne trouvant pas du contenu qui leur convient, se rabattent sur le porno gay, car elles n'ont pas envie d'écouter des femmes simuler. Elles n'ont pas envie de voir des femmes aux corps irréalistes et avoir à se comparer. Elles ont envie de voir des corps et des visages d'hommes, lorsque dans les scènes hétérosexuelles, on ne voit presque que leurs pénis. Elles trouvent que les scènes gays ont l'air plus authentiques.

À titre personnel, j'ai toujours trouvé extrêmement frustrant le manque de râle masculin dans le porno mainstream hétérosexuel, ainsi que le manque de zoom sur le visage de l'homme. C'est pourquoi j'ai cherché des solutions à ce problème à travers le porno audio. Certains hommes enregistrent leurs voix au bord de l'orgasme et la mettent en ligne sur des sites comme audiosexual.com ou britishfilth.com. Le porno audio se développe d'ailleurs rapidement, avec des sites comme Voxxx, qui fait du contenu « pour clitos audiophiles ».

J'ai aussi découvert le site participatif beautifulagonie.com, lancé en 2003, qui ne filme que les visages au bord de l'orgasme. On ne voit ni le corps ni le sexe des gens, et c'est très beau et érotique à la fois.

Certaines femmes regardent du porno lesbien, car « dans cette industrie, le porno lesbien est le seul à filmer réellement le plaisir de la femme, puisqu'on y pratique régulièrement le cunnilingus et les ciseaux, et qu'on s'y affranchit de la trilogie pipe, pénétration, éjaculation faciale, pardonnez-moi d'être un peu crue, c'est pourquoi j'y avance la théorie suivante : regarder du porno lesbien est un acte profondément féministe qui traduit bien plus un souci porté au plaisir de la femme dans laquelle la spectatrice pourra se projeter qu'un réel désir de lécher des chattes comme j'ai pu l'entendre ici et là[47] », explique Claire Richard dans son podcast *Les Chemins de désir*. Les autres tags populaires chez les femmes sont autour des pratiques BDSM.

Claire Richard, se demande ce qu'aurait été sa vie sans le porno. Elle pense que ses fantasmes auraient tourné en rond, lorsque grâce au porno mainstream et à sa foulée de tags, ses désirs ont pu évoluer. « Je suis comme Alice dans la forêt du chat de Cheshire, qui voit sortir de l'obscurité des dizaines de petits panneaux fléchés qui pointent dans des milliers de directions contradictoires. [...] Et chacun me demande : est-ce que je te connais ? Est-ce que je t'excite ? Est-ce que je te fais envie[48] ? » À l'inverse, les féministes *anti-porn* ont tendance à penser que le porno coupe l'accès à l'imaginaire.

Et je suis assez d'accord avec cela. Avant de regarder du porno, il m'arrivait de fantasmer sur de véritables gens que j'avais croisés dans la vraie vie et de créer des scénarios. Depuis que j'ai consommé du porno, mes fantasmes sont beaucoup plus stéréotypés. Je n'ai pas l'impression qu'ils me sont personnels.

Féminisme *anti-porn* ou *pro-porn*, je crois que la vérité se situe quelque part au milieu. Je pense qu'il faut à la fois sévèrement lutter contre les plateformes qui profitent du viol des femmes et qui présentent continuellement des scénarios de subordination féminine, et je crois dans le même temps qu'il est aussi important que les femmes puissent exprimer et représenter leurs propres désirs sexuels de façon visuelle, auditive, ou écrite.

Je crois aussi qu'il faut une véritable éducation au porno. Il faut apprendre aux gens, et notamment aux hommes, à se poser de véritables questions sur l'industrie pornographique et sur l'impact qu'elle a sur eux. Quel rôle le porno joue-t-il dans ma vie ? Quel impact le porno a-t-il dans mes relations ? Quel message est-ce que je retiens du porno que je consomme ? Est-ce que le porno que je consomme est aligné avec mes valeurs ? Comment a été produit le film que je regarde ? Est-ce que les acteurs sont consentants ? Pourquoi est-ce que le porno que je regarde est gratuit ? Qui gagne de l'argent avec ce porno ?

À la question « qui gagne de l'argent avec le porno ? » la réponse actuelle pour beaucoup d'actrices pornos est de désormais vendre leurs vidéos en direct sur Onlyfans, l'Instagram du porno. Elles produisent leurs propres vidéos et les vendent immédiatement à leurs fans. La solution est très critiquée par les féministes *anti-porn* car cette plateforme touche énormément d'adolescentes qui décident donc de s'objectifier pour gagner de l'argent. Les féministes *pro-porn* ont tendance à penser que cette plateforme permet de s'émanciper, sauf que celle-ci est une fois de plus tenue par des hommes qui prennent une partie des recettes.

Je crois aussi qu'en tant que femme, nous devons faire un effort de décolonisation patriarcale de notre subconscient sexuel. Nous ne savons encore pas trop comment le démêler, mais essayons au moins d'en parler. Et pour conclure, comme le dit très bien Dominique Simonnet, n'oublions pas non plus que dans le sexe se confondent la bête et l'homme, le civilisé et le sauvage. « Avec la sexualité, on est toujours dans l'ambiguïté, et c'est tout ce qui fait sa richesse et son attrait[49] », dit-il.

BIBLIOGRAPHIE

1. The Porn Dude, « 10+ Sites pornos Extrêmes – Vidéos de Sexe Violent Gratuites », The Porn Dude. Disponible sur : https://theporndude.com/fr/extreme-porn-websites

2. *Ibid.*

3. Bridges Ana, Wosnitzer Robert, Scharrer Erica, Sun Chyng, Liberman Rachael, « Aggression and Sexual Behavior in Best-Selling Pornography Videos: A Content Analysis Update », *Violence Against Women*, 2010.

4. D'Angelo Robin, *Judy, Lola, Sofia et moi*, Goutte d'or, 2018.

5. MacKinnon Catharine, *Toward a feminist theory of the state*, Harvard University Press, 1989.

6. Morgan Robin, *Sisterhood is global: the international women's movement anthology*, Feminist Press, 1996.

7. Jackson Katz. Disponible sur : https://www.jacksonkatz.com/publications/

8. IFOP, « Enquête sur l'impact de la pornographie dans le rapport au corps des Français », IFOP, 2014. Disponible sur : https://www.ifop.com/publication/enquete-sur-limpact-de-la-pornographie-dans-le-rapport-au-corps-des-francais/

9. MacKinnon Catharine, *op. cit.*

10. Tankard Reist Melinda, Bray Abigail, *Big Porn Inc: Exposing the Harms of the Global Pornography Industry*, Spinifex, 2012.

11. Stopporn – En finir avec la porno dépendance. Disponible sur : https://stopporn.fr/

12. Jensen Robert, « Pornography Andrea Dworkin 1991 », YouTube, 2011. Disponible sur : https://www.youtube.com/watch?v=L9j7-zZksO8&fbclid=IwAR3aZCrsL_BoUP3rgET-+PQ4mGhtSdMBpMBwkGTI92ach9QIOUqTkfoebhi8

13. Lubben Shelley, *Truth Behind the Fantasy of Porn: The Greatest Illusion on Earth*, Createspace Independent Publishing Platform, 2010.

14. The Mindful Habit, « Ex-Porn Star Jessie Rogers On How Porn Destroyed Her Body & Soul: Interview With an Ex-Porn Addict », YouTube, 2015. Disponible sur : https://www.youtube.com/watch?v=Z2tDGDbgplw

15. Lubben Shelley, *op. cit.*

16. Chahuneau Louis, « Dans la pornographie, la contrainte sexuelle fait partie du contrat », *Le Point*, 2018. Disponible sur : https://www.lepoint.fr/societe/dans-la-pornographie-la-contrainte-sexuelle-fait-partie-du-contrat-18-10-2018-2263926_23.php

17. *Ibid*.

18. Konbini, « Les coulisses sordides du porno amateur », YouTube, 2020. Disponible sur : https://www.youtube.com/watch?v=tKroAhVwHT0

19. *Ibid*.

20. Kristof Nicholas, « The Children of Pornhub », *The New York Times*, 2020. Disponible sur : https://www.nytimes.com/2020/12/04/opinion/sunday/pornhub-rape-trafficking.html

21. Mormin-Chauvac Léa, « Ovidie : "On a intégré l'idée que la jouissance ne peut se faire que dans la domination" », *Libération*, 2018. Disponible sur : https://www.liberation.fr/debats/2018/07/27/ovidie-on-a-integre-l-idee-que-la-jouissance-ne-peut-se-faire-que-dans-la-domination_1669316/

22. Ovidie, *Porno Manifesto*, Flammarion, 2002.

23. Rubin Gayle, *Surveiller et jouir : Anthropologie politique du sexe*, Epel, 2010.

24. *Ibid*.

25. *Ibid*.

26. Emmanuelle Camille, *Sexpowerment*, Anne Carrière, 2016.

27. Banerjee Pompi, Merchant Raj, Sharma Jaya, « Kink and Feminism – Breaking the Binaries », *Sociology and Anthropology*, 2018.

28. *Ibid*.

29. Whisnant Rebecca, « Le féminisme contemporain dans la culture porno : ni le playboy de papa ni le féminisme de maman », Sisyphe, 2007. Disponible sur : http://sisyphe.org/spip.php?article4191

30. Richard Claire, *Les Chemins de désir*, Arte Radio. Disponible sur : https://www.arteradio.com/serie/les_chemins_de_desir?fbclid=IwAR-3vkLctLNyyw7WFAIhAibXetU3KqCOuGIH33_eKmN2w23cUDShUe0i-MeMo

31. Banerjee Pompi, Merchant Raj, Sharma Jaya, *op. cit*.

32. Despentes Virginie, *King Kong Théorie*, Grasset, 2013.

33. *Ibid*.

34. Feertchak Sonia, *Les femmes s'emmerdent au lit : le désir à l'épreuve du féminisme et de la pornographie*, Albin Michel, 2015.

35. Bivona Jenny, Critelli Joseph, Clark Michael, « Women's rape fantasies: an empirical evaluation of the major explanations », *Archives of Sexual Behavior*, 2012.

36. Despentes Virginie, *op. cit.*

37. Feertchak Sonia, *op. cit.*

38. Hava, « "Pourquoi je fantasme sur les violences ?" L'excitation traumatique », Elles aiment ça, 2019. Disponible sur : http://ellesaimentca.com/pourquoi-je-fantasme-sur-le-viol-lexcitation-traumatique/

39. *Ibid.*

40. Richard Claire, *op. cit.*

41. *Ibid.*

42. We Can't Consent To This. Disponible sur : https://wecantconsenttothis.uk

43. Garcia Manon, *On ne naît pas soumise, on le devient*, Climats, 2018.

44. TEDx Talks, « It's time for porn to change | Erika Lust | TEDxVienna », YouTube, 2014. Disponible sur : https://www.youtube.com/watch?v=Z9LaQtfpP_8

45. IFOP, « Où en est la vie sexuelle des Françaises en 2019 ? », IFOP, 2019. Disponible sur : https://www.ifop.com/wp-content/uploads/2019/02/116130_Ifop_ELLE_Mag_2019.02.014.pdf

46. Neville Lucy, « Male gays in the female gaze: women who watch m/m pornography », *Porn Studies*, 2015.

47. Richard Claire, *op. cit.*

48. *Ibid.*

49. Simonnet Dominique, *La Défaite des femmes : la liberté sexuelle, vraiment ?*, Plon, 2016.

MÂLE-BAISÉES, CAR ON EN A RAS LE VIOL DU TERRORISME SEXUEL

> Le coupable ce n'est pas moi, ni mes fringues, ni l'endroit,
> Le violeur c'était toi !
> Le violeur c'est toi !
>
> **Paroles de la chanson *Un violador en tu camino* du collectif chilien Las Tesis**

Il y a un truc qui m'a toujours étonnée. Aucun homme avec qui j'ai couché ne s'est jamais inquiété de savoir si j'avais déjà subi des violences sexuelles.

Jamais aucun ne m'a posé la question. Jamais aucun ne s'est dit que si je réagissais plutôt comme ci ou plutôt comme ça, mon comportement découlait peut-être d'une agression ou d'un viol. Et même s'il ne m'est personnellement jamais rien arrivé, un homme ne m'a jamais posé la question par précaution. Dans un monde où chaque année en France, 93 000 femmes[1] déclarent avoir été victimes de viol ou de tentatives de viol et où on l'on sait que seulement 10 % des femmes portent plainte (le viol reste le crime le moins rapporté aux autorités), il est forcément fréquent pour les hommes de se retrouver au lit avec une femme qui a peut-être eu sa sexualité impactée par des violences sexuelles. Impactée par une agression sexuelle, par un viol, par un inceste. La sexualité de nombreuses femmes est en réalité une sexualité traumatisée.

Quand un homme couche avec une femme, il ne se demande pas si la première expérience sexuelle de sa partenaire a pu être l'inceste ou le viol. Pour un certain nombre de femmes, il n'y a pas eu de sexualité avant

le viol. La sexualité féminine peut se construire là-dessus. Certaines relations sexuelles, certains gestes, peuvent raviver des souvenirs traumatiques chez les femmes. Et parfois, au contraire, certaines relations sexuelles contribuent à la résilience sexuelle de celles-ci. Je trouve étonnant que, dans le contexte de terrorisme sexuel dans lequel nous, les femmes, vivons, les hommes ne s'inquiètent pas plus de savoir comment être les meilleurs partenaires sexuels.

Je me demande souvent : que serait la sexualité des femmes sans le viol et sans la peur du viol, sans cette menace perpétuelle ? Que serait la sexualité des femmes dans un monde où l'on arrêterait de nous blâmer pour la violence sexuelle des hommes ? Que serait la sexualité des femmes si on arrêtait de nous tenir coupables du désir que l'on suscite ?

« On s'obstine à faire comme si le viol était extraordinaire et périphérique, en dehors de la sexualité, évitable. Comme s'il ne concernait que peu de gens, agresseurs et victimes, comme s'il constituait une situation exceptionnelle, qui ne dise rien du reste. Alors qu'il est, au contraire, au centre, au cœur, socle de nos sexualités[2] », explique Virginie Despentes.

En tant que femmes, nous passons nos vies à élaborer des stratégies pour ne pas nous faire violer. Nous savons que ça peut nous arriver à toutes à tout moment de notre vie. Il ne faut pas être trop excitante. Il faut faire attention à sa tenue. Il ne faut pas se mettre dans des situations à risques. Surtout ne pas être trop souriante. Ne pas rentrer seule le soir. Il faut regarder derrière soi. Il ne vaut mieux pas parler à un homme qu'on ne connaît pas trop. Il vaut mieux ne pas boire ou ne pas prendre de drogues, c'est trop risqué de ne pas avoir toute sa tête. Il ne faut pas faire d'autostop, voyager toute seule est risqué. Il faut éviter certaines rues, et blablabla.

Et si nous ne faisons pas tout ça, et que quelque chose nous arrive, alors la société aura du mal à nous croire. Certains nous diront qu'on l'a bien cherché. Ah cette fameuse minijupe responsable de mon viol ! Ah ce tunnel que je n'aurais pas dû prendre à pied ! Ah ce grand-oncle que j'ai soi-disant allumé quand j'avais quatre ans en faisant dada sur ses genoux !

Même le vocabulaire participe à cette croyance. Les gens ont tendance à dire « elle s'est fait violer », comme si la femme avait fait une action.

L'écrivaine Léonora Miano explique : « On ne se fait pas violer. On est violé. On est, on est. On ne fait rien. On est. C'est l'autre qui fait. Le viol, c'est l'autre qui le fait[3]. »

Ceux qui FONT les viols n'existent d'ailleurs pas dans le discours.

« On parle de combien de femmes ont été violées chaque année, pas de combien d'hommes ont violé des femmes. On parle de combien de filles ont été agressées, pas de combien de garçons ont agressé des filles. On parle de combien d'adolescentes sont tombées enceintes, mais pas de combien d'adolescents sont responsables de grossesses. Donc on peut voir comment l'utilisation d'une voie passive a un effet politique. Ça retire les projecteurs des hommes et des garçons et ça met les projecteurs sur les femmes et les filles. Même le mot "violences envers les femmes" est problématique. C'est une construction passive, il n'y a pas d'agent actif dans cette phrase. Il s'agit de quelque chose de mal qui arrive aux femmes, mais quand tu regardes le terme "violences envers les femmes", personne ne leur fait. Ça leur arrive juste, les hommes, on n'en parle même pas[4] », dit le cinéaste Jackson Katz.

Bref, vu que ceux qui font les viols continuent d'être invisibles, et vu qu'on ne peut guère recommander de changer de comportement à des fantômes, la société promeut l'idée que les femmes changent d'attitude pour prévenir le viol. Sauf que la réalité, c'est que dire ça aux femmes, c'est en quelque sorte dire, « comporte-toi bien et fais en sorte qu'il viole une autre fille ».

La solution pour remonter à la racine du problème, et enfin regarder le monde dans le bon sens, est d'apprendre aux hommes et de les contraindre à bien se comporter, au lieu d'apprendre systématiquement aux femmes à se protéger. Enfin se protéger, pas vraiment... on conseille encore aux petites filles de faire de la danse au lieu de faire de la boxe. On nous demande de savoir éviter le viol, sans avoir de véritables outils pour nous battre, car pour être séduisante, il vaut mieux rester mince et fébrile, car une fille trop musclée et capable de violence physique, c'est apparemment pas très plaisant. Si c'est dans ce sens-là que la société continue de penser, et si on pense que c'est aux femmes d'éviter le viol et non pas aux hommes de calmer popol et leurs pulsions de domination, dans ce cas, apprenez-nous à couper des bites au sécateur et à mettre des coups de genoux fatals dans les couilles dès la maternelle. Il y a un moment où il faut être cohérent.

Les hommes, étant des hommes, ne se rendent pas forcément compte de tout ce que nous devons mettre en place pour éviter le pire. Les femmes finissent par l'intégrer et trouver ça normal. Andy Khouri, éditeur de bandes dessinées, raconte sur Twitter le moment où il a pris conscience du fait que les femmes vivent un véritable terrorisme sexuel : « Je parlais avec une amie du fait de *dater* des gens. Je lui ai dit "j'aime aller à des *dates*, même les mauvais *dates*, car c'est toujours une aventure. Au pire, tu apprends quelque chose." Mon amie m'a dit "Non, moi au pire je suis tuée et violée" et c'est là que j'ai compris[5] », dit-il.

Mais il y a d'autres façons de faire en sorte que les hommes aient un déclic un peu plus vite. Cette comparaison est généralement efficace : « Demande à un homme sa plus grande peur à propos d'être en prison et il te dira inévitablement que sa plus grande peur est d'être violé. Donc peut-on déduire de cela que la prison est aux hommes ce que la vie est à tellement de femmes[6] ? » écrit Soraya Chemaly dans son livre *Le Pouvoir de la colère des femmes*.

Exactement comme dans les prisons… « Le viol n'est rien d'autre qu'un processus d'intimidation des hommes afin de mettre toutes les femmes dans un état de terreur[7] », écrivait la féministe Susan Brownmiller, dans son livre *Against Our Will : Men, Women and Rape*, premier livre sur la culture du viol, sorti il y a plus de quarante ans aux États-Unis.

Le processus d'intimidation est un continuum d'attitudes de la part des hommes, car quand ça ne va pas jusqu'au viol, nous subissons souvent des violences sexuelles, du harcèlement sexuel, des avances insistantes, des insultes sexuelles, des mains baladeuses d'inconnus et des regards déplacés. Des comportements « ordinaires » qui nous mettent dans un état de vigilance constant. **Et la culture du viol, c'est tout ça.**

La culture du viol, c'est aussi l'adhésion d'une société à de nombreux mythes sur le viol. Les médias, les films, les gens, ont tendance à parler du viol comme d'une agression faite par un taré dans un parking, le soir. Ça, c'est le mythe du « bon viol ». Le « bon viol », c'est le viol où la femme s'est débattue de toutes ses forces, mais finit quand même par être violée par un inconnu. Le « bon viol », c'est le viol où la femme a le réflexe d'aller à la police immédiatement, avec les vêtements portés pendant le viol pour qu'on puisse procéder à des prélèvements. Le « bon viol », c'est le viol que la femme a la force de raconter à des policiers sans attendre dix ans. Ça, c'est le « bon viol » dont la société estime que les femmes sont en droit de se plaindre.

Sauf que la réalité est tout autre, car dans 90 %[8] des cas, la victime connaît son agresseur. Et quand on connaît quelqu'un, on réagit évidemment différemment. Si l'on parle des victimes de viol comme de nos sœurs ou de nos filles, il est grand temps de parler des violeurs comme de nos frères, de nos pères, de nos cousins, de nos voisins et de nos copains.

Les hommes ne violent pas parce qu'ils ont une envie irrépressible de baiser, ils violent parce qu'ils ont envie de dominer. Dans une étude de 2004[9], des chercheurs ont trouvé que ce qui rend certains hommes enclins à violer est le plaisir de dominer, et non pas l'excitation sexuelle. Ce sont des hommes qui associent sexualité et pouvoir.

Les scientifiques parlent de *rape proclivity*. C'est à partir d'études de psychologie sociale que Noémie Renard explique que « les agresseurs potentiels font des choix rationnels. Ils n'agressent que si le rapport risques/bénéfices leur semble favorable. Outre valeur morale et désir sexuel, ce sont les conséquences possibles de leurs actes qui affectent leur décision. Plus ils croient qu'ils pourraient risquer de subir une sanction, moins ils se déclarent prêts à violer. Au-delà du risque légal, les conséquences plus informelles, désapprobation de la famille, les influencent. Un sentiment d'impunité judiciaire ou sociale généralisé a donc concrètement de graves conséquences[10]. »

Beaucoup d'hommes rétorqueront qu'ils ne sont évidemment pas tous des violeurs, et ils ont raison. « Pas tous les hommes sont des violeurs. Certains en font l'apologie. D'autres des blagues. Certains accusent les victimes. Et le reste est silencieux », ai-je lu sur un tweet dont je ne me souviens pas de la source. Ce qu'il faut, c'est que les hommes arrêtent de se protéger entre eux, l'impunité sociale doit cesser. Or à l'heure actuelle, les hommes préfèrent humilier les femmes qui ont une sexualité libre qu'humilier les hommes qui violent. Ça hurle plus souvent « salope » que « violeur ».

La culture du viol ne date évidemment pas d'hier. Il y a toujours eu des viols de guerre, par exemple. « Les viols guerriers sont commis en groupe, signe d'une solidarité masculine et d'une connivence fondée sur le mépris envers les femmes. [...] L'invasion du corps des femmes est une preuve de la virilité et de la fraternité. [...] Les femmes ne font pas seulement partie du butin : elles sont le prolongement de la terre. On envahit le sol, mais aussi la chair. On occupe le pays, mais aussi la nation, incarnée par le ventre des femmes. Dans une guerre, le corps féminin est toujours le deuxième territoire à envahir[11] », écrit Dominique Simonnet.

À l'heure actuelle, notre gouvernement français a tout de même décidé d'élire comme ministre de l'Intérieur un homme accusé de viol, Gérald Darmanin. Que la présomption d'innocence existe, très bien, car il est toujours possible que ce soit une fausse accusation, c'est vrai. Mais était-ce vraiment nécessaire de le nommer, lui ? N'y avait-il pas d'autres personnes capables de faire le job qu'un mec sur qui nous avons désormais un doute ? Qu'est-ce que cela dit aux femmes de France, qui ont déjà du mal à aller porter plainte à la police pour viol, d'avoir désormais un ministre chargé de la sécurité intérieure qui est lui-même accusé de ce crime... ? La culture du viol semble encore avoir de longs jours devant elle.

CÉDER N'EST PAS CONSENTIR : DÉVELOPPER UNE CULTURE DU CONSENTEMENT

Les hommes parlent souvent de « zone grise », quand ils ne sont pas trop sûrs de ce qu'ils ont fait... À titre personnel, je n'ai jamais été dans une « zone grise » avec un homme. Je sais parfaitement quand un homme a envie de moi et quand il n'a pas envie de moi. Au-delà de l'érection, ça se sent dans l'attitude, tout simplement. La zone grise, c'est la zone de la mauvaise foi. Les hommes font parfois semblant de ne pas tout à fait saisir le concept de consentement, car pour un certain nombre d'entre eux, le désir sexuel des femmes n'est pas un prérequis pour un rapport. Mais il suffit de mettre un doigt de force dans l'anus d'un garçon pour que soudainement le concept du consentement et de désir prérequis prenne un sens très concret pour lui...

Le problème, c'est que certains hommes sont dans une culture de l'insistance, on dit non et ça réessaye deux minutes plus tard. Ça mendie du sexe et ça n'a même pas honte. Pour eux, une femme qui cède est une femme qui consent. **Mais non, céder n'est pas consentir.** À propos de son livre sur son viol, *Je suis une sur deux*, Giulia Foïs dit : « Oui, j'ai cédé. Mais je n'ai pas consenti ! Parce que je n'ai pas voulu crever. Mais ça ne veut pas dire que j'ai eu envie d'être violée. Ça veut juste dire que j'ai eu envie de vivre et ça fait toute la différence[12]. »

Quand les femmes disent « non », certains comprennent « je n'ose pas te dire oui » ou « convaincs-moi ». **Le consentement à travers le fait de supplier n'est pas du consentement. Le consentement à travers la peur n'est pas du consentement. Le consentement à travers la culpabilité n'est pas du consentement. Le consentement à travers le chantage n'est pas du consentement, du style « si tu refuses la sodomie, j'irai voir ailleurs ». Tout ça, c'est de la coercition.**

Les hommes confondent aussi souvent séduction et consentement sexuel. Et vu que certains ne sont pas capables de faire la distinction entre les deux choses, ils appellent les femmes qui, elles, font bien la distinction, « des allumeuses », ce qui veut dire qu'une fois qu'on allume la flamme d'un homme, on est apparemment responsable de l'éteindre. « Quoi, tu me laisses dans cet état après m'avoir chauffé ? » disent-ils. Ce qui me rappelle aussi cette expression « passer à la casserole », qu'on utilise comme si c'était une finalité.

Évidemment, les choses ne sont pas toujours aussi binaires que cela, et il faut avouer qu'en tant que femme parfois, on peut être confuse vis-à-vis de ses propres envies, coucher avec quelqu'un pour les mauvaises raisons et surtout ne pas oser dire non et se sentir dégoûtée après. Le refus est une compétence (qui s'apprend), et certaines femmes ont cette compétence plus acquise que d'autres.

Mais il existe aussi un phénomène très réel et biologique de sidération (sur lequel je reviendrai bientôt) qui empêche parfois les femmes d'agir lors d'un viol. On demande souvent aux femmes « mais pourquoi tu ne l'as pas tapé ? Pourquoi tu n'as pas hurlé ? ». Parce que parfois, les femmes sont dans un tel état de choc que ce n'est pas possible pour elles de lutter. Parfois, il semble plus sage de ne pas lutter, dans l'espoir de rester en vie. On peut se dire que le mec va devenir encore plus violent, et que par conséquent, il vaut mieux lui donner ce qu'il veut, plutôt que de courir le risque d'être tuée. Ça semble logique pour n'importe quel autre cas, mais bizarrement pas pour les viols. Si on vous cambriole, et que vous ne savez pas comment vous battre, vous risquez très probablement de ne pas bouger d'un poil, et de dire aux cambrioleurs de prendre tous vos bijoux, dans l'espoir de rester en vie. Pour un viol, c'est pareil. Parfois, le mieux semble être de ne pas bouger pour survivre.

Revenons au consentement. Quand on a une relation sexuelle consentie, on peut révoquer son consentement à tout moment dans l'acte. Les femmes se sentent parfois obligées d'aller jusqu'au bout une fois qu'elles se sont engagées dans la relation sexuelle, même si elles ne se sentent plus consentantes. (Discours interne : « je me suis fourrée là-dedans, je dois subir l'acte même que je n'aime pas sinon ça fait vraiment allumeuse ».) On peut consentir à coucher avec quelqu'un puis ne plus consentir, pour diverses raisons. On est consentante dans une position, mais pas dans une autre. Tu voulais bien, car le mec était doux et soudainement, il se transforme et se met à t'insulter de salope et ça ne t'excite pas du tout et tu veux arrêter.

Il faut donc apprendre à refuser, mais aussi à révoquer. Dans son livre *En finir avec la culture du viol*, Noémie Renard parle d'« interactions sexuelles à coercition graduelle ». « Les interactions sexuelles à coercition graduelles sont des expériences, généralement hétérosexuelles, où l'agresseur déploie sa violence étape par étape, et où les femmes perdent progressivement le contrôle. Quelque chose s'installe, instinctif, non verbal ; l'autre n'est plus du tout sur la longueur d'onde commune instaurée au début, il part dans ses fantasmes personnels. Beaucoup de femmes racontent avoir eu la sensation de perdre le statut de "participante", ou de "partenaire" et d'être devenues un objet au service du plaisir personnel de l'agresseur[13] », écrit-elle.

Selon les chiffres de l'association NousToutes, qui a mené une enquête en ligne sur le consentement[14] auprès de 96 000 femmes en France en 2020, neuf femmes sur dix auraient déjà fait l'expérience d'une pression pour avoir un rapport sexuel. Pour une femme sur six, l'entrée dans la sexualité se fait par un rapport non consenti, 49,1 % des répondantes ont déjà entendu des remarques dévalorisantes sur le fait de ne pas avoir envie de rapports sexuels, et 81,2 % des femmes rapportent des faits de violences psychologiques, physiques ou sexuelles au cours de rapports sexuels.

Mais consentir, ce n'est pas suffisant, car comme le dit Maïa Mazaurette : « Le consentement ne fait que répondre au désir exprimé par l'autre[15]. » Le mieux, c'est d'exprimer ses désirs, ou au moins d'être dans un consentement affirmatif et enthousiaste !

Le truc, c'est que ce n'est pas forcément simple de savoir à quoi on consent vraiment et à quoi on ne consent pas. C'est pourquoi jouer au jeu de **« la roue du consentement » (*wheel of consent*)** de la sexologue Betty Martin avec un partenaire peut être intéressant pour se comprendre soi.

Sur cette roue, il y a quatre quadrants qui décrivent quatre situations différentes : donner, prendre, permettre, recevoir. Dans la sexualité, on peut être tour à tour dans ces différentes situations et ce jeu permet d'expérimenter cela. Certains se rendront compte qu'ils ont tendance à aimer prendre… lorsque d'autres préfèrent permettre, recevoir, ou donner.

On a tous une dynamique sexuelle dominante, et une dynamique qui nous est inconfortable et on peut travailler dessus. En sachant mieux où l'on se situe, on gère forcément mieux la notion de consentement, que ce soit pour apprendre à dire non, ou pour prendre conscience qu'on a tendance à prendre et donc à forcer.

UNE LOI FRANÇAISE QUI IGNORE LE OUI DU CONSENTEMENT

La mauvaise nouvelle, c'est que la notion de consentement n'est pas tout à fait incluse dans la loi sur le viol en France. Dans le Code pénal français, « Tout acte de pénétration sexuelle, de quelque nature qu'il soit, commis sur la personne d'autrui par violence, contrainte, menace ou surprise » est un viol. « Dans la loi française, l'absence de consentement de la victime est déduite du comportement de l'agresseur[16] », explique Noémie Renard.

En gros, on s'intéresse à l'attitude de celui qu'on soupçonne de viol, mais on ne cherche pas à savoir si la personne qui dit avoir été violée a dit « OUI ! » aux rapports sexuels. On peut donc dire qu'il existe une forme de présomption de consentement des femmes aux activités sexuelles en France. « Même s'il est établi que la victime a exprimé un refus, verbal ou physique, cela ne suffit pas à caractériser le viol ou l'agression sexuelle, en l'absence de "violence, contrainte, menace ou surprise"[17] », dit-elle.

Noémie Renard explique dans son livre *En finir avec la culture du viol* qu'**il faudrait élaborer une nouvelle définition du consentement qui ne soit pas seulement une acceptation, mais l'expression de la volonté et du désir.** Au Canada, le consentement doit être affirmatif. « Une femme inerte qui ne dit rien et qui ne bouge pas, n'est pas tenue pour consentante. Le consentement féminin doit ainsi s'exprimer par les paroles et des gestes. L'initiateur des activités sexuelles est dans l'obligation de s'assurer de l'adhésion d'autrui, et s'il se retrouve accusé de violences sexuelles, doit apporter des éléments de preuve dans ce sens devant le tribunal. »

La France est tout à fait consciente de ses lacunes sur le droit français en matière de viol, car le Conseil de l'Europe l'a pointée du doigt en 2019. À toutes les femmes qui ne le savent pas, la Convention d'Istanbul est très, très importante pour notre sécurité. La Convention d'Istanbul est le premier instrument qui « crée un cadre juridique complet et une approche pour lutter contre la violence à l'égard des femmes », elle a été signée par presque tous les pays d'Europe et est entrée en application en 2014 (soi-disant). Quand un pays ne respecte pas la convention, on peut saisir le GREVIO, un organe d'experts indépendant qui surveille la mise en œuvre de la convention ! Le GREVIO a rédigé un rapport dans lequel il déplore qu'en France « la définition des agressions sexuelles et du viol ne repose pas sur l'absence d'un consentement libre, mais exige le recours à la violence, contrainte, menace ou surprise[18] ».

Le Canada n'est pas le seul pays à avoir une définition du viol fondée sur le consentement. C'est aussi le cas de l'Afrique du Sud, du Royaume-Uni ou de la Suède. La Suède a par exemple instauré un crime intitulé *negligent rape* (viol par négligence). La loi dit que les participants d'un rapport sexuel doivent clairement démontrer qu'ils/elles voulaient un rapport sexuel pour que le rapport soit considéré consensuel. En 2018, un homme qui a violé une femme qui avait été passive pendant tout le rapport et qui avait exprimé un refus a été puni de deux ans de prison[19].

Selon Noémie Renard, l'autre souci de la loi française est que les viols, qui sont des crimes et qui doivent être jugés aux assises, sont souvent requalifiés en délits, qui seront alors jugés au tribunal correctionnel. Il y a une disqualification pénale des violences sexuelles. Le crime de viol devient alors un délit d'agression sexuelle, ce qui ne représente absolument pas les mêmes peines pour le violeur. En moyenne, dix mois à trois ans de prison pour un délit d'agression sexuelle contre dix ans de prison et parfois plus pour un viol jugé aux assises.

Mais il arrive que les avocats conseillent aux victimes d'accepter que leur viol soit reclassé en délit, car cela prend moins de temps (et les victimes ont envie de vite tourner la page). Ça veut aussi dire que si le viol est reclassé en délit, il sera jugé par trois juges professionnels au tribunal correctionnel et on peut espérer que des juges professionnels connaissent bien le sujet du viol.

Lorsqu'aux assises, l'affaire sera jugée par un jury de six à neuf personnes qui viennent du peuple. Ce jury « du peuple » a donc les avis du peuple et le sexisme du peuple. Si le viol n'est donc pas un « bon viol », le viol que la société condamne, l'inquiétude est que le jugement de ce jury non professionnel ne soit pas le bon…

Pourtant le viol devrait toujours être jugé comme un crime. Les féministes françaises des années 1970 se sont battues pour que le viol ne soit plus traité comme un délit, et ont réussi à le faire requalifier en 1980 en crime. Il faut considérer cela comme une véritable victoire sachant que pendant très longtemps, dans l'histoire, les viols qui ont été punis ne l'ont été que parce le violeur avait sali « la propriété d'un autre homme ». Ou que la femme violée n'avait plus de valeur sur le marché du mariage et donc que c'était « une atteinte à l'honneur de la famille ». Et non pas parce que la femme avait subi quelque chose qui était une violence pour elle-même.

VIOLÉES AU NOM DU « DEVOIR CONJUGAL »

Les femmes se sont aussi battues pour faire reconnaître le viol conjugal, qui a fait son entrée dans la loi en 1992. Depuis 2006, c'est une circonstance aggravante de viol.

Pendant longtemps, on a considéré que les femmes devaient du sexe à leur mari. Le devoir conjugal a par exemple été inscrit comme une obligation dans le Code pénal napoléonien. Un mari ne pouvait donc pas violer sa femme. Mais désormais, il est clair qu'il est interdit de forcer son conjoint à avoir des rapports sexuels. Le consentement ne vient donc pas avec le mariage, il n'y a pas de présomption de légitimité au rapport sexuel dans le couple. Cependant l'idée de « devoir conjugal » est encore très présente.

Beaucoup de femmes pensent qu'il est de leur devoir de satisfaire sexuellement leur mari, ou leur mec, même quand elles ne sont pas disposées, comme si le mariage ou la vie à deux venait forcément avec un devoir de maintenance sexuelle.

Quand on se marie, on a des obligations qui découlent du Code civil. Les époux s'obligent mutuellement à une communauté de vie. La communauté de vie, c'est le fait de vivre ensemble, ce qu'on appelle « communauté de vie matérielle », mais on se doit aussi « une communauté de vie charnelle ». « Fais-moi l'amour sinon je divorce », on peut donc demander le divorce pour faute si l'un des conjoints refuse d'entretenir des relations sexuelles avec l'autre. Il y a donc une forme de contradiction entre la loi sur le viol conjugal et le Code civil sur les obligations du mariage. Le message est un peu ambigu. « Sur le plan juridique, une femme ne doit pas se refuser à son époux, mais celui-ci ne peut la forcer. De la subtilité du droit français[20] », résume un article sur le devoir conjugal de *L'Express*.

Bien que le viol conjugal soit entré dans la loi, le sujet reste tabou en France, et peu traité. Il a fallu attendre 2020, pour que le premier livre-études sur le sujet, *Le Viol conjugal*, dirigé par Patrick Chariot, paraisse en France. Dans ce livre[21], je découvre des situations de viols conjugaux. Un homme oblige sa femme à coucher avec lui juste après son accouchement lorsqu'elle avait des complications d'une césarienne. Un autre pénètre sa femme avec ses doigts pendant qu'elle dort. D'autres imposent des pénétrations anales. Certains obligent leurs femmes à se faire frapper, ceinturées pendant le sexe lorsqu'elles n'aiment pas ça. J'ai aussi appris que le moment où l'on risque le plus de subir des viols conjugaux est généralement lors d'une rupture.

Ariana Harwicz décrit bien la situation dans son roman *Crève, mon amour* : « À chaque fois que mon mari me baise, je cligne des yeux et c'est comme si on abattait un arbre. Comme des coups de hache. Je mange d'une main et la graisse dégouline. Je parle fort, je bave, mais on me baise quand même, je suis toujours appétissante. Contre le mur, tu aimes ça, dit-il, lascif. Menottée, comme tu l'as demandé. Je ne le reconnais pas. On dirait qu'il a pris des notes. Il me baise et mes yeux explosent à plusieurs reprises. L'exorciste. Je reste aveugle. Une pierre contre le front. Il me baise, il me baise et tout s'effondre, les objets tombent et se fracassent. Les petites tasses en porcelaine de la grand-mère. Les images encadrées rapportées d'Italie. Ma maison est un dépôt de verre. Mon fémur me fait mal. Je ne dis rien[22]. »

La psychologue Claire Colder explique : « Le viol conjugal est souvent inclus dans un tableau plus global de violences conjugales. La réduction de l'autre à l'état d'objet se fait progressivement, parfois presque méthodiquement, et le viol conjugal survient alors comme dans une sorte de paroxysme de ces violences, mettant en jeu, après la négation de l'autre en tant que sujet pensant et parlant, la négation de son corps[23]. »

Sans être mariée, on peut vivre ce genre de violences sexuelles dans le couple. C'est ce que la presse américaine a nommé « le *date rape* » dans les années 1980, ce qui a permis de mettre en lumière que de nombreux viols se passaient lors d'un rencard ou d'un rendez-vous amoureux. C'est ce que raconte aussi Samira Bellil dans son livre *Dans l'enfer des tournantes* : elle était en couple avec un homme qui l'a livrée à d'autres hommes qui l'ont violée. Certains hommes sont excités par l'idée de voir leur compagne se faire pénétrer par d'autres hommes par surprise… C'est ce que m'a confié une des femmes qui suit ma page @tasjoui. Elle s'est retrouvée dans une situation où son copain avait invité un autre homme dans la chambre sans la prévenir.

BAISÉES À UN ÂGE OÙ L'ON NE DEVRAIT JAMAIS BAISER : INCESTE ET *LOLITA CULTURE*

Comme je le disais plus haut, dans 90 % des cas, la victime connaît son agresseur... **Et donc parfois, le violeur peut être son conjoint, comme dans le cas du viol conjugal, ou cela peut aussi être une personne de sa famille, comme un père, un oncle, un frère, un cousin, une sœur, une tante, une mère...**

L'anthropologue Dorothée Dussy appelle l'inceste « le berceau des dominations ». « À la faveur du réel, et de la banalité des abus sexuels commis sur les enfants, l'inceste se révèle structurant de l'ordre social. Il y apparaît comme l'outil primal de formation à l'exploitation et à la domination de genre et de classe[24] », écrit-elle.

Dans une enquête Ipsos de 2020[25] pour l'association Face à l'inceste, un Français sur dix dit avoir été victime d'inceste. Ce qui ferait 6,7 millions de personnes, dont 78 % de femmes. Huit victimes d'inceste sur dix sont des femmes.

Selon une autre enquête[26] réalisée par l'association Mémoire traumatique et victimologie, 81 % des violences sexuelles sont subies avant l'âge de dix-huit ans, 51 % avant onze ans, 21 % avant six ans...

Si la plupart des violences sexuelles se passent dans l'enfance sur des petites filles, nous devons absolument réfléchir à l'impact de l'inceste sur la sexualité des femmes... Quel impact y a-t-il sur la sexualité féminine quand les bases de sa sexualité sont posées dans de telles circonstances ?

Car s'il y a une culture du viol, il existe aussi une culture encore plus invisible, vicieuse et tabou, qui est **la culture de l'inceste**. « Parmi toutes les lois du père, il y en avait une d'ordre capital : ne pas raconter[27] », écrit Marie-Pier Lafontaine dans son livre *Chienne*, qui raconte comment un père agresse sexuellement ses filles.

L'inceste peut être un viol par pénétration avec un pénis, mais aussi avec des doigts ou un objet. Mais cela peut aussi être une agression sexuelle, l'agresseur se frotte à l'enfant, lui caresse le sexe, le lui lèche ou lui demander de lécher le sien, etc. Ça peut aussi être le fait d'obliger l'enfant à regarder des adultes coucher ensemble, lui faire regarder du porno, lui demander de toucher un autre enfant… ça peut être le fait de laver le sexe de l'enfant compulsivement…

Là aussi, il ne s'agirait pas de pulsions de la part de l'incesteur. « L'incesteur sait se tenir et qu'il ne lui est jamais venu à l'idée d'incester qui que ce soit au grand jour, de peur de se faire prendre. La fameuse théorie des pulsions, définies comme d'irrépressibles envies sexuelles à l'origine des viols […] ne résiste à aucune démonstration empirique puisqu'au contraire, tous les violeurs prennent soin de ne pas se faire pincer[28]. »

De nombreuses femmes m'ont confié avoir grandi dans **un climat incestueux**. « Je n'ai pas été violée physiquement par mon père, mais je garde des traces pour l'instant indélébiles du rapport incestueux qu'il a instauré entre nous depuis mon plus jeune âge. Il disait à ma sœur et moi qu'on avait de très belles fesses vers huit/dix ans et a toujours commenté le corps des femmes de façon hyper machiste devant moi et évidemment pour "garder son amour", inconsciemment j'ai tout contrôlé pour être belle et digne d'amour et de validation à ses yeux. J'ai eu des troubles alimentaires très tôt. J'ai passé une adolescence horrible, j'ai découvert le porno à l'âge de dix ans et me suis identifiée totalement aux femmes soumises et objectivées que l'on peut y voir. C'est ainsi que ma sexualité s'est "construite", ou plutôt brisée, dès le début. Je l'ai entendu dire aussi que les femmes qui étaient clitoridiennes n'étaient pas de vraies femmes (me renvoyant moi-même, qui faisait partie du lot, à n'être donc rien), il me racontait comment dans l'intimité étaient des femmes qu'il avait eues. Me disant au passage que ma mère adoptive mouillait trop et que ça le dégoûtait. Me renvoyant à une image de moi-même dégoûtante si je mouille trop. Il m'a aussi dit qu'elle avait un sexe qui le dégoûtait parce que ses lèvres et sa vulve étaient trop grandes. À vingt-quatre ans, j'ai subi une nymphoplastie pour couper mes lèvres. Ma sexualité a toujours été déréglée, j'ai même eu une période où je refusais brusquement qu'un de mes partenaires touche mon clitoris parce que ça me faisait directement penser à mon père. »

Ce climat incestueux est aussi très bien décrit dans le livre *Chienne* de Marie-Pier Lafontaine. En parlant du père, elle écrit : « Il répète souvent *vous pourriez devenir putains ! Vous pourriez devenir des putes !* Le père aime bien nous faire savoir que son amour est conditionnel. Qu'il s'amorcera le jour où notre sexe sera en fonction. Il voudrait, voudrait tellement nous vendre à d'autres hommes. [...] Tout le mal qu'il se donnerait pour nous regarder être violées à la chaîne. Enfin, ses filles serviraient à quelque chose. Enfin, il nous aimerait. [...] *Même putain, je vous aimerais. Vous pourriez devenir putain que je vous aimerais. Mes filles putes, mes filles garces. Cochonnes comme leur mère. Je les aimerais*[29]. »

Grâce à la publication du livre, sorti début 2021, *La Familia grande* de l'avocate Camille Kouchner qui accuse le politologue Olivier Duhamel d'avoir commis l'inceste sur son frère jumeau, la parole se libère sur le sujet. On assiste à une forme de #MeToo de l'inceste sur les réseaux sociaux sous le hashtag #metooincest, des milliers de victimes racontent leur histoire. « J'avais cinq ans, en une soirée ce frère de ma mère a bouleversé ma candeur et assombri le cours de ma vie. En une seconde, j'avais cent ans. » Déjà en juin 2020, le hashtag #Iwas lancé aux États-Unis avait commencé à faire du bruit sur la Toile. « J'avais douze ans, c'était le papa de mon ancienne meilleure amie. » « J'avais treize ans et ma petite sœur neuf »...

Si pendant longtemps, les enfants incestés n'ont pas été entendus ni crus, le psychanalyste Sigmund Freud en est en partie responsable. Oui, ce gros misogyne en tient une couche. Déjà qu'il avait dit des conneries sur la sexualité des femmes en tentant de faire passer les femmes clitoridiennes pour « immatures »...

En 1896, celui-ci écrit un papier intitulé *The Aetiology of Hysteria* où il explique que les désordres émotionnels des femmes viennent du traumatisme causé par l'inceste. Ses patientes lui confient avoir été abusées sexuellement dans l'enfance. Celui-ci est alors visionnaire. Il décrit la réalité, et révèle un énorme tabou. À la suite de ce papier, il fut ridiculisé par son entourage professionnel. Évidemment, à l'époque, aucun homme ne peut croire que des hommes de la bonne société puissent agir ainsi sur leurs filles... par conséquent, tel un gros lâche, Freud modifie et inverse sa théorie et pond « le complexe d'Œdipe », qui devient le fondement de la psychanalyse moderne. Il explique que les femmes fantasmeraient ce qu'elles prétendent avoir subi. Il explique que les petites filles fantasment sur leur père. Nous aurions soi-disant tous un désir inconscient d'entretenir un rapport sexuel avec le parent du sexe opposé. Cette idée plaît beaucoup plus que la vérité de la première, et propulse sa carrière…

« Cette interprétation freudienne, à savoir que la violence sexuelle qui affecte la vie de tant de femmes n'est qu'un fantasme, est très confortable pour la société en ce qu'elle ne bouscule en rien l'ordre établi. Ainsi, les thérapeutes peuvent se ranger du côté des puissants plutôt que de celui des malheureuses victimes des violences familiales. Questionner cet arrangement avec la réalité implique bien plus qu'une simple enquête historique, cela met dangereusement en cause la structure de l'approche psychothérapeutique[30] », écrit Jeffrey Moussaieff Masson, auteur de *Enquête aux archives Freud – Des abus réels aux pseudo-fantasmes*. C'est dans les années 1970 que la féministe Florence Rush révèle la supercherie à travers son livre *The Freudian Coverup*.

D'autres psychanalystes puissants ont malheureusement colporté ces conneries, telle Françoise Dolto qui disait en 1979 à la revue *Choisir la cause des femmes*, à propos des petites filles incestées : « Il n'y a pas de viol du tout. Elles sont consentantes. Dans l'inceste père-fille, la fille adore son père et est très contente de pouvoir narguer sa mère[31]. »

Et encore aujourd'hui, certains psychanalystes croient à ces théories fumeuses, c'est ce que montre le documentaire *Le Phallus et le Néant*, sorti en 2018, de Sophie Robert, qui a interrogé dix-huit psychanalystes freudiens et lacaniens en France. On peut entendre quelqu'un dire : « L'inceste du père, ça ne fait pas tellement de dégâts, ça rend juste les filles un peu débiles[32]. »

Cette idée freudienne de la gamine comme tentatrice s'est énormément répandue, notamment à travers l'imagerie du film *Lolita* de Stanley Kubrick, sorti en 1962. ***Lolita* est pourtant à la base un livre de Vladimir Nabokov qui dénonce la pédophilie. Lolita n'est pas l'ado sexy qui fait du gringue à son beau-père, mais la victime d'un pédocriminel**. L'auteur Vladimir Nabokov a d'ailleurs tenté de rétablir la vérité en 1975 sur le plateau de l'émission Apostrophe : « Lolita n'est pas une jeune fille perverse, c'est une pauvre enfant que l'on débauche et dont les sens ne s'éveillent jamais sous les caresses de l'immonde Mr Humbert à qui elle demande "est-ce qu'on va toujours vivre comme ça en faisant toutes sortes de choses dégoûtantes dans des lits d'auberges ?"[33] », dit-il. « Il est assez intéressant de se pencher [...] sur le problème de dégradation inepte que le personnage de la nymphette que j'ai inventé en 1955 a subie dans l'esprit du grand public, non seulement la perversité de cette pauvre enfant a été grotesquement exagérée, mais son aspect physique, son âge, tout a été modifié par des nigauds qui n'ont jamais lu mon livre[34] », ajoute-t-il. Le mythe de « la Lolita » perdure jusqu'à aujourd'hui.

Les jeunes femmes se sont fait piéger dans ce rôle. Dans les années 1990, Courtney Love, chanteuse du groupe Hole, épouse de Kurt Cobain, invente un style vestimentaire, dans lequel le but est de s'habiller comme une « Lolita ». On appelle ce style *Kinderwhore*, ce qui veut dire enfant-salope... Des milliers de jeunes femmes qui se pensent rebelles se revendiquent du mouvement.

Puis dans les années 2000, la jeune Alizée, qui était hyper sexualisée, chante « Moi, lolita », un véritable Hit en France. Sans oublier Britney Spears, Christina Aguilera, etc. À douze ans, à travers cette culture pop, je pensais que porter une cravate avec une jupe d'écolière c'était cool et que se faire mater par de vieux gros porcs faisait de moi une femme.

La *Lolita culture* a refait son apparition en 2012 à travers la chanson de Lana Del Rey *Lolita*, ce qui a lancé la mode de la *daddy's girl* sur les réseaux sociaux, notamment sur la plateforme Tumblr. Les sites de *sugar daddies*, qui sont des sites de prostitution déguisés, jouent aussi sur cet imaginaire. On se trouve un « papa » et on joue à la « lolita ». De jeunes femmes postent des photos d'elles avec des T-shirts « *Daddy's little girl* » et de nombreuses pages Instagram qui traitent de cette esthétique avec des noms comme « nymphettebaby », « yungelita » existent.

« Nous sommes peut-être des dragueurs, mais les enfants, garçons et filles, sont volontiers des allumeurs, et, à l'encontre de ce que prétend la loi, ils sont fort capables de discernement sur ce point. Ils aiment plaire et d'abord qu'ils prennent conscience du pouvoir de leurs charmes, ils ne manquent pas d'en user[35] », écrivait l'auteur pédophile Gabriel Matzneff dans son livre *Les Moins de seize ans* publié en 1974. Dans les années 1970, il était toléré en France d'aimer sexuellement les enfants et les adolescents. En 1977, se lance en France le FLIP, Front de libération des pédophiles, qui veut assurer une « défense révolutionnaire » de la pédophilie.

Dans son livre *Le Consentement*, Vanessa Springora, qui a vécu une relation avec Matzneff quand elle avait quatorze ans, raconte l'emprise qu'il a eue sur elle. Il a cinquante ans et vient la chercher devant le collège. Elle raconte comment il obtient « le consentement » des adolescents et de la famille à travers une véritable manipulation psychique. « Le rôle de bienfaiteur qu'aime se donner G. dans ses livres consiste en une initiation des jeunes personnes aux joies du sexe par un professionnel, un spécialiste émérite, bref, osons le mot, par un expert. En réalité, cet exceptionnel talent se borne à ne pas faire souffrir sa partenaire. Et lorsqu'il n'y a ni souffrance ni contrainte, c'est bien connu, il n'y a pas de viol. Toute la difficulté de l'entreprise consiste à respecter cette règle d'or, sans jamais y déroger[36]. »

Évidemment, à l'adolescence, on fantasme sur des adultes, on tombe folle amoureuse… on se fait des films… et c'est exactement ce que Matzneff recherchait. « Ce qui m'impressionne chez les très jeunes, c'est au contraire leur capacité de don total de soi, leur abandon sans réserve à l'être aimé. Un adolescent amoureux ne compose pas avec l'amour, il a foi en l'absolu de la passion, il s'y livre entièrement[37]. » Sauf que normalement, justement, un adulte sain est censé comprendre que ce n'est pas à lui de jouir de cela, mais les agresseurs d'enfants se racontent des histoires à eux-mêmes, comme le dit extrêmement bien l'actrice Adèle Haenel, qui accuse le réalisateur Christophe Ruggia d'avoir abusé d'elle quand elle avait douze ans sur un tournage. « Les agresseurs peuvent se raconter toute une histoire romantique au sujet d'un truc qui n'est pas du romantisme, qui est de l'oppression, qui broie la vie de tellement de gens[38] », dit-elle dans une interview sur *Mediapart*.

Mais pour Matzneff, il n'en est rien. « Les adversaires de la philopédie parlent volontiers du "traumatisme" que provoque chez l'adolescent une relation sexuelle avec un adulte. À ce vilain mot de la langue médicale, je préfère celui de bouleversement. Oui, je le reconnais, découvrir les gestes de l'amour entre les bras d'un(e) aîné(e) peut être, lorsqu'on a douze ou quatorze ans, un bouleversement. Mais pourquoi donner à ce mot magnifique un sens péjoratif, négatif[39] ? » écrivait-il.

En France, le débat a longtemps fait rage. « À partir de quel âge un enfant est-il consentant ? » demandent les médias. Car une fois de plus et ici aussi, la loi est problématique et protège mal les enfants des viols.

En 2018, a été acquitté en France un homme de trente ans qui avait violé une fillette de onze ans, car celle-ci aurait prétendument été consentante, il n'y aurait pas eu contrainte. Le viol a donc été reclassé en « atteinte sexuelle ». La loi interdit de coucher avec un mineur de moins de quinze ans ou plus selon l'ascendant qu'on a sur lui. Si on a quand même des rapports avec un mineur, il s'agit d'un délit d'atteinte sexuelle, mais ce n'est pas un viol pour autant s'il n'y a pas eu de violence, de contrainte, menace ou surprise ! Car jusqu'il y a peu, on considérait donc que l'enfant pouvait être consentant... Et si on arrivait à prouver qu'il n'y avait pas vraiment été contraint, alors ce n'était pas un viol.

Mais peut-on être consentant à onze ans ? Vraiment ? C'est quoi ce foutage de gueule ? Bien sûr qu'à onze ans, j'aurais baisé avec n'importe quel mec des 2BE3 ou des Backstreetboys. S'il y en a qui avait essayé, je n'aurais pas réussi à dire non, mais je n'aurais pas fait ça avec beaucoup de discernement. Ça n'aurait sans doute pas été un consentement libre et éclairé.

Le débat a donc été lancé sur le fait d'établir un âge au-dessous duquel il est impossible de consentir. En 2018, la loi s'est légèrement améliorée grâce à la secrétaire d'État Marlène Schiappa. La loi a introduit le fait que la contrainte puisse résulter de la différence d'âge entre l'auteur et la victime ou du manque de discernement de la victime présumée. Grâce au mouvement #metooinceste, le sujet a été remis sur la table du gouvernement début 2021. Le 3 mars 2021, les députés ont fixé à quinze ans le seuil de « non-consentement » pour les mineurs victimes d'actes sexuels de la part d'adultes, et à dix-huit ans pour les victimes d'incestes. La proposition du Sénat a été examinée par l'Assemblée nationale le 15 mars et a été validée. Enfin !

SIDÉRATION, DISSOCIATION, AMNÉSIE : QUE SE PASSE-T-IL DANS LE CORPS PENDANT UN VIOL ?

Une fois que le mal est fait, une fois qu'on a été violé, on fait quoi ? Que se passe-t-il pendant un viol dans le corps ? On en guérit comment ? Comment vit-on sa sexualité après un viol ?

Le viol peut provoquer ce qu'on appelle un stress post-traumatique. Le syndrome de stress post-traumatique peut survenir suite à une expérience comprenant un risque de mort, de graves blessures ou des agressions sexuelles. Par exemple, les vétérans de guerre souffrent souvent de stress post-traumatique. Les femmes violées aussi. Je trouve tout de même très étrange qu'on mette les vétérans de guerre et les femmes violées dans la même catégorie de traumatismes. Vivre des scènes de guerre est terrible, mais il n'y a théoriquement pas de pénétration des organes, sauf en cas de torture.

Par conséquent, les stress post-traumatiques qui découlent des guerres ou des viols devraient vraiment être différenciés. C'est un manque de respect envers les femmes de les mettre dans le même sac. Dans les années 1970, une psychiatre et une sociologue ont tout de même tenté de poser le terme ***rape-trauma syndrome*** sur les traumatismes que peut créer le viol, mais ce terme est vraiment très peu utilisé.

Et sans l'utilisation d'un terme précis, il n'y a donc pas ou peu d'études et de traitements spécifiques aux traumatismes qui découlent du viol. Et pourtant, il est très urgent que la neuroscience vienne au secours des victimes de viol. C'est quand même tout à fait hallucinant, la médecine s'est largement chargée dans l'histoire de « pathologiser » les femmes avec de prétendues maladies comme l'hystérie, mais lorsque les femmes ont besoin qu'on reconnaisse leurs traumatismes dus aux violences sexuelles et aux viols, alors là bizarrement, on a du mal à poser des termes spécifiques !

Le stress post-traumatique se traduit de plusieurs façons. Souvent, les femmes revivent le traumatisme à travers des flashbacks et des souvenirs intrusifs, parfois des cauchemars, qui vont générer une énorme détresse. C'est véritablement comme revivre la scène, sans jamais savoir à l'avance quand ce flash va se manifester. Les personnes qui sont touchées par le syndrome de stress post-traumatique peuvent aussi souffrir de dépression, avoir des perceptions négatives d'elles-mêmes, avoir des comportements à risques, etc.

Le stress post-traumatique peut découler de plusieurs phénomènes très spécifiques au viol qui sont encore très mal connus. **Quand une femme est violée, il est possible qu'elle vive un état de sidération. C'est-à-dire qu'elle va devenir apathique. Soudainement, elle ne va plus pouvoir bouger, elle va être comme paralysée et va avoir l'impression de sortir de son corps.**

N'avez-vous jamais fait un rêve où vous savez que vous devez courir pour échapper à quelqu'un ou quelque chose, mais soudainement vos jambes sont scotchées au sol et vous n'arrivez pas à courir ? L'état de sidération, c'est ça. C'est quand le stress est tellement grand que le corps sécrète des hormones qui anesthésient la victime.

On demande souvent aux femmes pourquoi elles ne se sont pas défendues. Pourquoi n'ont-elles pas hurlé ? Pourquoi n'ont-elles pas fui ? La réponse est dans l'état de sidération qui mène à un état de dissociation. La dissociation se caractérise par la sensation de sortir de son corps, l'impression que tout se passe au ralenti, l'insensibilité à la douleur, etc.

« Peu à peu, je m'enferme dans un trou noir, un grand vide. Plus rien ne me concerne. C'est comme si mon esprit s'en allait de mon corps. Ce n'est plus moi qui suis là, allongée sur le lit, à supporter ces mains, cette peau, ces odeurs, ces souillures et cette sauvagerie, c'est juste mon corps, devenu une chose inerte, insensible. Le processus entamé tout à l'heure se poursuit et s'amplifie : j'ai tant fait pour fuir dans mes pensées, pour être absente de ce qui se joue pour moi, que maintenant plus rien ne me touche. Je suis coupée de mon corps, je suis anesthésiée. Je suis ailleurs. Mon corps ne m'appartient plus, peut-être est-il mort[40] ? » écrit Samira Bellil au sujet de son viol.

En effet, cette impression de désincarnation, cette façon de se geler est un mécanisme de survie. « Ceux qui n'ont jamais été abusés sexuellement peuvent peut-être mieux se représenter l'expérience d'un survivant en pensant à lui comme ayant survécu à une tentative de meurtre qui a utilisé le sexe comme une arme[41] », écrit la sexologue Emily Nagoski.

« Les survivants ne se battent pas parce que la menace est trop immédiate, impossible de s'en échapper, leur corps se gèle, car c'est une réponse de stress qui maximise les chances de rester en vie... ou de mourir sans douleur », ajoute-t-elle. On parle de *rape induced paralysis* ou de *tonic immobility*. Une étude[42] publiée dans le journal scientifique *Acta Obstetrecia et Gynecologica Scandinavica* rapporte que sur trois cents femmes qui ont reporté un viol, 70 % disent avoir vécu un état de sidération, et 48 % un état de sidération extrême.

Cette réaction de sidération existe aussi chez les animaux, c'est ce que Peter Levine, un docteur en biophysique médicale et psychothérapeute spécialisé dans les traumatismes, a remarqué. Confrontés à un danger extrême, certains animaux se figent. Ils se mettent dans un état de thanatose, ce qui consiste en un raidissement total du corps en présence d'un danger pour espérer que le prédateur les laisse tranquilles ou pour ne plus souffrir en cas de mort. « Les physiologistes appellent cet état très particulier "réponse d'immobilité" ou "de figement". C'est l'une des trois réponses primaires dont disposent les reptiles et les mammifères lorsqu'ils sont confrontés à une menace qui dépasse leur capacité d'y faire face. Les deux autres réponses, le combat et la fuite, nous sont plus familiers, mais nous en savons beaucoup moins sur la réponse de figement[43] », écrit-il.

L'état de sidération conduisant à un état de dissociation, de nombreuses femmes vont rester coincées dans cet état dissociatif traumatique si elles ne sont pas aidées. C'est pourquoi Virginie Despentes dit que « le viol fabrique les meilleures putes[44] », car l'état dissociatif est désormais à portée de main et peut même devenir une sensation agréable. Certaines femmes parlent de la prostitution comme d'une étape de reconstruction. C'est le cas de Carole, qui témoigne pour le média Fraîches. « Ça peut paraître fou, complètement cinglé, mais pour moi ça a été une étape dans ma reconstruction », dit-elle. Elle a commencé à se prostituer deux mois après le viol. « J'ai franchi le pas, c'était inévitable quoi, c'était ma fatalité[45]. »

« Parfois, les survivants de traumatismes sexuels se retrouvent enfermés dans un schéma d'attitude sexuelle. Leur cerveau devient compulsif et tente de défaire leur trauma en récréant le traumatisme différemment, dans le but d'essayer de le comprendre. C'est le même phénomène quand on mord sans arrêt un herpès qu'on a sur la bouche, ou quand on tripote sans cesse un bouton, le cerveau n'arrive pas à laisser le traumatisme tranquille, même si tu sais que si tu ne le touchais pas, il guérirait plus vite[46] », explique Emily Nagoski.

Le traumatisme peut devenir l'expression principale de sa sexualité. C'est pourquoi certaines femmes qui ont été violées utilisent le BDSM sous forme de *trauma-play*. « Pendant mon agression, j'ai été attachée contre mon gré. C'est quelque chose qui m'a hantée pendant très longtemps. Faire des scènes de bondage avec des partenaires en qui j'avais confiance m'a permis de revisiter des émotions à propos de ce qui m'était arrivé, mais de changer le résultat, pour que j'associe le bondage à quelque chose de positif plutôt qu'avec quelque chose de traumatique[47] », dit une femme dans un article intitulé « Guérir par le BDSM ».

C'est donc une façon pour certaines femmes d'accéder à des mémoires inhibées.

En parlant de mémoires inhibées, un deuxième phénomène peu connu qui découle du viol est l'amnésie traumatique. Certaines femmes oublient littéralement leur viol pendant des années et s'en souviennent parfois dix ans, vingt ans, quarante ans après d'un coup. « L'amnésie traumatique est très fréquente chez les personnes victimes d'un viol pendant leur enfance. Elle est due à des mécanismes neurologiques opérés par le cerveau pour survivre. Au moment de l'agression, le stress est tellement extrême qu'il représente un danger vital. Pour le stopper, le cerveau fait "disjoncter" le circuit émotionnel, et la mémoire avec. La victime est comme paralysée. La mémoire des faits reste bloquée dans l'amygdale cérébrale, cette petite structure non consciente qui gère les réponses émotionnelles de l'individu » explique Muriel Salmona, directrice de l'association Mémoire traumatique. Elle ajoute : « Cette mémoire traumatique est anesthésiée, elle n'est pas transformée en "mémoire autobiographique", celle que l'on peut raconter. Comme une machine à remonter le temps, elle ressurgit parfois en réaction à un bruit, une odeur, un geste[48]. » L'animatrice de télé Flavie Flament a témoigné de son amnésie traumatique à la suite du viol qu'elle a subi dans son enfance avec le photographe David Hamilton.

Certains députés ont essayé de faire rentrer l'amnésie traumatique dans la loi, afin de pouvoir allonger le temps de prescription, mais n'ont pas réussi, car certains scientifiques pensent que les souvenirs ne sont pas fiables. Par conséquent, il nous faut plus d'études, plus de recherches sur le sujet afin de pouvoir trouver des marqueurs neurologiques fiables, études que l'État français ne finance pas... Il faut aussi absolument que les magistrats soient formés sur le sujet de la sidération, de la dissociation et de l'amnésie afin de pouvoir juger correctement les affaires de viol.

LE VAGIN A-T-IL UNE CONSCIENCE ?

Si le viol provoque tant de traumatismes, on peut se demander pourquoi. Dans le livre *Vagina : a new biography*, l'autrice Naomi Wolf pose une question que j'ai trouvée très pertinente. **« Le vagin a-t-il une conscience ? » Comment se fait-il qu'un viol puisse autant abîmer une femme ? Que se passe-t-il vraiment ?**

« Si c'est une question de pouvoir, pourquoi violer une femme ? Pourquoi ne pas la taper, la menacer, l'affamer, l'emprisonner ? Tu peux imposer ton pouvoir sur les femmes de plusieurs façons qui ne sont pas sexuelles. Mais si ton but est de briser une femme psychologiquement, il est efficace d'infliger de la violence à son vagin. Tu la casseras plus rapidement que si tu la tapes seulement, parce que le vagin est un médiateur de la conscience[49] », écrit-elle. Elle pense que les traumatismes du vagin marquent le cerveau féminin, conditionnent et influencent le reste du corps. Pour elle, le viol est une blessure et une attaque aux cerveaux des femmes.

Virginie Despentes a tendance à dire le contraire. « Ma chatte, je peux pas empêcher les connards d'y rentrer et j'y ai rien laissé de précieux. » Sa façon de voir les choses contredit donc Naomi Wolf. Pour elle, ce qui arrive à son vagin ne peut la définir, elle refuse le statut de victime.

De son côté, Naomi Wolf, qui s'est intéressée au système nerveux pelvien de la femme, se demande si le viol ne créerait pas un changement permanent du système nerveux autonome chez la femme. C'est aussi la théorie de Peter Levine, qui pense que le traumatisme est la conséquence de la réaction du système nerveux de la personne à un événement qui a dépassé sa capacité à y faire face. Il a établi un outil qu'il appelle la « *Somatic Experiencing* », qui permet au système nerveux d'intégrer le trauma et de désactiver la charge émotionnelle qui s'est trouvée emprisonnée dans le corps, rendant possible un retour à une vie normale.

Une autre technique qui repose sur le même postulat est la technique du TRE (*trauma release exercices*) du docteur David Berceli. Celui-ci s'est intéressé au psoas, qu'il appelle « le muscle de la survie », car quand on est dans une situation de danger, on le contracte et on tremble. Le psoas est un grand muscle qui se situe entre les vertèbres lombaires et le bassin. En faisant certains exercices, on se met à recréer les mêmes tremblements involontaires que quand on a extrêmement peur. On tremble comme une feuille et les émotions montent ! Pour avoir essayé, à travers ces exercices physiques, les émotions sortent, c'est comme si notre physiologie les contactait. Puis le système nerveux se calme, on ressent beaucoup de bien-être.

Le Kinsey Institute, organisme de recherche sexologique, a lancé un consortium de recherche sur le stress post-traumatique à la suite de violences sexuelles, qui repose sur des travaux sur la théorie polyvagale du docteur Stephen Porges. La théorie polyvagale explique elle aussi comment un danger peut changer le système nerveux autonome, qui se met dans un état de défense qui peut impacter la santé, les fonctions sexuelles, etc.

Les thérapies proposées en France ne prennent pas encore compte des nouvelles théories sur le système nerveux et les violences sexuelles. Les thérapies proposées passent encore énormément par la parole, et les médicaments. L'*embodiement*, aussi appelé cognition incarnée, n'est pas un type de thérapie très populaire ici.

En France, selon Muriel Salmona, présidente de l'association Mémoire traumatique et victimologie, les victimes mettent en moyenne treize ans à trouver une prise en charge satisfaisante[50].

On sait aujourd'hui que certaines thérapies fonctionnent bien sur les traumatismes sexuels telles que l'EMDR, une forme d'hypnose. Certaines femmes vantent les mérites du *trauma informed yoga* ou yoga intéroceptif, mais aussi de la danse. Certaines plus aventureuses utilisent des psychédéliques pour défaire le traumatisme. J'ai aussi entendu du bien des groupes de paroles.

Ne pas bien prendre en charge les victimes de violences sexuelles est hautement irresponsable de la part de notre système de santé. Car on sait que les victimes de viols peuvent elles-mêmes devenir des violeurs/violeuses et qu'il faudrait tout mettre en place pour que le virus ne se refile pas. Dans son livre *Chienne*, Marie-Pier Lafontaine, qui parle des agressions sexuelles d'un père sur sa fille, décrit la peur qu'elle éprouve de devenir pédophile elle-même. « Cette peur qu'un jour, en présence d'une jeune enfant, je ressente l'urgence de la violence, un désir. Ou pire, que je passe à l'acte. Que je traverse de l'autre côté de l'horreur[51] », écrit-elle. Et pour que cela n'arrive pas, il faut, selon Muriel Salmona, faire une thérapie spécialisée dans les psycho-traumatismes qui permettra une intégration de la mémoire traumatique en mémoire autobiographique.

LA SEXUALITÉ APRÈS UN VIOL

La sexualité après un viol est souvent difficile. Comment refaire l'amour après un viol ? Le viol change-t-il à tout jamais son rapport au sexe ?

Il faut réussir à restaurer sa sexualité, à réinvestir son corps et à se le réapproprier. « Ce que j'ai vécu a altéré à tout jamais ma sexualité et mon estime de moi, et cela fait des années que je travaille à les restaurer. Mon agresseur m'a conditionnée à rester passive en toutes circonstances et j'ai eu du mal à me débarrasser de cette impassibilité dans ma vie sexuelle[52] », explique Hannah Shewan Stevens, une femme qui témoigne dans le *Huffington Post* dans un article intitulé « Comment je reconstruis mon rapport à la sexualité après avoir été violée pendant l'enfance ».

J'ai demandé à des femmes de la communauté @tasjoui de me raconter **leurs vies sexuelles post-viol.** Et je me suis rendu compte que les femmes réagissent de deux façons. Soit elles se coupent totalement de leur corps, elles sont dégoûtées d'elles-mêmes, elles vivent des périodes d'abstinence, elles souffrent de vaginisme et d'autres pathologies, ou à l'inverse, elles sont dans une forme d'hypersexualité. Il peut arriver qu'elles vivent d'autres viols, car elles ont tendance à ne plus voir le danger et à ne plus réussir à placer des limites, et vont parfois se prostituer.

Certaines femmes revivent la dissociation dès qu'elles couchent avec quelqu'un. « J'ai perdu toute sensation au début. Je pensais que j'étais frigide, je croyais que mon corps était cassé. J'avais endormi mon corps et beaucoup d'émotions. Ensuite pour faire court, je me suis laissé faire. C'est-à-dire que dès qu'un homme voulait coucher avec moi, je ne me demandais pas si j'en avais envie et j'y allais. *Self-estime* : zéro. Respect de moi-même : zéro. J'avais perdu la possession de mon corps. Le travail est très long… » me confie une femme qui a été violée. Une autre me dit : « Pendant que j'avais des rapports, c'était comme une soumission. J'étais allongée comme pétrifiée et j'attendais la pénétration et pendant que le pénis était à l'intérieur, je ne ressentais rien, du vide juste du vide. Je regardais ailleurs, j'attendais que ça se finisse… Le vide, le néant, rien d'autre. »

« Outre la honte d'avoir subi des sévices sexuels, j'étais profondément gênée par ma libido effrénée, conséquence bien connue des maltraitances sexuelles durant l'enfance. J'étais terrifiée par ma propre sexualité », explique Hannah Shewan Stevens. « Je me suis oubliée dans une série de situations sexuellement dangereuses. Je sacrifiais mon bien-être pour le plaisir des autres, j'acceptais les avances d'hommes bien plus âgés, et j'adoptais sans cesse une attitude d'objet sexuel[53] », écrit-elle.

Certaines à l'inverse ont besoin d'être en contrôle total. « J'ai été abusée par mon cousin de mes neuf ans à mes douze ans. Ma sexualité a été marquée par de fortes prises de risques (beaucoup de partenaires, rapports rarement protégés…), mais surtout par l'absolu contrôle du désir. C'est-à-dire que c'est toujours moi qui étais à l'initiative des rapports, je ne supportais pas qu'on me dise non et je refusais la grande majorité du temps si le désir était exprimé en premier par mon partenaire », me confie une femme.

D'autres ont du mal à avoir des rapports sexuels avec des personnes qui sont trop proches d'elles. « Mon grand frère de quatre ans mon aîné m'a violée vers mes neuf ans. Aujourd'hui, je suis en couple depuis un an et demi avec un homme et lorsque je suis trop avec lui, je n'ai pas envie de sexe. Comme si ma libido baissait lorsque la personne est trop proche de moi. »

Certaines ont des flashbacks pendant les rapports : « J'ai de grosses crises pendant mes rapports. Une caresse, un soupir qui me rappellent le viol et je panique. J'envoie bouler le mec. Grosse confusion. Incapable de faire la part des choses. Généralement, le mec doit quitter la salle le temps que je me calme et que je retrouve mes esprits. » Une autre femme me dit : « Il y a eu quelques épisodes étranges pendant lesquels mon copain et moi faisions l'amour et quand il était sur moi, j'ai commencé à faire une crise d'angoisse et à pleurer. Mon copain était pourtant doux et j'étais consentante. Mais cette position me rappelait le viol, car mon agresseur était sur moi. »

Contrainte à faire une fellation à un homme dans son adolescence, une femme me dit : « Je n'arrive plus à faire l'amour avec mon mari parce qu'un jour, il a mis sa main sur ma tête et que tout est revenu, le moindre souvenir, le moindre détail, j'avais seize ans, je n'ai pas su me défendre. Je n'arrive pas à expliquer à mon conjoint pourquoi je ne supporte plus les gestes qui ressemblent de près ou de loin à cette agression, notre couple est au bord du gouffre. »

Certaines femmes assimilent l'orgasme à leur viol, car elles ont joui pendant. C'est un traumatisme supplémentaire. Quand on est violé à répétition pendant l'enfance par exemple, il y a un moment où l'on peut arrêter de résister et parfois même avoir une réaction physiologique contre son gré. Dans *Le Berceau des dominations*, son livre sur l'inceste, Dorothée Dussy parle de « l'enfer du plaisir[54] » que peuvent vivre certaines personnes. Car quand on jouit pendant un viol, on a l'impression que notre corps nous trahit. L'orgasme peut devenir humiliation, car cet orgasme va conforter l'agresseur dans l'idée que finalement, la victime a fini par aimer ça et que ce n'est donc pas un viol. « C'était mon demi-frère. Une fois j'ai pris mon pied, c'était intense. Ça m'a pris tout le corps avec des frissons et une sensation de bien-être. J'ai joui une fois, je devais avoir douze ans. Il m'a fait complexer d'avoir joui. Depuis, je m'arrête avant de jouir lors d'un rapport », me confie une femme, qui m'explique que pendant longtemps elle a donc cru que c'était sa faute vu qu'« elle aimait ça ».

La sexualité des femmes est donc hautement colonisée, traumatisée et abîmée par les violences sexuelles des hommes. On ne peut pas parler de sexualité féminine et de plaisir féminin sans prendre

en considération l'impact du viol. Il y a encore un très long chemin à faire, à la fois juridique, médical et social pour éradiquer le viol, la plus destructrice des mâle-baises et pour aider les femmes à aller vers une résilience sexuelle et pour que les prochaines générations puissent aspirer à une sexualité féminine véritablement libre.

BIBLIOGRAPHIE

1. Ministère de l'Intérieur, « Violences sexuelles et sexistes : les chiffres clés ». Disponible sur : https://www.interieur.gouv.fr/Actualites/Infos-pratiques/Signalement-des-violences-sexuelles-et-sexistes/Violences-sexuelles-et-sexistes-les-chiffres-cles
2. Despentes Virginie, *King Kong Théorie*, Grasset, 2013.
3. Miano Léonora, *Écrits pour la parole*, L'Arche, 2012.
4. Katz Jackson, « Violence against women – it's a men's issue », TED, 2012. Disponible sur : https://www.ted.com/talks/jackson_katz_violence_against_women_it_s_a_men_s_issue?language=la
5. Andy Khouri (@andykhouri), Twitter. Disponible sur : https://twitter.com/andykhouri
6. Chemaly Soraya, *Le Pouvoir de la colère des femmes*, Albin Michel, 2019.
7. Brownmiller Susan, *Against Our Will: Men, Women and Rape*, Penguin Books, 1977.
8. Ministère de l'Intérieur, « Violences sexuelles et sexistes : les chiffres clés ». Disponible sur : https://www.interieur.gouv.fr/Actualites/Infos-pratiques/Signalement-des-violences-sexuelles-et-sexistes/Violences-sexuelles-et-sexistes-les-chiffres-cles
9. Chiroro Patrick, Tendayi Viki, Bohner Gerd, Jarvis Christopher, « Rape Myth Acceptance and Rape Proclivity: Expected Dominance Versus Expected Arousal as Mediators in Acquaintance-Rape Situations », *SAGE Journals*, 2004. Disponible sur : https://journals.sagepub.com/doi/10.1177/0886260503262081
10. Renard Noémie, *En finir avec la culture du viol*, Les petits matins, 2018.
11. Simonnet Dominique, *La Défaite des femmes : la liberté sexuelle, vraiment ?*, Plon, 2016.

12. Simone Media, « Giulia Foïs dénonce un permis de violer en France », YouTube, 2020. Disponible sur : https://www.youtube.com/watch?v=YemBaqI3f4s

13. Renard Noémie, *op. cit.*

14. L'Olive Pierre Nicolas, « Ce que révèle l'enquête du collectif NousToutes sur le consentement », *Huffington Post*, 2020. Disponible sur : https://www.huffingtonpost.fr/entry/9-femmes-sur-10-auraient-deja-eu-une-relation-sexuelle-non-desiree_fr_5e5e1a25c5b63aaf8f5ca054

15. Mazaurette Maïa, *Sortir du trou, lever la tête*, Anne Carrière, 2020.

16. Renard Noémie, *op. cit.*

17. *Ibid.*

18. *Ibid.*

19. Edwards Catherine, « "Negligent rape": Has Sweden's sexual consent law led to change? », *The Local*, 2019. Disponible sur : https://www.thelocal.se/20190712/negligent-rape-has-swedens-sexual-consent-law-led-to-change/

20. Olivier Vincent, « Le devoir conjugal tu honoreras ! », *L'Express*, 2012. Disponible sur : https://www.lexpress.fr/actualite/societe/le-devoir-conjugal-tu-honoreras_1083055.html

21. Chariot Patrick, *Le Viol conjugal*, CNRS éditions, 2019.

22. Harwicz Ariana, *Crève, mon amour*, Grasset, 2020.

23. Chariot Patrick, *op. cit.*

24. Dussy Dorothée, *Le Berceau des dominations : anthropologie de l'inceste*, La Discussion, 2013.

25. Face à l'inceste, « Le nouveau chiffre de l'inceste en France », 2020. Disponible sur : https://facealinceste.fr/blog/actualites/le-nouveau-chiffre-de-l-inceste-en-france

26. Association Mémoire traumatique et victimologie, « 2015 - Enquête IVSEA », 2015. Disponible sur : https://www.memoiretraumatique.org/campagnes-et-colloques/2015-campagne-stop-au-deni.html.

27. Lafontaine Marie-Pier, *Chienne*, Héliotrope, 2019.

28. Dussy Dorothée, *op. cit.*

29. Lafontaine Marie-Pier, *op. cit.*

30. Moussaieff Masson Jeffrey, *Enquête aux archives Freud : Des abus réels aux pseudo-fantasmes*, Instant présent, 2012.

31. Vincent Catherine, « Abus sexuels : Françoise Dolto, à l'épreuve du doute », *Le Monde*, 2020. Disponible sur : https://www.lemonde.fr/idees/article/2020/01/16/abus-sexuels-francoise-dolto-a-l-epreuve-du-doute_6026032_3232.html

32. Robert Sophie, *Le Phallus et le Néant*, 2018.

33. Institut National de l'Audiovisuel, « Vladimir Nabokov : Lolita », Ina, 1975. Disponible sur : http://www.ina.fr/video/I17180258

34. *Ibid.*

35. Matzneff Gabriel, *Les Moins de seize ans*, Julliard, 1994.

36. Springora Vanessa, *Le Consentement*, Grasset, 2020.

37. Matzneff Gabriel, *op. cit.*

38. Mediapart, « #MeToo : Adèle Haenel explique pourquoi elle sort du silence », YouTube, 2019. Disponible sur : https://www.youtube.com/watch?v=QFRPci2wK2Y

39. Matzneff Gabriel, *op. cit.*

40. Bellil Samira, *Dans l'enfer des tournantes*, Gallimard, 2009.

41. Nagoski Emily, *Come as you are: the surprising new science that will transform your sex life*, Simon & Schuster, 2015.

42. Möller Anna, Söndergaard Hans Peter, Helström Lotti, « Tonic immobility during sexual assault – a common reaction predicting post-traumatic stress disorder and severe depression », *Acta Obstetricia et Gynecologica Scandinavica*, 2017.

43. Levine Peter, *Réveiller le tigre : guérir le traumatisme*, Intereditions, 2013.

44. Despentes Virginie, *op. cit.*

45. Fraîches, « Caroline, victime d'un viol, devient escorte », 2019. Disponible sur : https://www.facebook.com/minutebuzz/videos/2245460622450654

46. Nagoski Emily, *op. cit.*

47. Mistress Couple, « Healing Sexual Trauma Through BDSM », Daily Beast, 2018. Disponible sur : https://www.thedailybeast.com/a-dominatrix-on-healing-sexual-trauma-through-bdsm

48. Quillet Lucie, « Amnésie traumatique : comment peut-on "oublier" un viol ? », *Madame Figaro*, 2016. Disponible sur : https://madame.lefigaro.fr/bien-etre/amnesie-traumatique-comment-peut-on-oublier-un-viol-251016-117468

49. Wolf Naomi, *Vagina: a new biography*, Ecco, 2013.

50. Association Mémoire traumatique et victimologie, « Impact des violences sexuelles de l'enfance à l'âge adulte », 2015. Disponible sur : https://www.memoiretraumatique.org/assets/files/v1/campagne2015/2015-Synthese-enquete-AMTV.pdf

51. Lafontaine Marie-Pier, *op. cit.*

52. Shewan Stevens Hannah, « Comment je reconstruis mon rapport à la sexualité après avoir été violée pendant l'enfance », *Huffington Post*, 2019. Disponible sur : https://www.huffingtonpost.fr/entry/comment-je-reconstruis-mon-rapport-a-la-sexualite-apres-avoir-ete-violee-pendant-lenfance_fr_5de7c751e4b0d50f32ac465a

53. *Ibid.*

54. Dussy Dorothée, *op. cit.*

SEXTION 7

SORTIR DE LA MÂLE-BAISE

Bon, une fois qu'on a dit tout ça, une fois qu'on a fait le constat de tout ce qui fait que les femmes sont mâles-baisées : le fossé orgasmique, les injonctions sociétales, le retard scientifique sur la sexualité féminine, la haine de nos corps, la révolution sexuelle non aboutie avec la charge contraceptive qui pèse encore sur nous, le porno, le viol… qu'est-ce qu'on fait ?

Évidemment, nous féministes, nous nous battons pour que le clitoris devienne visible, nous nous battons pour faire reconnaître les maladies telles que le vaginisme, l'endométriose, la vulvodynie, nous nous battons contre les violences sexuelles, etc.

Mais quelles sont les autres pistes pour espérer être bien baisées ?

Je suis allée chercher.

MÂLE-BAISÉES, CAR C'EST PEUT-ÊTRE MIEUX AVEC LES FEMMES ?

« J'en ai ma claque des mecs, je vais devenir lesbienne ! » : je pense que n'importe quel féministe a déjà entendu cette phrase. Si on est mâle-baisées, c'est bien par des mâles. La solution la plus pragmatique semble donc celle-ci : ne plus coucher avec eux, ne plus leur donner de l'attention ni sexuelle ni affective et donner cette attention aux femmes. Dans les années 1970, la féministe Ti-Grace Atkinson disait : « Le féminisme c'est la théorie, le lesbianisme c'est la pratique. »

Les études sont claires, les femmes lesbiennes ont beaucoup plus d'orgasmes que les femmes hétérosexuelles. Dans une étude du *Journal of sexual medecine* de 2014, on découvre que les femmes hétérosexuelles déclarent avoir un orgasme 61,6 % du temps quand elles couchent avec un homme (je pense que c'est franchement excessivement optimiste). Les lesbiennes déclarent atteindre l'orgasme 74,7 % du temps[1].

En 2017, rebelote, une autre étude du Kinsey Institute trouve des résultats assez similaires. Les femmes hétérosexuelles jouiraient 65 % du temps (encore plus optimiste…), lorsque les femmes lesbiennes jouiraient 86 % du temps. Pour donner un comparatif, les hommes hétérosexuels disaient atteindre l'orgasme 95 % du temps[2].

Bref, ce qui est sûr c'est que sexuellement, une femme avec une femme, ça a l'air un meilleur pari qu'une femme avec un homme. **Les femmes connaissent mieux le corps des femmes, et puis en couchant avec une femme, la charge contraceptive disparaît, les rapports de force ne sont**

plus les mêmes, la pénétration est moins centrale, ce qui laisse de la place à d'autres pratiques que les hommes ne prennent pas forcément le temps d'explorer.

Une fois que l'on sait tout cela, une fois que l'on a acté qu'on en a marre des hommes, marre du poids du patriarcat sous la couette, la question est de savoir s'il est possible de devenir lesbienne par conviction. L'orientation sexuelle est-elle fixe ou est-elle fluide ? Peut-elle être influencée par son militantisme et ses croyances politiques ? Eh bien, depuis les années 1970, certaines féministes, qui se décrivent comme des « lesbiennes politiques », pensent que oui, on peut être lesbienne par conviction.

À titre personnel, je pense qu'en tant que femme qui s'est toujours définie comme hétérosexuelle, on peut devenir lesbienne si l'on avait en fait déjà des attirances bisexuelles.

Mais que par conformisme, par peur du regard de la société, par refoulement, on a préféré relationner avec des hommes, car ça semblait plus « simple ». Mais voilà que le féminisme est venu ébranler tout cela, est venu questionner notre hétérosexualité, a contribué à enlever les blocages et à se dire que finalement, tout bien réfléchi, relationner avec des femmes semble un choix plus aligné avec ses valeurs. Les femmes bisexuelles qui privilégient consciemment les relations avec des femmes se décrivent comme des « Febfem » ou des lesbiennes politiques.

COUCHER AVEC L'ENNEMI

Les féministes qui défendent cette idéologie parlent d'« hétérosexualité compulsive », c'est-à-dire qu'un très grand nombre de femmes deviendraient hétérosexuelles parce que nous avons très peu d'exemples de femmes lesbiennes dans le paysage médiatique, très peu de films romantiques lesbiens, etc., ce qui empêcherait un certain nombre de femmes qui pourraient être lesbiennes de s'identifier à cette sexualité. On occulterait la possibilité d'être lesbienne, car cette attirance pour les femmes serait aussi sans cesse trivialisée, ridiculisée, effacée, pour devenir finalement un simple fantasme pornographique masculin, car nous vivons dans une société lesbophobe. L'idée serait donc qu'on ne naît pas hétérosexuelle, mais qu'on le devient, la société nous pousserait à être hétéronormées. L'hétérosexualité serait une institution, un régime politique.

« Le couple hétérosexuel est la base de la structure politique de la suprématie masculine. Dedans, chaque femme est sous le contrôle d'un homme. C'est beaucoup plus efficace que de mettre les femmes dans des ghettos, des camps, ou dans des cabanes dans le fond du jardin. Dans le couple, l'amour et le sexe sont là pour cacher les réalités de l'oppression, pour empêcher les femmes de s'identifier aux autres femmes pour se révolter, pour les empêcher d'identifier "leur homme" comme l'ennemi. Chaque femme qui est dans un couple hétérosexuel contribue à consolider la suprématie masculine en fortifiant ses fondements. », écrivaient les femmes du collectif Leeds Revolutionary Feminist Group dans leur manifeste intitulé *Love your enemy?* en 1981[3].

Pour le collectif, les énergies des femmes doivent aller vers d'autres femmes, « nos sœurs », au lieu d'aller vers les oppresseurs, les hommes. « Tant que la libération des femmes tente de libérer les femmes sans s'attaquer à la structure hétérosexuelle qui nous lie chacune à des relations avec nos oppresseurs, une énergie phénoménale continuera d'être perdue à faire en sorte de redresser nos relations avec les hommes, à tenter d'avoir une meilleure sexualité avec lui, à comment le convaincre, à essayer d'en faire "un nouvel homme" [...][4] », écrivent-elles.

Pour elles, toutes les femmes ont le potentiel d'être lesbiennes, car aimer d'autres femmes est un choix politique et féministe. Elles invitent les femmes à se décrocher émotionnellement et sexuellement des hommes, à devenir lesbiennes, ou sinon à tenter de nouveaux modèles, d'asexualité, de polyamour, de vie communautaire, dirigés vers les femmes. Déjà en 1970, un autre collectif, les Radical Lesbians, avait écrit un manifeste qui allait dans ce sens-là, intitulé *The woman-identified woman*, « la femme identifiée aux femmes ».

Entre les années 1970 et les années 1990, de nombreuses femmes prendront la parole à ce sujet et développeront cette idée. Certaines journalistes et féministes opposées à ce mouvement le qualifieront de *lavender menace*, la menace lavande. En 1973, l'Américaine Jill Johnston publiera le livre *Lesbian Nation*. Pour elle, « toutes les femmes sont lesbiennes sauf celles qui ne le savent pas ». « Jusqu'à ce que toutes les femmes soient lesbiennes, il n'y aura pas de véritable révolution politique. [...] Les féministes qui couchent encore avec des hommes délivrent leurs plus précieuses énergies à leurs oppresseurs[5] », écrivait-elle.

La même année, la Française Monique Wittig publie son livre *Le Corps lesbien*, où elle décrit de façon poétique des scènes érotiques avec un style qui lui est très spécifique, un style très éloigné de la littérature érotique hétéro. Elle écrit : « Les lèvres écartées rose tyrien à l'envers laissent passer les fragments en nombre toujours plus grand. Les doigts pris dans le flux bougent un peu, s'allongent, se desserrent, ramènent leurs bouts le long des lèvres, remuent, s'étendent, palpent les muqueuses avec des mouvements ralentis. Le flot devient continu, la cyprine écumeuse blanchie dans ses tourbillons remonte jusqu'aux épaules, la tête émerge, cheveux étalés, joues pâles. Les doigts sur les membranes font à présent un battement continu. Une agitation trouble l'écoulement de la cyprine, eau fluide transparente[6]. »

Dans le livre *Politique du clitoris* de l'historienne Delphine Gardey, celle-ci explique que le clitoris est très peu présent dans les écrits théoriques des féministes lesbiennes. En parlant de la sexualité lesbienne, elle dit : « La promotion qu'elles font d'une nouvelle "érotique" dans un rapport radicalement distancié de l'anatomie et des organes questionne notre focalisation sur le "clitoris" comme organe "raisonnable" de l'émancipation sexuelle et politique des femmes[7]. » J'ai trouvé cela vraiment intéressant et questionnant. **Comme si notre nouvelle obsession du clitoris était une obsession tout à fait hétérosexuelle, comme s'il nous fallait un équivalent symbolique à la toute-puissante bite qui est représentée partout.**

Adrienne Rich, qui écrit en 1981 *La Contrainte à l'hétérosexualité*, un autre texte phare du mouvement, parle de la sexualité lesbienne comme d'une « énergie diffuse », ce qui laisse entendre que dans la sexualité lesbienne, on ne fragmente pas le corps comme dans la sexualité hétérosexuelle, la sexualité ne se réduirait pas aux « parties intimes » comme les hommes ont tendance à nous l'imposer, tout le corps serait érogène.

Pour Adrienne Rich, « le féminisme ne prend pas assez en compte l'existence lesbienne, comme réalité et comme source de connaissance et de pouvoir accessible aux femmes ». « L'identification aux femmes est une source d'énergie, une fontaine potentielle de pouvoir féminin, qui est violemment stoppée et gaspillée sous le règne de l'institution hétérosexuelle[8] », écrit-elle. Elle remet en question le postulat de base que les femmes seraient naturellement hétéros. Elle développe l'idée que les femmes vivent une homosexualité native. Nous sortons du vagin de notre mère. Les hommes ne peuvent connaître ce que c'est de sortir du corps du même sexe que soi.

Et puis si on réfléchit aux risques de tomber enceinte en couchant avec un homme avant que la pilule existe, et quand on sait que le clitoris qui nous permet de jouir ne se trouve guère en interne, on peut aussi se dire qu'en toute logique, il semble finalement peut-être plus approprié de coucher avec une femme… « Les caresses homosexuelles n'impliquent ni défloration ni pénétration : elles assouvissent l'érotisme clitoridien de l'enfance sans réclamer de nouvelles et inquiétantes métamorphoses[9] », écrivait Simone de Beauvoir dans *Le Deuxième sexe*.

Pour Adrienne Rich, il existe un continuum lesbien. « L'amitié féminine, la camaraderie, ont été séparées de l'érotique, limitant ainsi l'érotique lui-même. Mais à mesure qu'on approfondit et qu'on élargit le champ de ce que j'appelle l'existence lesbienne, qu'on définit le continuum lesbien, on commence à redécouvrir l'érotique en termes féminins : comme ce qui n'est pas circonscrit dans aucune partie spécifique du corps, ni même dans le corps[10]… » écrit-elle.

Ce mode de pensée poussera certaines femmes à développer des communautés séparatistes dans ces années-là. Les femmes se mettent à créer des « terres de femmes », des « Womyn's land », des communes, des festivals, des boutiques créés par des femmes et dédiées uniquement aux femmes. Pour ces femmes, il existe une « pensée *straight* », une pensée hétéro, à éviter à tout prix. « L'hétérosexualité est le régime politique dans lequel nous vivons, fondé sur l'esclavagisation des femmes[11] », écrira Monique Wittig dans son texte *La Pensée straight* dans les années 1980.

Et aujourd'hui, qu'en est-il de ce mouvement ?

En 2017, l'autrice Virginie Despentes a contribué à le remettre sur la table en expliquant à la presse qu'elle est devenue lesbienne à trente-cinq ans. « Je suis tombée amoureuse d'une fille. Et sortir de l'hétérosexualité a été un énorme soulagement. Je n'étais sans doute pas une hétéro très douée au départ. Il y a quelque chose chez moi qui n'allait pas avec cette féminité. En même temps, je n'en connais pas beaucoup chez qui c'est une réussite sur la période d'une vie. Mais l'impression de changer de planète a été fulgurante. Comme si on te mettait la tête à l'envers en te faisant faire doucement un tour complet. Woufff[12] ! »

« Et c'est une sensation géniale. On m'a retiré quarante kilos d'un coup. Avant, on pouvait tout le temps me signaler comme une meuf qui n'était pas assez ci, ou qui était trop comme ça. En un éclair, le poids s'est envolé. Ça ne me concerne plus ! Libérée de la séduction hétérosexuelle et de ses diktats ! D'ailleurs, je ne peux même plus lire un magazine féminin. Plus rien ne me concerne ! Ni la pipe ni la mode[13] », dit-elle.

Récemment, la réalisatrice de films pornos « féministes » Olympe de G a aussi relancé le débat en publiant un texte sur son compte Instagram où elle dit entreprendre « une grève de l'hétérosexualité ». « J'arrête de me contorsionner pour répondre aux attentes des hommes qui ont été, sont et seront dans ma vie. [...] J'arrête de porter la charge sexuelle de la séduction amoureuse, de la santé sexuelle, de la contraception, de la créativité érotique. [...] J'arrête de laisser les hommes croire que je leur appartiens, physiquement ou émotionnellement. [...] La grève commence immédiatement. Je ne sais pas quand elle finira. Je ne sais pas où elle va m'emmener : lesbianisme politique, hétéroanarchisme ? Aucune idée[14]. »

À travers @tasjoui, une femme qui était hétérosexuelle avant de devenir lesbienne m'explique sa démarche : « J'ai tout additionné, et mis bout à bout, j'ai pris conscience que si le patriarcat et la domination masculine, ancrés même chez le plus féministe des hommes, ne crevaient pas avant ma propre mort, je n'aurais jamais le privilège de vivre une relation sentimentale et sexuelle égalitaire avec un autre être humain. En gros, je n'aurais pas droit à une histoire d'amour de ma vie. Et je dealerais toujours avec le rapport de force inhérent à l'hétérosexualité. J'ai juste voulu une putain d'histoire d'amour égalitaire et à un moment donné, je me suis dit que politiquement, ça ne pouvait être possible qu'avec un autre humain du sexe faible. Qu'on parte sur une même base... Évidemment, ça n'a pas été qu'un choix politique. J'étais attirée par les femmes depuis aussi loin que je me souvienne, mais c'est cette curiosité politique et féministe qui m'a encouragée à passer le pas. »

Sexuellement, elle raconte : « Que tout tourne autour d'une bite, y compris ma chatte, franchement me saoulait. C'est de l'embrochement. Et pire, ce que je trouve le plus exécrablement inégalitaire dans le rapport hétéro, c'est que quand tu couches avec un homme, tu es responsable de l'exciter pour maintenir son érection pour continuer le rapport, mais pas trop non plus, sinon il éjacule et ça termine le rapport. Ça fait que la femme finalement est déportée vers l'autre, dans la préoccupation de son plaisir à lui pour éventuellement assurer le sien à elle. Alors que l'inverse n'est pas vrai. Baiser sans avoir cette sorte de *time lock* stressant de devoir jouir avant l'autre m'a complètement libérée. Rien que ça change absolument tout. Tu passes du bac à sable étriqué à la plage des Maldives, sans déconner... »

Virginie Despentes dit elle aussi la même chose : « Tu testes une fois avec une fille, c'est mille fois mieux, tu restes avec une fille. Sexuellement, tu n'y perds pas, et pour tout le reste, c'est tellement un soulagement inouï que qu'est-ce que tu vas te faire chier[15] ? »

Le lesbianisme politique est critiqué par la communauté homosexuelle, car certaines femmes pensent qu'on ne peut absolument pas choisir son orientation sexuelle, sinon cela validerait l'idée que les thérapies de conversion peuvent être efficaces, ce qui est évidemment dangereux. Effectivement, ça se comprend.

Certaines personnes croient à la fluidité sexuelle, d'autres pas. J'ai tendance à y croire, car bien que j'aie passé toute ma vie à avoir des relations uniquement avec des hommes, les représentations lesbiennes qui sont de plus en plus visibles sur les réseaux sociaux, à travers des pages Instagram comme @latetolesbian ou le « lesbian TikTok », où je vois des relations romantiques entre des femmes, m'ont véritablement permis d'implanter cette possibilité dans mon imaginaire romantique et érotique. Évidemment, les choses ne sont pas aussi simples que cela, car être lesbienne implique aussi des difficultés, notamment le fait de ne pas pouvoir biologiquement procréer avec sa partenaire.

En 1992, Pat Robertson, fondateur du *Christian Broadcasting Network*, voix de la droite conservatrice chrétienne aux États-Unis clamait que « le féminisme encourage les femmes à quitter leur mari, à tuer leurs enfants, à pratiquer la sorcellerie et à devenir lesbiennes[16] ! » Sa phrase a été énormément moquée, elle tourne encore sur Internet sous forme de memes et on la considère comme un ridicule cliché, mais si on enlève « tuer leurs enfants », on pourrait se demander, n'y aurait-il pas, après tout, une petite part de… vérité ?

BIBLIOGRAPHIE

1. Garcia Justin, Lloyd Elisabeth, Wallen Kim, Fisher Helen, « Variation in Orgasm Occurrence by Sexual Orientation in a Sample of U.S. Singles », *The Journal of Sexual Medicine*, 2014.

2. Frederick David, Garcia Justin, Lloyd Elisabeth, St. John Kate, « Differences in Orgasm Frequency Among Gay, Lesbian, Bisexual, and Heterosexual Men and Women in a U.S. National Sample », *SpringerLink*, 2017. Disponible sur : https://link.springer.com/article/10.1007/s10508-017-0939-z

3. Onlywomen Press Collective, *Love your enemy? Debate Between Heterosexual Feminism and Political Lesbianism*, Onlywomen Press, 1981.

4. *Ibid.*

5. Johnston Jill, *Lesbian nation: the feminist solution*, Simon and Schuster, 1973.

6. Wittig Monique, *Le Corps lesbien*, Minuit, 1973.

7. Gardey Delphine, *Politique du clitoris*, Textuel ; 2019.

8. Rich Adrienne, *La Contrainte à l'hétérosexualité et autres essais*, Mamamélis, 2010.

9. Beauvoir Simone de, *Le Deuxième sexe, tome : I*, Gallimard, 1949.

10. Rich Adrienne, *op. cit.*

11. Wittig Monique, *La Pensée straight*, Amsterdam, 2018.

12. Cojean Annick, « Virginie Despentes : "Cette histoire de féminité, c'est de l'arnaque" », *Le Monde*, 2017. Disponible sur : https://www.lemonde.fr/culture/article/2017/07/09/virginie-despentes-devenir-lesbienne-c-est-perdre-40-kilos-d-un-coup_5158037_3246.html

13. *Ibid.*

14. Olympe de G. (@olympe.de.g), Instagram. Disponible sur : https://www.instagram.com/olympe.de.g/

15. *Society #106*. Disponible sur : https://www.society-magazine.fr/magazines/society-106/

16. The Associated Press, « Robertson Letter attacks Feminists », *The New York Times*, 1992. Disponible sur : https://www.nytimes.com/1992/08/26/us/robertson-letter-attacks-feminists.html

MÂLE-BAISÉES, CAR LA SEXUALITÉ CONTEMPORAINE MANQUE CRUELLEMENT DE SPIRITUALITÉ

> Seul le battement à l'unisson du sexe et du cœur peut créer l'extase [...].
>
> **– Anaïs Nin**

Évidemment, on peut penser totalement à l'inverse de ce que le chapitre précédent propose, se dire que c'est totalement extrémiste, et croire au contraire qu'il faut justement retrouver un moyen sain de faire en sorte que les deux sexes aient une belle sexualité ensemble, au lieu de la fuir.

Je pense sincèrement que la sexualité entre hommes et femmes manque actuellement grandement de spiritualité. La sexualité s'est fait bouffer par la logique capitaliste, consommatrice, mécanique, le porno renvoie une image du sexe totalement dénuée d'amour et de spiritualité. S'il y a un dieu, ce qui est sûr, c'est qu'il n'a vraiment plus l'air de nous tenir compagnie dans le lit !

La sexualité hétérosexuelle, de par le langage utilisé, les violences sexuelles, les représentations et les pratiques, a tendance à mettre en avant un imaginaire de domination. Lorsque la sexualité entre un homme et une femme pourrait représenter tout le contraire !

« En accouplant nos corps, nous voulons ne faire qu'un avec l'autre, nous recherchons l'unité originelle, l'abolition de la différence des sexes. C'est un acte de complétude, un merveilleux moment d'oubli de soi[1] », écrit Dominique Simonnet. Si seulement tout le monde pouvait voir les choses comme cela, je n'aurais pas eu à écrire ce livre !

En 1958, Julius Evola écrivait dans son livre *Métaphysique du sexe* : « **Il faut reconnaître dans l'amour sexuel la forme la plus universelle sous laquelle les hommes cherchent de façon obscure à détruire momentanément la dualité, à dépasser existentiellement la frontière entre moi et non-moi, entre moi et toi, la chair et le sexe servant d'instruments à un rapprochement extatique de l'unité[2].** »

Cette idée du pouvoir unificateur de la sexualité hétérosexuelle, nous semblons l'avoir perdue. La solution pour la retrouver est donc peut-être de se retourner vers des approches de la sexualité plus spirituelles qui nous viennent d'ailleurs, comme la sexualité taoïste qui nous vient de Chine, ou la sexualité tantrique qui nous vient d'Inde ou encore de se rappeler de la sexualité des troubadours qui pratiquaient l'amour courtois au Moyen Âge en France, pour s'en inspirer…

L'INJACULATION, LA SOLUTION TAOÏSTE POUR ÉQUILIBRER LA SEXUALITÉ HÉTÉROSEXUELLE

La sexualité taoïste me semble particulièrement intéressante à explorer de par sa philosophie et ses pratiques. Le taoïsme est à la fois une très ancienne philosophie chinoise et une voie spirituelle qui est née il y a plus de deux mille cinq cents ans, dont le père fondateur est Lao Tseu. De cette philosophie, vous connaissez sans doute le symbole du yin-yang qui représente l'idée taoïste de l'équilibre. *Tao* signifie « le chemin », « la voie d'où tout part et tout revient ». Pratiquer le tao, c'est chercher au quotidien à vivre en harmonie avec l'univers et avec soi-même, c'est chercher à trouver sa juste place en tant qu'humain, en tant que partie intégrante de la nature et du cosmos. Le respect et l'équilibre sont donc centraux dans cette philosophie appliquée, car elle est aussi et surtout un art de vivre, qui s'exprime à travers la cuisine, la médecine (l'acuponcture, la phytothérapie), le mouvement (le qi gong, le taï-chi-chuan), mais aussi la sexualité...

Pour les taoïstes, la sexualité relève à la fois du sacré et de la santé ! Selon Mantak Chia, l'homme qui a permis d'expliquer les pratiques sexuelles taoïstes aux Occidentaux à travers son école et de nombreux livres, les taoïstes appelaient le sexe « la plante médicinale humaine[3] ». Apparemment, un médecin taoïste pouvait prescrire plusieurs semaines de rapports sexuels dans une position spécifique pour régler un problème de santé, c'est l'amour curatif.

Pour les taoïstes, la sexualité est sacrée, elle doit amener l'équilibre, c'est une composante importante de la voie spirituelle. Le corps et l'âme ne font qu'un. **Le tao propose à travers des techniques de transformer son énergie sexuelle en énergie spirituelle, qui nous permettrait de vivre plus longtemps, mais aussi de mieux se connecter au divin.** « L'énergie sexuelle peut être transformée en énergie spirituelle grâce à la circulation de l'énergie dans notre corps, le long de l'orbite microcosmique. Les taoïstes disaient que la circulation de l'énergie à travers le corps neuf fois la transforme en énergie spirituelle[4]. »

Les taoïstes croient à la force des éléments. Pour eux, la sexualité masculine se compare au feu, un élément yang, tandis que la sexualité féminine se compare à l'eau, un élément yin. La sexualité masculine serait plus facilement allumée, mais retomberait aussi rapidement, lorsque la sexualité féminine demanderait à ce qu'on la mène à ébullition, serait plus lente à monter, mais durerait ensuite plus longtemps.

« Le yin va vers le bas, comme l'eau coulant à travers le corps de la femme de sa tête à son cœur, et finalement ses parties génitales. Cela donne la raison pour laquelle la plupart des femmes ont besoin d'avoir la tête et le cœur ouverts avant de pouvoir s'ouvrir sexuellement. Le yang, en revanche, monte comme le feu des parties génitales d'un homme à son cœur et sa tête. C'est pourquoi les hommes s'excitent beaucoup plus vite que les femmes et ont tendance à avoir moins besoin de préliminaires[5] », explique l'acuponctrice Felice Dunas dans son livre *Passion play*.

Le taoïsme enseigne donc comment trouver un équilibre sexuel entre l'homme et la femme en apprenant à maîtriser l'énergie sexuelle. Dans le tao, on ne doit pas être esclave de celle-ci, on doit pouvoir la transformer et la faire circuler dans tout son corps à travers la pratique de « l'orbite cosmique », une technique de respiration qui permet de faire monter l'énergie sexuelle jusqu'à sa tête et de la faire redescendre. Le tao de la sexualité enseigne donc comment faire pour que le feu arrive à monter jusqu'au cœur de l'homme pour que celui-ci s'ouvre émotionnellement et comment faire monter l'eau des femmes à ébullition pour que leur sexe soit ouvert.

L'une des techniques les plus intéressantes du tao sexuel réside dans l'injaculation, ce qui permet aux hommes de devenir multiorgasmiques ! Oui, un homme peut tout à fait avoir un orgasme sans éjaculer et en avoir plusieurs d'affilée. La plupart des gens ne le savent pas en Occident, mais pour qu'un homme puisse avoir des orgasmes sans éjaculer, il faut lui apprendre à maîtriser son éjaculation en lui expliquant comment appliquer une pression sur son périnée avant l'orgasme et en lui apprenant à muscler son muscle pubo-coccygien.

De nombreux hommes ont eu des orgasmes avant de produire du sperme et d'avoir leur première éjaculation à l'adolescence. Pourtant, la plupart des hommes n'ont pas appris à dissocier l'éjaculation des contractions orgasmiques. L'éjaculation et l'orgasme sont effectivement rapprochés, mais ils peuvent être dissociables.

L'intérêt de pratiquer l'injaculation est que selon les taoïstes, les orgasmes non éjaculatoires sont énergisants lorsque les éjaculations affaiblissent les hommes, les épuisent. Les hommes ont à peine fini qu'ils ronfleraient presque déjà, ce qui est terriblement frustrant et décevant pour les femmes, qui elles n'ont peut-être pas encore eu d'orgasme. Si les hommes peuvent avoir des orgasmes multiples non éjaculatoires, cela leur permet de continuer à faire plaisir à la femme, qui a besoin de plus de temps pour bouillir... et donc de réduire le différentiel orgasmique entre hommes et femmes !

Dans les cultures occidentales, le sexe et le cœur ont été polarisés lorsque dans le tao, l'idée est que « quand un homme apprend à avoir un orgasme du corps entier et à faire circuler son énergie, elle monte à son cœur et à son cerveau, lui permettant d'augmenter son amour pour sa partenaire[6]. » Et l'injaculation favorise le fait d'accéder à cet orgasme du corps entier.

Les taoïstes recommandent à un homme de vingt ans d'éjaculer tous les quatre jours, et à un homme de cinquante ans d'éjaculer tous les vingt jours afin de conserver son énergie sexuelle en en bénéficiant, en la transformant en énergie spirituelle.

Dans le tao, on met aussi un point d'honneur à savoir « faire bouillir l'eau » des femmes. « Les taoïstes ont développé des pratiques pour renforcer les muscles de la langue de façon à ce que ce muscle important soit à la hauteur de la tâche consistant à donner durablement du plaisir à une femme[7] », écrit Mantak Chia. Bim, ça balance du rêve en conserve, le tao !

Évidemment, les taoïstes connaissent le clitoris, ainsi que le point G, qui est considéré comme une boîte à souvenirs qui peut stocker des mémoires. Ils sont maîtres dans l'art de contrôler les profondeurs des pénétrations, car pour eux, on peut stimuler des points précis de réflexologie au niveau des sexes. « Quand la plupart des gens pensent à la relation sexuelle, c'est pour eux une question d'être dedans ou dehors. Pour les taoïstes, qui avaient dressé une carte des points de plaisir sur le pénis et dans le vagin, il y a beaucoup de profondeurs et de directions de poussée pour la masturbation et plus important, pour la pénétration de la partenaire[8]. »

Les femmes ont aussi développé des techniques pour apprendre à mieux connaître leur propre corps, comme la respiration ovarienne, le massage des seins, seins qui sont considérés comme une porte vers le cœur, mais aussi l'utilisation des œufs de jade dans le vagin afin de travailler son périnée. L'utilisation de l'œuf de jade est cependant controversée, car des chercheuses ont étudié plus de cinq mille objets de jade venant de l'art et de l'archéologie chinoise et n'auraient trouvé aucun œuf de jade destiné au vagin, ce qui potentiellement démontrerait que l'utilisation de l'œuf de jade serait une pratique récente marquetée comme une pratique ancestrale taoïste[9]...

À titre perso, j'ai appris à utiliser un œuf de jade à travers un workshop de sexualité taoïste, et bien qu'on puisse questionner son authenticité, j'ai trouvé l'utilisation de cet œuf extrêmement intéressante pour réapprivoiser mon intérieur et pour méditer sur ma puissance femelline. J'ai aussi trouvé que dormir avec un œuf de jade permettait véritablement une meilleure lubrification.

Mais revenons à la sexualité à deux. Mantak Chia conseille d'envoyer de **l'amour curatif** par les yeux et de faire en sorte que les langues soient en contact pour fermer le circuit entre vos corps lorsque vous pratiquez l'orbite cosmique avec votre partenaire. Et puis en plus, les choses ne peuvent apparemment que s'améliorer, car pour les taoïstes, il faudrait environ sept ans pour connaître véritablement le corps de son ou sa partenaire, afin d'atteindre une union physique, émotionnelle et spirituelle parfaite !

Bon, alors, est-ce que je vous ai bien vendu la sexualité taoïste ? Ça donne plutôt envie, non ?

Évidemment, l'adaptation de la sexualité taoïste que propose Mantak Chia aux Occidentaux semble quelque peu idéalisée. D'autres livres rapportent que la sexualité taoïste pouvait aussi avoir un aspect un peu « vampirique ». Un livre raconte que de jeunes femmes taoïstes qui se faisaient appeler « tigresses blanches » avaient pour but d'aspirer l'énergie sexuelle des hommes afin de conserver leur jeunesse et d'atteindre l'immortalité[10]. Les hommes faisaient la même chose inversement, ce qui justifiait la polygamie. On dit que l'Empereur jaune aurait couché avec mille deux cents femmes... pour garder sa longévité. Donc le taoïsme n'aurait peut-être pas totalement échappé à la logique patriarcale...

Je préfère fermer les yeux et rester sur la vision « révisée » de Mantak Chia, qui, je le pense, apporte vraiment des éléments de réponse pour améliorer la sexualité entre les femmes et les hommes en proposant de rétablir un certain équilibre.

LE TANTRA POUR S'ÉVADER DU SYSTÈME DE DUALITÉ

Une autre sexualité dont nous pouvons nous inspirer pour espérer remettre de la spiritualité dans le sexe est la sexualité tantrique, ou devrais-je dire néo-tantrique, car comme pour le taoïsme, le tantra a vraiment été réinterprété pour les Occidentaux.

À la base, le *Tantra* est un ensemble de textes et de rituels, les âgamas, les samhitâs et les sûtras, qui datent d'il y a plus de sept mille ans qu'on retrouve dans l'hindouisme et dans le bouddhisme. Les tantras, les textes tantriques, parlent de la création du monde, des déesses et des dieux, de techniques de purification, du corps, des chakras, des énergies subtiles, mais aussi de sexualité, même si celle-ci n'est qu'un aspect du domaine tantrique.

Comme le taoïsme, le tantra est une philosophie et voie spirituelle appliquée, qui se vit à travers des pratiques, comme les offrandes aux dieux, la méditation, la visualisation, la pratique du kundalini yoga, le chant de mantras, etc. Les textes tantriques parlent de l'indissociabilité du corps et de l'esprit, on ne peut « se libérer » que par le corps. Dans le tantra, « se libérer » veut dire échapper au saṃsāra, c'est-à-dire à la ronde des renaissances, à la réincarnation, en atteignant le nirvana de son vivant. Et c'est là qu'intervient la sexualité, qui est considérée comme une pratique qui peut permettre l'éveil spirituel quand elle est pratiquée correctement par des initiés. Le tantra est donc la voix initiatique de toute une vie.

Le néo-tantra, qui a été popularisé par Osho, gourou indien qui a eu un énorme succès dans la scène New Age des années 1970, s'est servi dans le tantra pour en extraire uniquement les pratiques sexuelles. Le néo-tantra enseigne la maïthuna (chez les hindouistes), ou le yab-yum (chez les bouddhistes), l'union sexuelle sacrée entre un homme et une femme. **L'orgasme doit permettre de faire tomber la dualité féminin-masculin, de fusionner, et ainsi de s'approcher du « tout », de Dieu, de la lumière divine.**

Pour pratiquer la maïthuna, il faut chercher à réveiller « la kundalini », l'énergie cosmique. Celle-ci se cacherait en bas de la colonne vertébrale et aurait la forme d'un serpent femelle qui dort, c'est ainsi qu'on la visualise. À travers des exercices de yoga érotique, on réveille cette énergie et comme dans le tao, on cherche à la faire monter ! Celle-ci doit passer par différents chakras avant d'atteindre le sommet de la tête. Quand la kundalini des deux partenaires arrive au niveau de leur tête, il y aurait alors une fusion des deux pôles, qui relieraient donc le couple au « tout ». Dans la cosmologie du tantra, le début du cosmos repose sur l'union de la déesse Shakti et du dieu Shiva, il s'agit alors de reproduire cette union initiale. Coucher avec quelqu'un dépasse donc de loin la simple recherche de plaisir physique. Il s'agit d'un moyen de transcendance, on cherche à atteindre l'infini ensemble.

Dans les *Radiances Sutras*, on peut lire ce poème :

> Au moment de l'orgasme
> La vérité s'illumine
> Celle que chacun désire ardemment.
> Faire l'amour, c'est chevaucher les vagues de l'excitation
> Jusqu'à la révélation.
> Deux fleuves coulent ensemble,
> Le corps devient vibration.
> Seule reste la joie de l'union.
> Ni dedans et ni dehors,
> L'esprit se libère dans l'énergie divine
> Et le corps sait d'où il est venu.
> Ceci est la réalité toujours présente.
> Tous abritent l'envie folle de la source
> Et elle est toujours partout[11].

Évidemment, cette philosophie ne peut pas plaire à tout le monde, car elle repose sur une forme de binarité dans laquelle la communauté LGBT ne se reconnaît pas. Les textes ancestraux tantriques expliquent cependant comment atteindre cet état par soi-même, à travers des visualisations : l'idée est de visualiser l'union des polarités masculine et féminine qui existent en soi. De nombreux stages de néo-tantra et des livres proposent d'enseigner toutes ces techniques.

Dans le livre *L'Art de l'extase sexuelle* de Margo Anand, ancienne disciple d'Osho, formatrice en néo-tantra, celle-ci parle d'une pratique que j'ai trouvé particulièrement intéressante. Il s'agit d'apprendre à se relaxer dans l'excitation. « Qu'est-ce que la relaxation peut avoir à voir avec le sexe, alors que l'acte sexuel, c'est s'exciter et se déchaîner pendant que la tension du corps monte[12] ? » écrit-elle. L'idée est d'apprendre à ouvrir son corps au lieu de le mettre en tension pour espérer atteindre l'orgasme cosmique. Pour elle, il existe deux types d'orgasmes, l'orgasme explosif de libération externe, l'orgasme que la plupart des gens connaissent, et l'orgasme implosif d'expansion interne, l'orgasme tantrique.

Je trouve cette recherche de complémentarité absolument magnifique, je trouve qu'utiliser la sexualité pour s'évader du système de dualité est un principe magique, et que nous devrions réinsérer ces idées dans la société, car actuellement, vu la gueule du contenu pornographique, autant vous dire qu'on en est bien loin…

Ceci dit, il existe une forme de tantrisme qui me plaît encore plus que d'autres. Il s'agit du culte de Shakti dans le tantrisme. L'énergie féminine créatrice dans le tantrisme est la déesse Shakti. Shakti peut être représentée dans plusieurs déesses, comme Kali, Durga, Parvati. Dans cette forme de tantrisme, on dit par exemple que l'éjaculation féminine, l'amrita, est un liquide divin. Il existe de nombreux lieux de cultes dédiés à Shakti, les « Shakti Peetha » en Inde, au Bangladesh et au Pakistan. Dans le tantrisme bouddhique, on parle des dakinis, les gardiennes des mystères tantriques.

L'ASSAG, LA PRATIQUE POUR RÉAPPRENDRE À FAIRE MONTER LE DÉSIR

On pourrait aussi s'inspirer du mouvement des troubadours qui avaient développé au Moyen Âge la pratique de l'« assag », un rite de l'amour courtois. Dans *L'Amour courtois ou Le Couple infernal*, Jean Markale raconte : « L'assag était une épreuve au cours de laquelle l'amant devait montrer qu'il était capable d'aimer purement, que l'amour existait en lui, il pouvait contempler sa dame nue et il pouvait faire avec elle tout ce que la passion requiert : la tener (l'étreindre), la baiser (l'embrasser), la manejar (la caresser)[13]. » Tout, sauf la pénétrer !

Mais avant d'en arriver là, il existait un véritable rituel érotique autour du rapprochement, « rapprochements qui étaient légers comme ailes de papillon ». Au fil du temps, la femme donnait à l'homme le droit de sentir ses cheveux, avant de lui demander de s'éloigner, de regarder ses pieds nus, de l'effleurer du doigt. Le couple pouvait s'autoriser à échanger leurs souffles, sans pour autant s'embrasser.

« **Pendant tout ce temps, le désir montait à tel point que la première fois que le troubadour et la Dame se touchaient du bout du doigt, des commotions pouvaient avoir lieu, le mélange d'idéalisation mutuelle, de chasteté prolongée et de magnificence du cadre exacerbant toute la**

sensibilité[14] », écrit Emmanuel-Juste Duits dans *L'Autre désir : du sadomasochisme à l'amour courtois*.

On parle trop souvent de pratiques sexuelles, et l'on oublie sans cesse de parler du désir et de travailler le désir... C'est pourquoi je trouve l'érotique des troubadours intéressante à intégrer pour ne plus être mâle-baisées. La sexualité est tellement plus belle quand on meurt de désir pour quelqu'un...

Taoïsme, tantrisme, assag, pourquoi ne pas essayer de leur faire de la place sous nos couettes pour tenter de chasser le patriarcat de nos sexualités ?

BIBLIOGRAPHIE

1. Simonnet Dominique, *La Défaite des femmes : la liberté sexuelle, vraiment ?*, Plon, 2016.

2. Evola Julius, Baillet Philippe, *Métaphysique du sexe*, L'Âge d'homme, 1989.

3. Chia Mantak, *Le Couple multi-orgasmique*, Guy Trédaniel éditeur, 2001.

4. *Ibid.*

5. Dunas Felice, Goldberg Philip, *Passion Play: Ancient Secrets for a Lifetime of Health and Happiness Through Sensational Sex*, Riverhead Books, 1998.

6. Chia Mantak, *op. cit.*

7. *Ibid.*

8. *Ibid.*

9. Gunter Jennifer, Parcak Sarah, « Vaginal Jade Eggs: Ancient Chinese Practice or Modern Marketing Myth? », *Female Pelvic Med Reconstr Surg*, 2019.

10. Hsi Lai, *Les Enseignements sexuels de la tigresse blanche : les secrets des femmes taoïstes*, Guy Trédaniel éditeur, 2002.

11. Roche Lorin, *The Radiance Sutras: 112 Gateways to the Yoga of Wonder & Delight*, Sounds True, 2014.

12. Naslednikov Margo, *L'Art de l'extase sexuelle : la voie de la sexualité sacrée et du Tantra pour les couples occidentaux*, Guy Trédaniel éditeur, 2007.

13. Markale Jean, *L'Amour courtois* ou *Le Couple infernal*, Imago, 1988.

14. Duits Emmanuel-Juste, *L'Autre désir : Du sadomasochisme à l'amour courtois*, La Musardine, 2000.

MÂLE-BAISÉES, CAR ÊTRE UN HOMME LIBÉRÉ, C'EST PAS SI FACILE…

En 1983, Cookie Dingler chantait « Être une femme libérée, tu sais c'est pas si facile ». Mais peut-être devrait-on désormais songer à chanter « Être un homme libéré, tu sais c'est pas si facile »…

C'est en m'intéressant à la sexualité taoïste et en découvrant le principe de l'injaculation que je me suis dit que finalement, la plupart des hommes ne connaissent pas bien leur corps et qu'ils sont en réalité corporellement bien peu libérés, malgré les apparences. Les femmes ont beaucoup réfléchi à leur condition, se sont battues et se battent encore aujourd'hui pour se libérer des carcans et des clichés autour de leur sexualité et de leur corps. Les hommes, beaucoup moins. Il est quand même ironique que le podcast français le plus écouté sur le sujet de la masculinité, *Les Couilles sur la table*, soit tenu par une femme…

C'est comme si les hommes n'avaient pas conscience que leur corps et leur sexualité étaient finalement totalement emprisonnés par leurs étroites idées. Mais aussi un peu par les nôtres, il faut le reconnaître, nous avons notre part de responsabilité. Je pense que pour que les femmes ne soient plus mâle-baisées, il faut que les hommes apprennent à se respecter eux-mêmes. Ce qui commence par ne plus envoyer de *dick pics* à tout va, ne plus mendier du sexe comme des chiens affamés, se libérer corporellement, être plus curieux de leur corps, sortir de la peur d'être gay à chaque fois qu'on s'approche de leur anus, parler ouvertement de leur sexualité avec vulnérabilité et casser cette image de bite ambulante toujours prête à niquer…

On parle par exemple encore trop peu de la perte de libido de certains hommes. Qui est beaucoup plus fréquente que ce que l'on croit. De nombreuses femmes m'ont raconté que leurs maris ou copains ne couchaient plus du tout avec elles, ce qu'elles vivaient mal. Les femmes ont cette idée qu'un homme a toujours envie de sexe. Et si ce n'est pas le cas, nous pensons alors que c'est évidemment de notre faute à nous !

Dans son livre *Baiser après #MeToo*, Ovidie parle du problème : « Moi, en boudant de frustration parce que tu ne bandes pas, ou en ayant une attitude qui pourrait être rabaissante, je te réduis à ta bite et je fais tout l'inverse de ce que je prône. J'ai analysé pourquoi j'ai eu cette attitude problématique et j'ai réalisé qu'on est tellement élevées depuis qu'on est petites dans l'idée que notre valeur dépend du regard masculin, qu'il faut être absolument validée par le regard masculin et que notre valeur dans la société dépend de notre baisabilité, qu'à partir du moment où l'autre ne bande plus, se met en place un vélo dans notre tête qui dit "s'il ne bande pas, c'est que je ne suis pas baisable, que je n'ai aucune valeur dans la société". Ça remue des choses beaucoup plus profondes que le simple plaisir physique. S'il y a cette réaction désagréable, ce n'est pas parce qu'on se dit "oh bah mince, je ne vais pas baiser". C'est tout un processus de dévalorisation qui se met en place en un quart de seconde[1]. »

En plus de cette attitude féminine toxique, un autre problème est que beaucoup d'hommes se sentent incapables de donner une explication quand ils n'ont plus de libido, incapables de prendre un rendez-vous chez un andrologue ou un sexologue. Devenir « impuissant » représente une telle hantise, un tel tabou, qu'en parler leur semble très compliqué. Impuissant, rien que ce mot, on devrait le bannir. Comme si toute la puissance d'un homme venait forcément uniquement de son pénis. Ce n'est pas « je pense donc je suis », c'est « je bande donc je suis[2] », comme dit Olivia Gazalé, ce qui explique la ruée massive vers le Viagra.

« Nous avons ce stéréotype sur les désirs des hommes qui seraient constants et sans vagues, puis nous avons eu le #MeToo qui a mis en avant le fait que le désir des hommes est dangereux, toxique et en lien avec le pouvoir. Mais qu'est-ce qu'il se passe d'autre[3] ? » demande la sexologue Sarah Hunter Murray, autrice d'un livre intitulé *Pas toujours d'humeur : la nouvelle science à propos des hommes, du sexe et des relations*.

Après avoir recueilli trois cents témoignages d'hommes, elle explique que beaucoup d'hommes ressentent de la peur et du stress au niveau de leur sexualité, qu'ils ont besoin d'être aimés pour ce qu'ils sont pour être bons au lit, qu'ils simulent parfois, qu'ils ressentent le besoin d'être désiré, et qu'ils ne sont pas satisfaits s'ils sont les seuls à désirer l'autre...

(Oui enfin si les femmes ne les désirent pas, pourquoi couchent-ils quand même avec ? 3615 Culture du viol, oui bonjour ?)

LE PLAISIR PROSTATIQUE BOUDÉ DE PEUR D'ÊTRE GAY

Si la plupart des hommes ne connaissent pas l'injaculation, la plupart des hommes hétérosexuels ignorent le plaisir prostatique. La prostate étant accessible via l'anus, la plupart des hommes hétéros pensent qu'avoir du plaisir et des orgasmes par ce biais-là les rendrait homosexuels. Idée absolument ridicule. Il s'agit d'un organe qui existe chez tous les hommes, et le plaisir qu'il peut procurer n'a rien à voir avec le fait d'aimer les hommes ou les femmes. Une femme peut très bien toucher la prostate de son partenaire avec ses doigts ou avec un sex-toy et le faire jouir par ce biais-là. Quel dommage de ne pas connaître toutes les possibilités de plaisir que nous donne le corps !

« Dans leur majorité, les hommes hétérosexuels, pourtant aventureux déclarés quand il s'agit du corps de l'autre, se révèlent puritains concernant leur propre corps. La virilité pour un homme, c'est cette prison : à tout prix montrer qu'on n'est pas une femme, qu'on n'est pas efféminé, qu'on pénètre et qu'on n'est pas pénétré[4] », écrit Martin Page dans *Au-delà de la pénétration*.

Ceci dit, cela change un peu. Selon une étude de l'IFOP datant de 2019[5], 22 % des femmes ont déjà pratiqué une pénétration digitale de l'anus de leur partenaire et 15 % ont déjà fait un annulingus à un homme.

Il faut le dire, l'anus est tout de même le seul organe sexuel qui est partagé par les hommes et les femmes. Le trou de balle est universel, le trou de balle est égalitaire !

Souvent, les hommes veulent pénétrer les femmes vaginalement, mais aussi analement, c'est à la mode ces derniers temps. Mais par contre, il n'est pas question de leur faire la même chose, car ils trouveraient ça humiliant. Maïa Mazaurette écrit : « Qu'on accepte que son/sa partenaire subisse cette perte, vous demandez à l'autre, littéralement, d'accepter des pratiques que vous jugez inacceptables. Ce qui signifie que ses standards, à lui, à elle, sont moindres. Ce qui signifie qu'il ou elle vaut moins que vous. Pour les bons sentiments, on repassera[6]. »

« Si les hommes ne sont pas prêts à utiliser leur prostate, alors ils ne sont pas prêts à faire l'amour. Parce qu'ils ne se donnent pas entièrement. [...] Si on restreint sa sexualité à un demi-corps, très bien. Mais demander à son/sa partenaire de donner le sien tout entier flirte avec le ridicule », dit-elle. Elle ajoute : « Ne pas vouloir recevoir, c'est vouloir prendre. À tous les coups[7]. »

Pour les hommes, se faire pénétrer a toujours été plus problématique que d'avoir des relations sexuelles avec des hommes. Apparemment, dans la Grèce et la Rome antiques, un homme ne perdait en rien sa virilité s'il pénétrait un autre homme. Par contre, être pénétré voulait dire être soumis et ça, c'était la catastrophe !

« Les lois contre la sodomie sont riches en sens, et en pouvoir persuasif. Ne baise pas les hommes comme s'ils étaient des femmes, c'est une abomination[8] ! » écrivait Andrea Dworkin en parlant des lois qui ont interdit la sodomie dans l'histoire. Elle explique que ces lois ont protégé les hommes de la pénétration, car pour « les hommes », les hommes devaient avoir des frontières corporelles incassables. L'homme pour être un homme ne devait pas se faire envahir corporellement comme une femme. C'est pourquoi la misogynie et l'homophobie font généralement la paire.

De toute façon, la plupart des hommes hétéros ne s'intéressent à leur prostate qu'une fois qu'ils ont un cancer de celle-ci. C'est quand même un peu con de ne pas en avoir profité avant... Selon un communiqué de l'Association européenne d'urologie, « la méconnaissance des hommes sur la santé de la prostate est alarmante[9] ». En gros, la plupart des hommes ne savent pas où elle est, et n'ont aucune idée de si elle va bien ou mal jusqu'à ce que ça soit parfois trop tard.

Il faut dire que les hommes n'ont pas comme les femmes le rituel d'aller chez le gynécologue régulièrement. La plupart des hommes ne posent le pied chez l'andrologue, le gynéco pour un homme, que le jour où ils ont des problèmes de fertilité. Vu que les hommes n'ont pas de charge contraceptive à gérer (pour l'instant), leur santé sexuelle et reproductive n'est pas du tout aussi suivie médicalement. **Si on informe les femmes qu'un jour elles auront la ménopause, à l'inverse les hommes ne connaissent généralement pas le phénomène de l'andropause, qui est la diminution progressive de la production d'hormones mâles chez un homme.**

L'andropause a beaucoup moins d'impact sur les hommes que la ménopause sur les femmes, car, bien que les hommes connaissent aussi un déclin de la fertilité à travers le temps avec une baisse de la qualité des spermatozoïdes, le leur est beaucoup plus lent, ils peuvent avoir des enfants quand la femme ne le peut plus. Cependant, il existe un pourcentage d'hommes andropausés passé un certain âge, ce qui implique une réduction de la fréquence des érections, la réduction de la qualité des érections, etc.[10]

Une des choses que je trouve les plus symptomatiques du manque d'intérêt et de questionnements des hommes autour de leur corps et de leur sexualité est le fait que très peu d'hommes soulèvent la question de la circoncision… lorsqu'il s'agit tout de même d'un acte chirurgical sur leur sexe dans l'enfance et sans consentement !

MILITER POUR L'INTÉGRITÉ CORPORELLE DES HOMMES

Les femmes se battent partout dans le monde contre l'excision et défendent le droit à leur intégrité corporelle, les hommes, pas trop, lorsque 30 % de la population mondiale masculine a subi une ablation du prépuce. La circoncision est souvent pratiquée sur des nouveau-nés sans anesthésie, car on les considère insensibles à la douleur. Elle est pratiquée dans un cadre religieux par respect des traditions (islam, judaïsme) ou pour des raisons hygiéniques ou esthétiques comme aux États-Unis. Parfois aussi par nécessité médicale, à tout âge.

La circoncision n'est aujourd'hui pas considérée comme une mutilation sexuelle, car cela ne changerait soi-disant rien aux fonctions sexuelles des hommes. Mais un petit nombre d'hommes ne sont pas d'accord avec ça et considèrent que la circoncision qu'ils ont subie est une grave atteinte à leur intégrité corporelle. Leur mouvement s'appelle l'intactivisme, particulièrement présent aux États-Unis.

En France, un militant a créé un site qui s'appelle droitsaucorps.com[11] pour donner de la visibilité au sujet, car 14 % des hommes dans ce pays seraient circoncis. Celui-ci pointe le fait que les circoncisions sont remboursées par la Sécurité sociale, lorsque l'enfant n'a la plupart du temps aucun problème de santé qui nécessiterait de lui retirer le prépuce...

Les intactivistes pensent que leur vie sexuelle est pénalisée à cause du fait d'être circoncis. La peau du gland sans prépuce devient plus épaisse et moins sensible, lorsque le gland est censé rester lisse et humide avec un prépuce.

Des hommes se plaignent aussi de ne plus avoir le mécanisme du déroulement-glissement. « La circoncision prive l'homme de ce mécanisme et explique l'inconfort que cela peut provoquer lors d'un rapport sexuel ou lors de la pratique de la masturbation. En effet, en fonction de la quantité de peau retirée, certains hommes circoncis ressentent une gêne, notamment lors de la masturbation ; dans ce cas, l'utilisation de lubrifiant semble nécessaire afin de pallier le mécanisme de déroulement-glissement et le manque d'humidité, tous deux assurés naturellement par le prépuce chez l'homme intact[12] », est-il écrit sur le site droitducorps.com.

Sur le site, on peut aussi lire des témoignages d'hommes qui souffrent de leur circoncision. « Petit à petit, j'en suis venu à réaliser que l'on m'avait mutilé sans mon consentement et que je n'aurais jamais choisi, en réalité, d'être circoncis si j'en avais eu le choix. Cela est devenu une souffrance de savoir qu'on avait touché et coupé une partie de mon corps sans me demander mon accord parce que j'étais trop jeune pour savoir ce que c'était. Aujourd'hui, je souffre de ce corps que je n'ai pas choisi, d'un sexe dont je n'aime pas l'apparence, un sexe excisé qui me fait souffrir psychologiquement et que je n'ai jamais aimé[13] », explique un homme.

Certains hommes cherchent à restaurer leur prépuce en tirant sur la peau de leur pénis afin de recouvrir peu à peu le gland. Plusieurs sites expliquent les techniques comme nouvellepeau.free.fr ou foreskin.gc.bz. Il existe aussi une entreprise qui travaille sur la régénération des tissus du prépuce, Foregen.org.

Comment peut-on encore penser en 2021 que ce n'est pas un problème de décider de faire couper le prépuce du pénis de son petit garçon sans son avis ? Ça avait sans doute du sens à l'époque où l'on n'avait pas de douches dans les maisons, pour éviter des infections, mais aujourd'hui, dans des pays où l'on peut se laver facilement, je trouve dingue que le sujet ne soit pas rediscuté. Il n'y a qu'en Islande qu'en 2018, il y a eu un projet de loi afin d'interdire la circoncision, mais la loi n'est pas passée[14].

Je crois que pour que les femmes ne soient plus mâle-baisées, il faut aussi que les hommes apprennent à s'aimer corporellement plus intégralement, à respecter leur corps, à apprendre à en parler, à se battre pour son intégrité, à questionner leur sexualité, à sortir des clichés, à s'assumer, à ouvrir la cage corporelle dans laquelle ils se sont enfermés.

Sinon, nous, les femmes, couchons avec des corps finalement un peu honteux d'eux-mêmes, des corps qui n'osent pas s'explorer eux-mêmes, des corps parfois mutilés qui s'ignorent...

Alors pour sortir de la mâle-baise, peut-être serait-il temps que les hommes aient leur propre révolution sexuelle ? En voilà une piste à explorer...

BIBLIOGRAPHIE

1. Ovidie, Diglee, *Baiser après #MeToo : lettres à nos amants foireux*, Marabulles, 2020.

2. Gazalé Olivia, *Le Mythe de la virilité : un piège pour les deux sexes*, Robert Laffont, 2019.

3. Murray Sarah Hunter, *Not Always in the Mood: The New Science of Men, Sex, and Relationships*, Rowman & Littlefield, 2019.

4. Page Martin, *Au-delà de la pénétration*, Le Nouvel Attila, 2019.

5. IFOP, « Où en est la vie sexuelle des Françaises en 2019 ? », IFOP, 2019. Disponible sur : https://www.ifop.com/wp-content/uploads/2019/02/116130_Ifop_ELLE_Mag_2019.02.014.pdf

6. Mazaurette Maïa, *Sortir du trou, lever la tête*, Anne Carrière, 2020.

7. *Ibid.*

8. Dworkin Andrea, *Intercourse*, Free Press, 1987.

9. Association européenne d'urologie, « Une enquête révèle le faible niveau de connaissance des hommes quant à la santé et à la fonction de la prostate », 2019. Disponible sur : https://urologyweek.org/content/uploads/EAU-Press-Release_FINAL_FR.pdf

10. Nau Jean-Yves, « L'andropause existe, on l'a mesurée », *Slate*, 2010. Disponible sur : http://www.slate.fr/story/23205/landropause-existe-la-mesuree

11. Droit au Corps, « Pour l'abandon des mutilations sexuelles ». Disponible sur : https://www.droitaucorps.com/

12. *Ibid.*

13. *Ibid.*

14. Leportois Daphnée, « La circoncision n'est pas une mutilation sexuelle », *Slate*, 2018. Disponible sur : http://www.slate.fr/story/159625/circoncision-rituel-religieux-mutilation-sexuelle-excision

MÂLE-BAISÉES, CAR ON MANQUE D'UNE BONNE ÉDUCATION SEXUELLE

Pour être moins mâle-baisées, peut-être faudrait-il en fait, tout simplement, commencer par apprendre à baiser ? Ça paraît con, dit comme ça ! Nous avons cette idée que la sexualité est finalement quelque chose d'inné. La mâle-baise l'est peut-être, la bonne baise un peu moins !

J'essaye de me remémorer l'éducation sexuelle que j'ai reçue. Ma mère m'avait acheté un livre sur la sexualité quand j'étais enfant et je me rappelle que ce livre me faisait un effet bizarre, j'étais super mal à l'aise quand je le regardais, j'avais envie de le jeter ! On voyait des gens tout nus qui faisaient « han-han » et vu que je crois que mes parents n'avaient jamais abordé le sujet avant, j'étais vraiment choquée, et un peu excitée aussi. Je ne comprenais pas l'effet qu'avait ce bouquin sur moi et par conséquent, vraiment, je le détestais ! Je n'arrive pas à me rappeler si mes parents m'ont parlé de sexualité dans l'enfance ou à l'adolescence. Je n'ai pas de souvenirs de cela.

Je ne crois pas, car quand j'ai eu mes règles à douze ans et que j'ai vu du sang dans ma culotte, j'ai cru que je m'étais faite caca dessus, car le sang était très marron. Quand ma mère m'a dit que j'allais avoir du sang tous les mois qui coulerait de mon sexe, j'ai vraiment cru à une très mauvaise blague. Je ne pouvais pas y croire ! Ça m'a mise hyper en colère ! J'étais outrée. Quelle mauvaise farce de la vie ! Je ne sais même pas si j'ai vraiment compris que ça voulait dire que j'étais fertile.

À chaque fois, j'ai eu l'impression que la façon dont j'ai appris les choses était trop violente. Je crois que j'aurais aimé qu'on me parle de sexualité et de mon corps de femme de façon plus progressive, et depuis l'enfance, afin de normaliser cela, sans que je tombe des nues à chaque fois.

La sexualité, j'ai dû commencer à y penser à quatorze ans. Je n'étais pas vraiment portée là-dessus au-delà de la masturbation infantile (je n'avais pas compris que c'était du sexe !). Au collège, j'étais très amie avec un mec qui passait sa vie à regarder du porno et dont le but ultime était de se dépuceler au plus vite. Alors, il m'en parlait souvent. Il m'a montré des vidéos. Des femmes avec d'énormes seins suçaient des pénis pendant des heures. Se faisaient enculer, etc.

J'ai commencé à me dire que ma vulve ne ressemblait pas à la leur et à me dire que je n'étais pas normale. Ça m'a créé beaucoup d'angoisses. Je n'allais pas demander à ma mère si ma vulve était normale, hors de question. J'ai commencé à m'épiler le sexe compulsivement, car les femmes dans les vidéos pornos que mon ami me montrait avaient vraiment le sexe totalement imberbe et j'ai donc commencé à penser que mes poils pubiens n'étaient « pas féminins ». Je lisais aussi des magazines pour adolescentes qui expliquaient à quel point il était important « de bien savoir sucer » sans jamais parler de plaisir féminin. Le message était bien passé, j'avais retenu qu'il fallait être au service de l'homme sexuellement parlant.

Je n'ai jamais eu de cours d'éducation sexuelle à l'école. Mon pote m'a montré comment mettre une capote sur une banane. Je pense que ça aurait été bien si j'avais trouvé un espace pour parler de tout cela. Cet espace, je l'ai créé moi-même à l'âge adulte. C'est mon compte Instagram @tasjoui. J'estime que le travail bénévole que je fais au quotidien vient pallier le manque d'éducation sexuelle à l'école française...

Je crois sincèrement que l'éducation sexuelle a le pouvoir de faire évoluer la société et les rapports hommes-femmes et que la négliger est... criminel. Oui, criminel. Viols, incestes, violences sexuelles, prostitution, porno, MST, homophobie, genre... On doit absolument en parler à la jeunesse et les éveiller à ces sujets ! On doit tenter d'éviter toutes les violences et on doit TOUT mettre en œuvre pour cela ! TOUT ! Et ça commence par l'éducation ! On doit aussi leur parler de plaisir, de masturbation, d'amour, de consentement, de spiritualité, car le sexe, c'est aussi ça.

UN VÉRITABLE MANQUE D'ÉDUCATION SEXUELLE EN FRANCE

Théoriquement, l'éducation sexuelle est obligatoire à l'école en France depuis 2001. C'est la ministre Martine Aubry, sous le gouvernement de Jacques Chirac, qui a fait entrer l'éducation sexuelle à l'école. Normalement, il doit y avoir trois séances par an d'éducation à la sexualité dans les collèges et les lycées. À l'école primaire, « les temps consacrés à l'éducation à la sexualité incombent au professeur des écoles », peut-on lire sur le site du gouvernement. Super, très sérieux, dis donc.

Une autre problématique, c'est que les séances d'éducation sexuelle sont faites par des équipes de « volontaires ». Ça peut être un prof, un CPE, un infirmier… C'est le job de tout le monde et de personne. Et si l'école a un peu de fric, les élèves auront peut-être la chance d'avoir une association spécialisée dans l'éducation sexuelle qui fera une intervention, et s'il n'y a pas de fric, ça sera peut-être le prêtre du coin qui fera ça bénévolement… Autant vous dire que ce qui est dit dans ces séances, quand elles ont lieu, peut grandement différer.

Théoriquement, il y a aussi une séance par an d'information sur la sensibilisation à l'enfance maltraitée. Énorme foutage de gueule, vu le nombre d'enfants qui subissent l'inceste par an. Je rappelle que 81 % des violences sexuelles seraient subies avant l'âge de dix-huit ans, 51 % avant onze ans, 21 % avant six ans[1]… Apprendre aux enfants que leur corps leur appartient et que personne n'a le droit de les toucher sans leur consentement, apprendre à un enfant quoi faire si cela lui arrive, ça ne s'apprend évidemment pas en une pauvre séance !

De toute façon, rien de tout cela n'est respecté. Selon une enquête du Haut Conseil à l'égalité[2], 25 % des écoles élémentaires, 11 % des lycées et 4 % des collèges admettent ne rien avoir mis en place, pas de séance d'éducation sexuelle, walou ! Ce que ça dit, c'est que les séances d'éducation sexuelle reposent sur la bonne volonté des établissements. Au petit bonheur la chance ! Ce qui est totalement irresponsable de la part de l'Éducation nationale sachant la place qu'a prise la pornographie dans la vie des jeunes et à quel point il s'agit souvent de représentations totalement misogynes de domination sexuelle.

Marlène Schiappa a cependant tenté de remettre le sujet sur la table en 2018 à travers une circulaire pour faire appliquer la loi, mais ce qu'il faut, c'est surtout la réécrire entièrement et créer un véritable programme qui tient la route en lui donnant une véritable importance. L'éducation sexuelle doit être une matière valorisée !

En 2015, l'UNESCO publiait une étude mondiale sur l'éducation sexuelle et disait : « Une éducation sexuelle efficace commence dès la petite enfance et progresse à travers l'adolescence et l'âge adulte, en s'appuyant sur des connaissances et des compétences adaptées aux différents âges, selon un processus soigneusement planifié sur la durée, comme n'importe quelle autre matière du programme scolaire[3]. »

LE PAYS OÙ L'ON COMMENCE L'ÉDUCATION SEXUELLE À QUATRE ANS

Certains pays ont mieux saisi le concept que nous. **Aux Pays-Bas, l'éducation sexuelle commence à l'école à l'âge de quatre ans ! Le programme d'éducation sexuelle est progressif et va de la maternelle au lycée. Le but est d'avoir des échanges ouverts sur l'amour, les relations et la sexualité. Les Pays-Bas considèrent que le développement sexuel est un processus naturel que tous les humains connaissent, et que la jeunesse a tout à fait le droit d'avoir une information sûre à ce sujet.**

Un reportage du média PBS[4] raconte qu'à la maternelle aux Pays-Bas, on montre des images aux enfants d'un ours et d'un alligator qui se font un câlin. L'enseignante demande à la classe « pourquoi se font-ils un câlin ? » et les enfants en discutent. Elle demande ensuite aux enfants comment ils se sentent quand on leur fait un câlin. L'intention est de parler avec les enfants du type d'intimité qui fait du bien et du type d'intimité qui ne fait pas du bien... Les enfants apprennent donc à être capables de dire qu'ils refusent d'être touchés.

À l'âge de sept ans, les enfants sont censés être capables de nommer toutes les parties de leurs corps, ce qui inclut leurs parties génitales. « Les gens pensent qu'on parle immédiatement de sexe, mais la sexualité, c'est tellement plus que ça. C'est l'image qu'on a de soi, de son corps, c'est son identité, les rôles genrés, c'est apprendre à s'exprimer, à dire ses vœux, et à mettre des limites », dit une enseignante.

À onze ans, grâce à ce programme, les enfants sont censés être à l'aise quand ils parlent de reproduction, de sexualité et de violences sexuelles. Dans ce programme évolutif, on met aussi à disposition des enfants une boîte à question. Les enfants posent les questions qu'ils veulent. « Je pense que je suis lesbienne, que faire ? » « Comment dire à quelqu'un que je l'aime ? » Le prof discute aussi de cas pratiques du style : « Quelqu'un vous embrasse et commence à utiliser sa langue, mais vous n'en avez pas envie. Comment réagir ? »

Évidemment, à travers le programme, on parle de diversité sexuelle, d'intimité, mais aussi de coercition sexuelle, d'intimidation et d'agressions sexuelles.

Apparemment, les adolescents hollandais ne coucheraient pas plus tôt que dans les autres pays occidentaux, neuf adolescents sur dix utilisent des contraceptifs pour leur première fois et c'est le pays dans le monde avec le moins de grossesses non désirées à l'adolescence. Pas mal. Le Royaume-Uni s'est inspiré du programme hollandais. Et nous, qu'est-ce qu'on attend ?

Quand je vois qu'il n'y a encore qu'un seul manuel de sciences et vie sur huit destinés aux écoles qui montre le clitoris, et que le gouvernement a eu le culot de dire à des activistes qui s'en sont plaintes que l'Éducation nationale n'a « ni la vocation ni le droit de prescrire le contenu des manuels scolaires[5] », en disant à ces activistes qu'elles n'avaient qu'à écrire directement aux éditeurs… que penser ? Pourtant, un rapport de 2009 avait montré que 84 % des filles de treize ans ne savent pas comment représenter leur sexe et que 83 % des filles et 68 % des garçons de 3e et de 4e ne connaissent pas la fonction du clitoris[6]. Mais tout le monde s'en cogne.

On pourrait aussi s'inspirer d'un programme d'éducation sexuelle qui s'appelle « Porn Literacy[7] » qui a été mis en place à Boston aux États-Unis.

L'approche de ce programme est de se dire que de toute façon, les adolescents regardent du porno, que ça nous plaise ou non, et que donc la bonne chose à faire est de leur apprendre à analyser les messages que le porno véhicule. De chercher à les éveiller sur la réalité de cette industrie au lieu de fantasmer l'idée que nous allons réussir à restreindre l'accès au porno aux mineurs. Le programme éduque les adolescents en les amenant à se poser les bonnes questions sur le porno, à ne plus regarder ça naïvement, à réaliser qu'il ne s'agit pas de la réalité, à s'intéresser à comment ce porno a été conçu, à y voir les travers, la misogynie et le racisme. Mais aussi à analyser leurs propres émotions vis-à-vis du porno, à les pousser à réfléchir à comment le porno change leurs rapports avec leurs partenaires.

QUAND LES INFLUENCEURS ET LES ARTISTES VIENNENT PALLIER LE MANQUE D'ÉDUCATION SEXUELLE

Le manque d'éducation sexuelle un peu partout à travers le monde a poussé de nombreuses personnes à devenir éducateurs sexuels autoproclamés sur les réseaux sociaux. C'est mon cas, ce qui a créé beaucoup de jalousie venant de sexologues ou personnes formées qui n'ont pas mon audience…

L'une des premières éducatrices sexuelles en ligne a sans doute été Karley Sciortino du blog « Slutever ». Depuis, de très nombreuses personnes se sont lancées dans cette niche, avec chacune ses spécificités. J'ai déjà fait une grande liste du mouvement dans un chapitre précédent où vous pouvez retrouver les comptes français en question. Mais le mouvement d'éducation sexuelle sur les réseaux sociaux est international, avec des personnes comme Layla Martin, qui est spécialisée dans le tantra, Ericka Hart, qui est une survivante du cancer du sein, Sonalee, qui se décrit comme une *fat sex therapist*, le compte Afrosexology, qui s'adresse aux femmes noires, etc.

Les artistes contribuent aussi à l'éducation sexuelle, l'illustration érotique féministe a vraiment pris de l'ampleur sur Instagram. Des artistes comme Alpha Channeling, Tina Maria Elena, Hazel Mead, Petites Luxures, Estine Coquerelle, Regards coupables, postent tous les jours des illustrations qui abordent divers sujets autour de la sexualité.

Pour parler de sexualité, certaines militantes ont aussi décidé de prendre le taureau par les cornes et d'ouvrir des lieux ! En 2019, le Musée du vagin a ouvert à Londres, il s'agit du premier musée consacré à l'anatomie génitale féminine ! Il est important d'exposer des œuvres qui parlent du sexe féminin, car dans le monde, des femmes finissent encore en prison quand elles font de l'art qui représente des vulves. C'est ce qui est arrivé en 2019 à l'artiste russe Ioulia Tsvetkova qui avait posté des dessins du corps féminin dans le cadre d'une campagne pour l'émancipation des femmes[8]. En 2014 au Japon, l'artiste Rokudenashiko a aussi été inculpée pour « obscénité encourageant des pulsions sexuelles dangereuses » pour avoir créé un canoë-kayak en forme de vulve[9]. Complètement dingue quand on sait qu'au Japon, une fois par an se déroule le Kanamara Masturi, le festival du phallus de fer à Kawasaki, où l'on voit des sculptures géantes de bites qui défilent…

Autant vous dire qu'on n'a pas fini d'éduquer, et qu'il est grand temps que la France prenne la mesure de l'importance de l'éducation sexuelle. Non, les bonnes pratiques sexuelles ne sont pas si « naturelles » que ça. Le sexe, ça s'apprend.

Apprenons à SEX-PRIMER et à COMMU-NIQUER, une piste primordiale pour ne plus être mâle-baisées.

BIBLIOGRAPHIE

1. Face à l'inceste, « Le nouveau chiffre de l'inceste en France », 2020. Disponible sur : https://facealinceste.fr/blog/actualites/le-nouveau-chiffre-de-l-inceste-en-france

2. Bousquet Danielle, « Rapport relatif à l'éducation à la sexualité », Haut Conseil à l'égalité entre les femmes et les hommes, 2016. Disponible sur : https://haut-conseil-egalite.gouv.fr/IMG/pdf/hce_rapport_education_a_la_sexualite_2016_06_15_vf.pdf

3. UNESCO, « Une étude mondiale révèle l'importance de l'éducation sexuelle complète pour l'égalité des genres et la santé reproductive »,

UNESCO, 2016. Disponible sur : https://fr.unesco.org/news/etude-mondiale-revele-importance-education-sexuelle-complete-egalite-genres-sante-reproductive

4. De Melker Saskia, « The case for starting sex education in kindergarten », PBS NewsHour, 2015. Disponible sur : https://www.pbs.org/newshour/health/spring-fever

5. Le Breton Marine, « Le clitoris n'est pas dans les manuels scolaires ? Le ministère de l'Éducation rejette la faute sur les éditeurs », *Huffington Post*, 2019. Disponible sur : https://www.huffingtonpost.fr/entry/clitoris-manuels-scolaires-ministere-education-ressort-editeurs_fr_5d2eefa3e4b02fd71ddcfa95

6. Bousquet Danielle, *op. cit.*

7. Boston Public Health Commission, « Porn Literacy ». Disponible sur : https://www.bphc.org/whatwedo/violence-prevention/start-strong/Pages/Porn-Literacy.aspx

8. Vitkine Benoît, « Une jeune artiste russe risque la prison pour des dessins de vulves », Le Monde, 2020. Disponible sur : https://www.lemonde.fr/international/article/2020/03/02/une-jeune-artiste-russe-risque-la-prison-pour-des-dessins-de-vulves_6031573_3210.html

9. Bellan Lucile, « Rokudenashiko, pour une vulve libre », *Slate*, 2018. Disponible sur : http://www.slate.fr/story/163034/culture-art-rokudenashiko-megumi-igarashi-japon-vulve-sexe-feminin-obscenite-arrestation-canoe-kayak-mascotte-man-chan

CONCLUSION

« C'est ceux qui en font le moins qui en parlent le plus. »

Cette phrase a vraiment pris pour moi tout son sens pendant l'écriture de ce livre. J'ai écrit ce livre en pleine pandémie de Covid, et j'y ai vraiment consacré tout mon temps, matin, midi et soir, pour essayer de faire un état des lieux de la mâle-baise et par conséquent, belle ironie du sort, je n'ai pas eu l'occasion d'être mâle-baisée, ni bien baisée cette année ! **Car l'écriture de ce livre m'a pénétrée... bien plus que n'importe quel pénis !** Mon énergie sexuelle, je l'ai canalisée et intellectualisée pour en faire ce livre. Mon impertinence vient sans doute de mon abstinence... qui m'a permis une certaine clairvoyance...

Mais finalement, la mâle-baise, évidemment, ça se règle dans un lit et pas dans un livre ! Moi, je vous ai donné des bases théoriques pour réussir à comprendre que ça bloque un peu à tous les étages, social, scientifique, politique, et qu'il s'agit d'un véritable problème systémique...

Maintenant, à vous de gérer la pratique !

Je ne sais pas s'il y a une conclusion à ce livre. C'est compliqué. Parfois, je me dis qu'espérer sortir de la mâle-baise est peut-être tout à fait utopique, car c'est encore l'inégalité entre les hommes et les femmes qui est pour énormément de gens un moteur de désir. Je me demande si tenter de développer une sorte d'éthique sexuelle féministe n'est pas un peu naïf, un peu chiant aussi... car on n'a pas forcément envie d'être « quelqu'un de bien » au lit...

Arrivera-t-on vraiment à développer une nouvelle forme de désir dans l'égalité ? L'érotisation de l'égalité deviendra-t-elle une réalité ou restera-t-elle une utopie féministe ?

Une partie de moi veut y croire, et une autre partie de moi me dit qu'avoir autant réfléchi à la sexualité va aussi d'une certaine façon ruiner ma vie sexuelle… (et la vôtre aussi maintenant ! Oops !) Lorsqu'à la base, l'entreprise de ce livre était bien de tenter de nous sortir de la mâle-baise…

Mais vu tous les problèmes que j'ai évoqués, qui sont loin d'être réglés et que maintenant vous allez avoir en tête, il sera plus compliqué d'éteindre votre morale pour aller vers votre animal…

Et cet animal, parfois on l'aime et on ne veut pas le quitter, car il n'y a plus d'autres espaces que la sexualité pour le laisser s'exprimer dans la société. Déconstruire son animal, déconstruire son subconscient sexuel… En a-t-on vraiment envie ?

Arrivera-t-on à aligner nos principes, notre éthique, avec la nique ?

« Pour certains, la sexualité conduit à la sainteté, pour d'autres c'est la voie vers l'enfer… tout dépend du point de vue[1] », disait l'auteur Henry Miller dans *Le Monde du sexe*.

Éros et Thanatos se battent souvent sous les draps… Mais j'espère qu'au moins dans ce livre-là, entre ces deux-là, et même si vous ne vous en débarrassez pas, vous aurez appris à y repérer l'ombre du patriarcat !

J'espère aussi que ce livre vous aura fait prendre conscience de tout ce qui peut rendre la sexualité des femmes encore compliquée à vivre en 2021, et que d'une certaine façon, mon livre vous déculpabilisera, vous libèrera… et vous ré-jouira !

J'espère aussi dans le fond de mon cœur que ce livre de clitérrature restera à travers le temps, et que dans dix ans ou cent ans, il fera office de témoignage et de point de vulve sur l'immense révulvation qu'aujourd'hui nous menons !

À bientôt sur mon compte Instagram @tasjoui !

Dora Moutot.

BIBLIOGRAPHIE

1. Miller Henry, *Le Monde du sexe*, Bartillat, 2013.

REMERCIEMENTS

Merci aux hommes avec qui j'ai couché. Vous m'avez inspiré ce livre.

Merci aux centaines de milliers de femmes qui me font confiance au quotidien sur mon compte @tasjoui. Merci de m'avoir raconté vos histoires. J'ai réalisé tant de choses en vous écoutant. Vous m'avez ouvert les yeux. Vous m'avez bouleversée. Vous m'avez donné envie de comprendre, de chercher, de fouiller. Sans vous toutes, ce livre n'existerait pas.

Merci à tous ceux qui m'ont traitée de mâle-baisée. Merci à tous mes détracteurs. Vos insultes ont souvent réveillé ma colère, colère que j'accueille à bras grand ouverts et qui a été un véritable moteur de création.

Merci à ma mère, féministe qui s'ignore. Merci à mon père qui m'a permis de croire que je pouvais tout dire, tout faire, au même titre que n'importe quel homme. Merci à Mamoun pour son amour inconditionnel, même si je crois qu'elle aurait préféré que je signe ce livre avec un pseudonyme. Merci à ma sœur pour l'écoute et les conseils. Merci à mes merveilleuses amies, vous vous reconnaîtrez, pour les encouragements et le soutien indéfectible. Merci à mon éditrice et à mon éditeur d'avoir cru en moi pour la deuxième fois !

Merci à toutes les femmes féministes qui ont écrit avant moi. Merci d'avoir eu le courage, merci d'avoir ouvert la voie.

Composition : Soft Office

Achevé d'imprimer en octobre 2021
sur les presses de la Nouvelle Imprimerie Laballery
58500 Clamecy
Dépôt légal : septembre 2021
Numéro d'impression : 110595

Imprimé en France

La Nouvelle Imprimerie Laballery est titulaire de la marque Imprim'Vert®